Anti-Krebs-Ernährung

Mit gesundem Essen gezielt vorbeugen

tosa

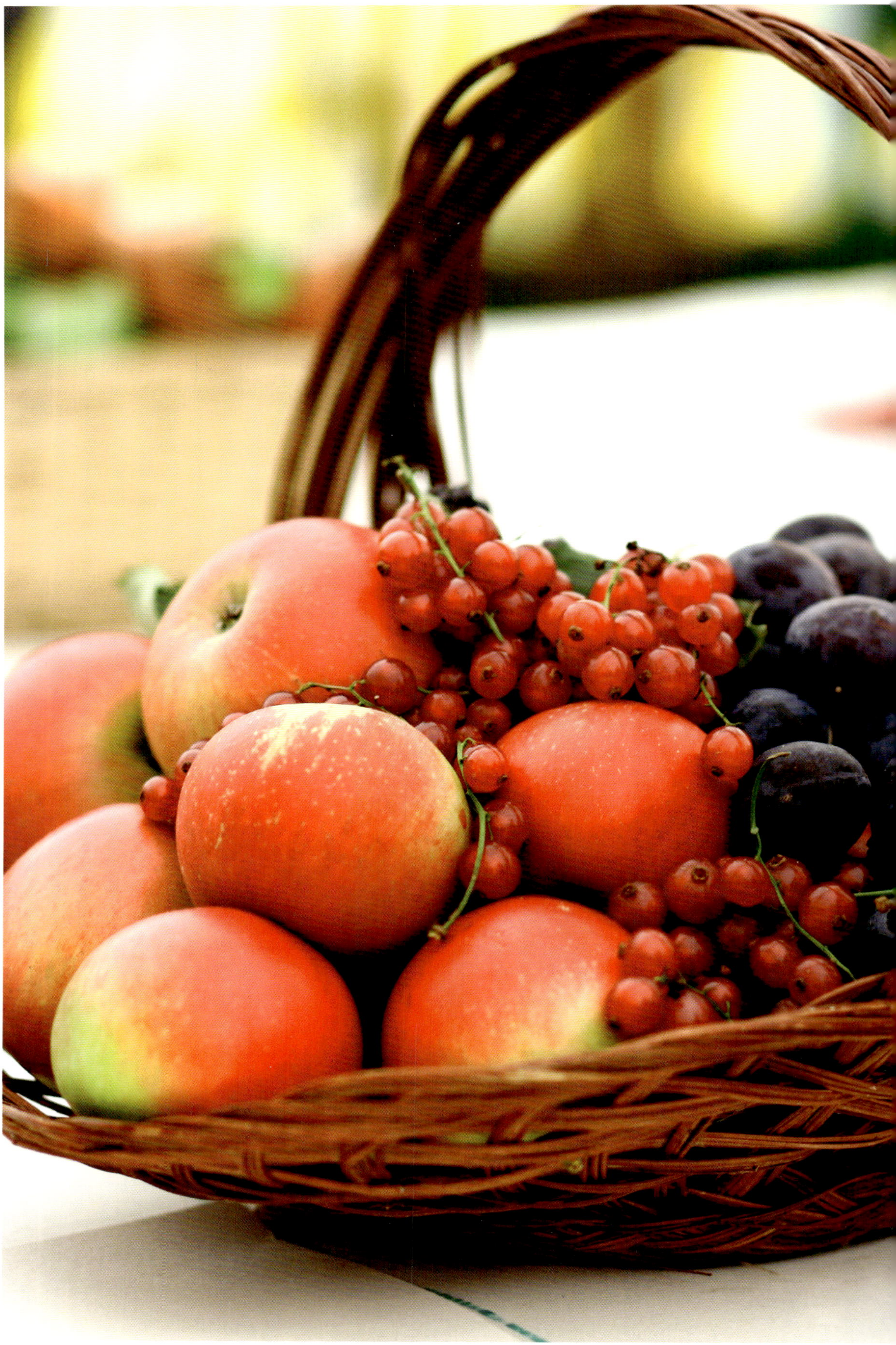

María Tránsito López

Anti-Krebs-Ernährung

Mit gesundem Essen gezielt vorbeugen

Inhalt

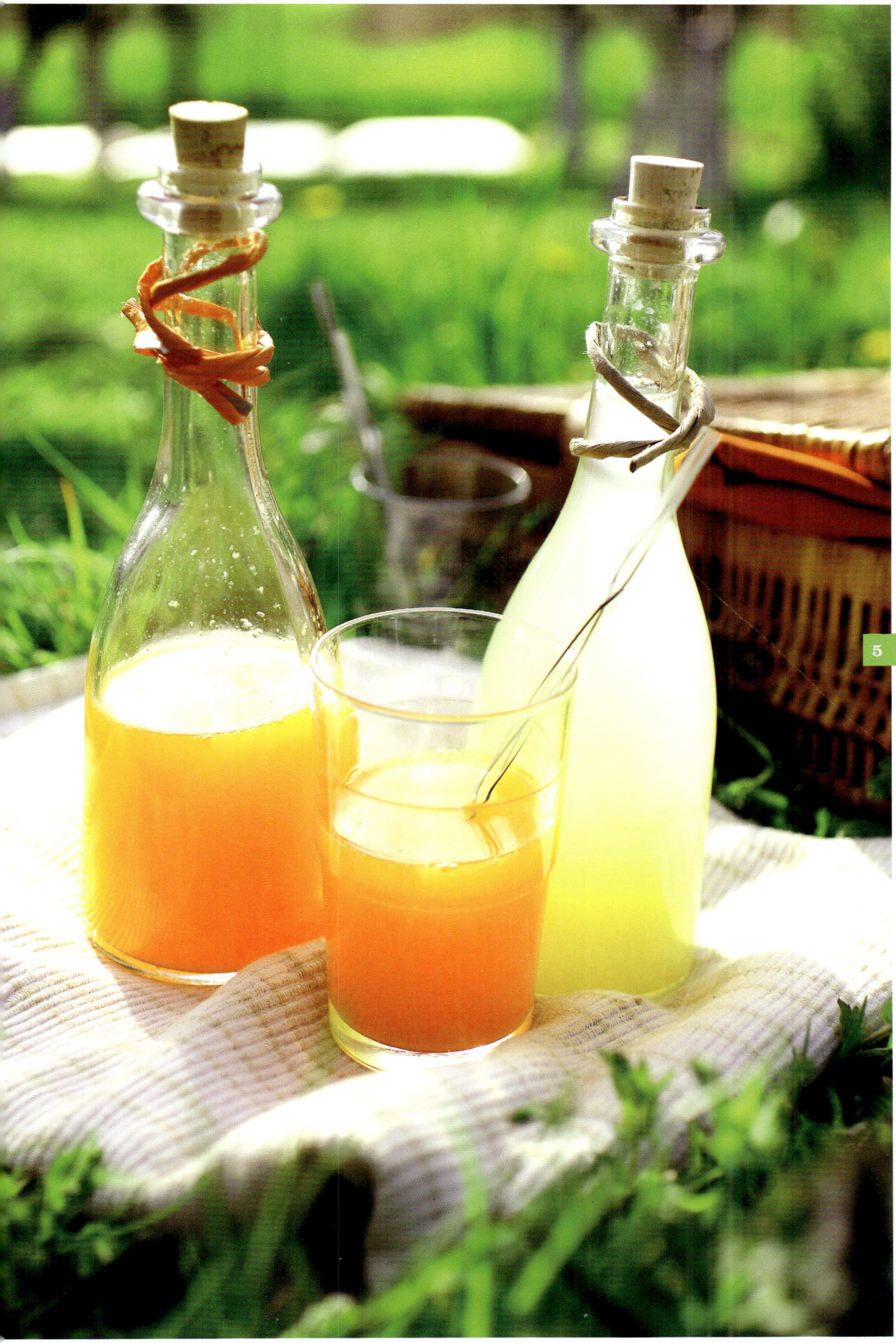

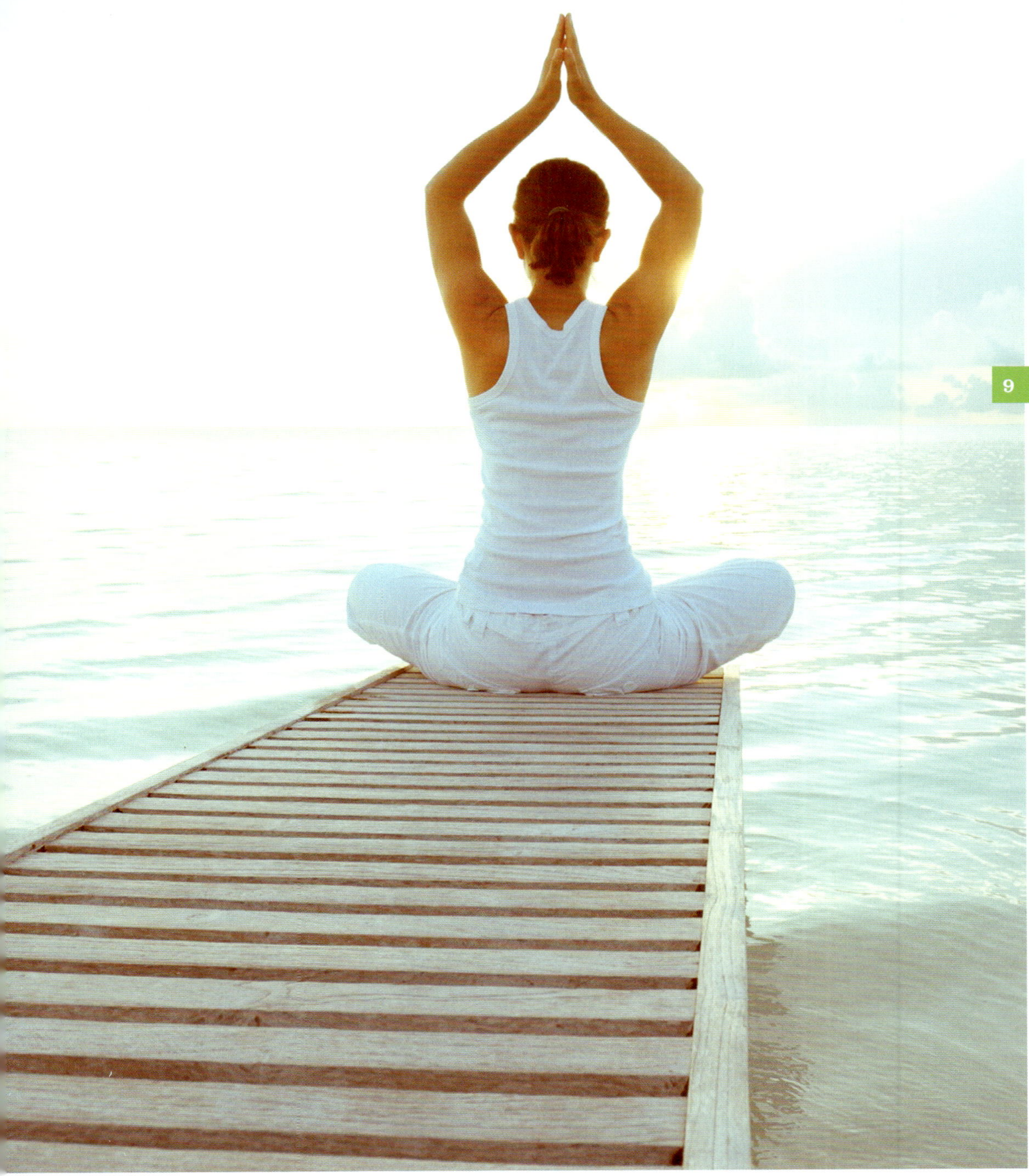

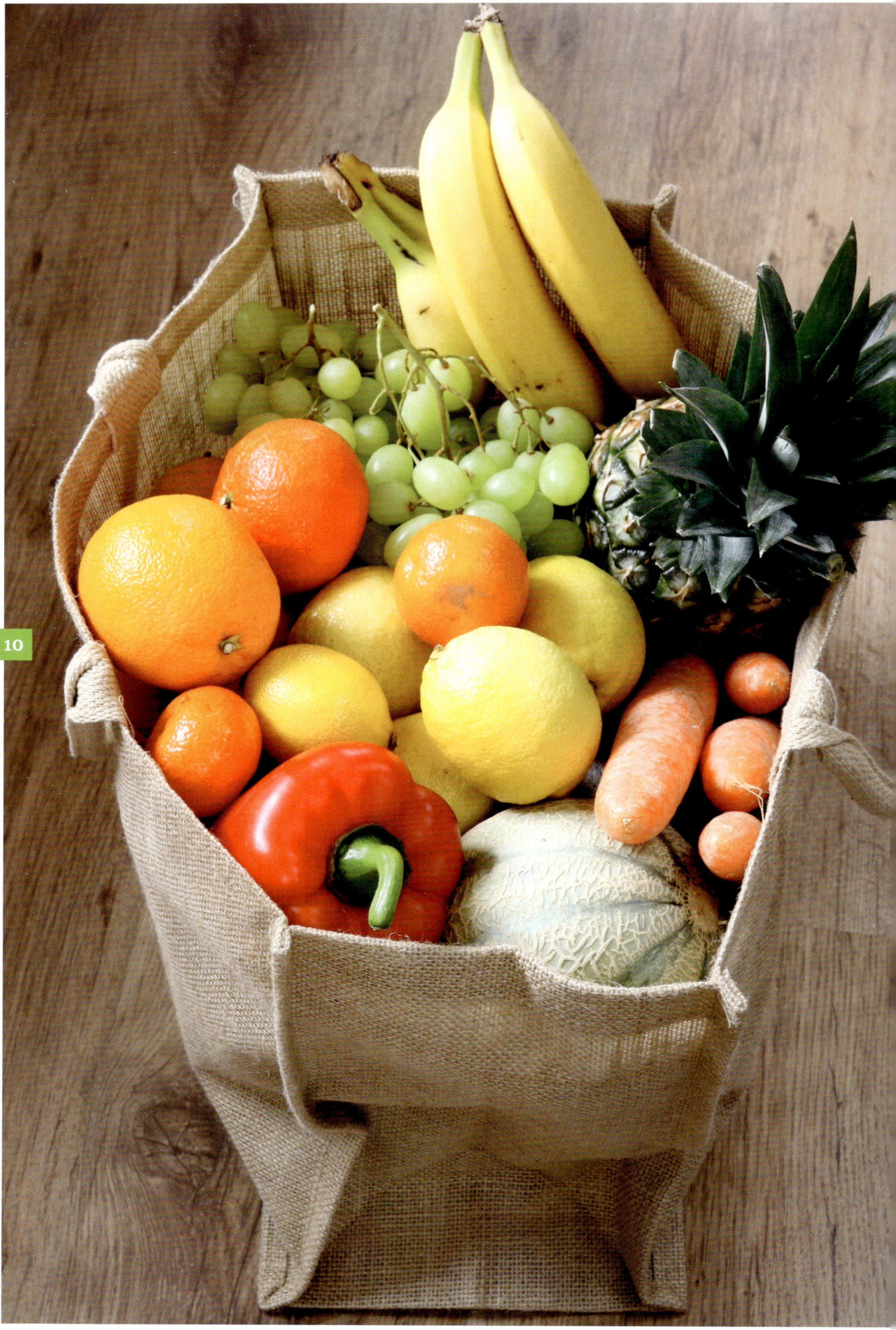

Einleitung

In den letzten Jahren hat sich die offenkundige Annahme bestätigt, dass gesunde und ausgewogene Ernährung ein Grundpfeiler der Gesundheit ist. Heute interessieren wir uns mehr als früher dafür, was wir essen und wie die Ernährung unsere Gesundheit beeinflusst. Was den Krebs betrifft, so wurde stets vermutet, dass eine angemessene Ernährung eine wichtige Schutzfunktion haben kann. Inzwischen hat die Wissenschaft jedoch Fortschritte gemacht und so verfügen wir nun über handfeste wissenschaftliche Beweise. Tatsächlich werden Nahrungsmittel immer häufiger untersucht, um all jene Eigenschaften zu finden, die ihnen zugeschrieben werden und die sie zu äußerst vorteilhaften Stoffen machen, die unsere Gesundheit bewahren. Folglich liegen heute mehr wissenschaftliche Daten vor, die belegen, dass es im Kampf gegen viele Krebsarten schützende Nahrungsmittel, wie z.B. Obst und Gemüse, gibt. Andererseits ist auch umfassend bewiesen, dass manche Essgewohnheiten (kalorienreiche Ernährung oder an ungesunden Fetten, Zucker oder Proteinen reiche Ernährung, übermäßiger Fleischkonsum, Alkoholmissbrauch ...) schädlich sind und das Risiko für Krebs und zahlreiche andere Krankheiten erhöhen. Demzufolge lohnt es sich, sie weitgehend zu meiden. Auch wenn nachgewiesen wurde, dass eine gesunde, abwechslungsreiche und ausgewogene Ernährung einer der wichtigsten Faktoren bei der Krebsprävention ist, so ist sie dennoch nicht der einzige entscheidende Punkt. In diesem Sinne möchte dieses Buch vermitteln, dass eine gut durchdachte Ernährung mit frischen und gesundheitsfördernden Nahrungsmitteln eine sinnvolle Vorbeugung gegen Krebs sein kann. Im Verlauf des Buches erklären wir, was Krebs ist, und erläutern, welches die Hauptfaktoren sind, die sein Auftreten begünstigen, und welche helfen, ihm vorzubeugen. Wir konzentrieren uns jedoch vor allem auf die Ernährung und die wirksamsten Nahrungsmittel zur Prävention dieser Krankheit.

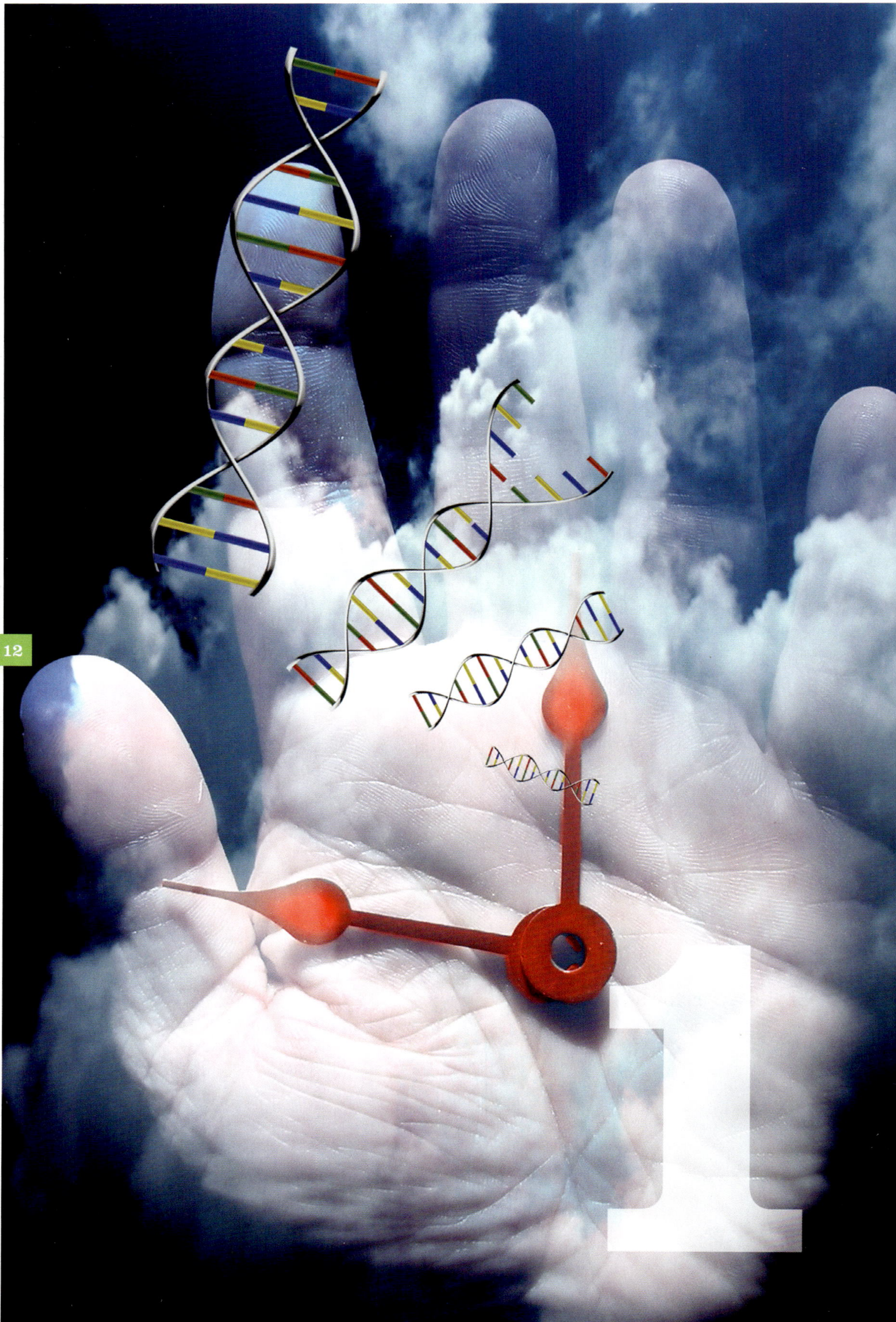

1

Krebs: ein grausamer Feind

Schon seit es Leben auf unserem Planeten gibt, existiert die Krankheit Krebs. Der Beweis hierfür sind Tumore, die in den versteinerten Knochen von Dinosauriern und in den Mumien von Menschen in Ägypten und Peru gefunden wurden. Trotz seiner Jahrtausende andauernden Existenz ruft dennoch kein anderes Leiden eine derart tiefe Furcht in uns hervor. Vielleicht liegt es daran, dass die meisten von uns die verheerende Wirkung erlebt haben, die die Krankheit und deren Behandlung (Chemotherapie und Bestrahlung) bei einer Person in unserem Umfeld hatte, die voller Energie und Vitalität war, bevor sie dem Krebs zum Opfer fiel.

Was ist Krebs?

Wenn wir von Krebs sprechen, beziehen wir uns nicht auf eine bestimmte Krankheit – dieser Begriff umfasst eine Vielzahl von Leiden mit sehr unterschiedlichen klinischen Symptomen. Infolgedessen erfordert jede dieser Pathologien spezifische Therapiemaßnahmen. Jedoch haben alle eines gemeinsam: Sie sind die Folge einer unkontrollierten Vermehrung von Zellen mit einem enormen Zerstörungspotenzial. Krebs tritt bei allen Tierarten, Altersgruppen und Menschenrassen auf und obgleich wichtige Fortschritte bei der Behandlung dieser Krankheit erzielt wurden, ist Krebs nach den Herz-Kreislauf-Erkrankungen weiterhin die zweithäufigste Todesursache in den westlichen Industrieländern. Bei der Krebsbehandlung werden normalerweise mehrere Therapiemethoden kombiniert, die ihn an unterschiedlichen Fronten bekämpfen, dennoch gibt es im Augenblick noch keine wirklich wirkungsvolle Behandlung.

Krebs in Deutschland

Im Jahre 2011 erkrankten ca. 483 000 Menschen in Deutschland an Krebs.

Bei den Männern ist die häufigste Ursache Prostata- und Lungenkrebs, die Frauen erkranken am häufigsten an Tumoren der Brustdrüsen und des Darms. An dritter Stelle stehen bei beiden Geschlechtern weitere Tumorarten des gesamten Verdauungstraktes.

Ursprung von Gesundheit und Krankheit: die Zelle

Um zu beurteilen, wie wichtig Vorbeugung und Früherkennung im Kampf gegen den Krebs sind, soll erläutert werden, wie diese Krankheit entsteht und sich entwickelt. Dieser Abschnitt beschreibt auf einfache Weise, wie und weshalb sich eine normale und gesunde Zelle unseres Organismus in eine krebsartige Struktur verwandeln und schließlich wuchern kann, bis ein bösartiger Tumor entsteht.

Einfachheit und Ordnung

Alles beginnt in der Zelle. Diese Struktur ist das einfachste Element jedes lebendigen Organismus, der mit eigenem Leben ausgestattet ist. Unser Organismus besteht aus mehr als 60 Trillionen dieser mikroskopisch kleinen Strukturen. Alle haben eine enorme Spezialisierungsfähigkeit, wodurch sie sich voneinander unterscheiden und unterschiedliche Funktionen erfüllen. Darmzellen z.B. sind auf die Resorption von Nährstoffen spezialisiert. Die Zellen des Kreislaufsystems sind am Transport von Sauerstoff und weiterer Nährstoffe beteiligt.

Die Zellen des Immunsystems bilden unsere Immunabwehr

Doch unabhängig davon, wie sehr sie sich voneinander unterscheiden, sind alle unsere Zellen perfekt aufeinander abgestimmt und teilen sich regelmäßig, geordnet und kontrolliert. Wenn diese Strukturen altern und sterben, werden sie so durch genau identische neue Zellen ersetzt, wodurch die ordnungsgemäße Funktion der verschiedenen Körperorgane erhalten bleibt. Wachstumsrate, Funktionen sowie die Fähigkeit des Teilens, um neue Zellen zu bilden, werden durch die DNA bzw. das genetische Material bestimmt.

Nicht immer herrscht Ordnung

Eine Reihe von Steuermechanismen reguliert die Zellteilung und zeigt der Zelle, wann es Zeit ist, sich zu teilen und wann sie untätig bleiben soll. Manchmal jedoch verändert sich dieses geordnete Verfahren und führt zu einer unkontrollierten Vermehrung. Dabei bilden sich neue Zellen, obwohl der Organismus diese gar nicht benötigt. Gleichzeitig sterben alte Strukturen nicht ab, obwohl sie absterben müssten.

Alle Zellen sind von einer Zellmembran umgeben, die sie von anderen Zellen abtrennt und gleichzeitig die Kommunikation unter ihnen aufrechterhält. Im Inneren dieser lebendigen Strukturen befindet sich der Zellkern mit der DNA. Darin sind alle genetischen Informationen enthalten, die das Leben der Zelle bestimmen.

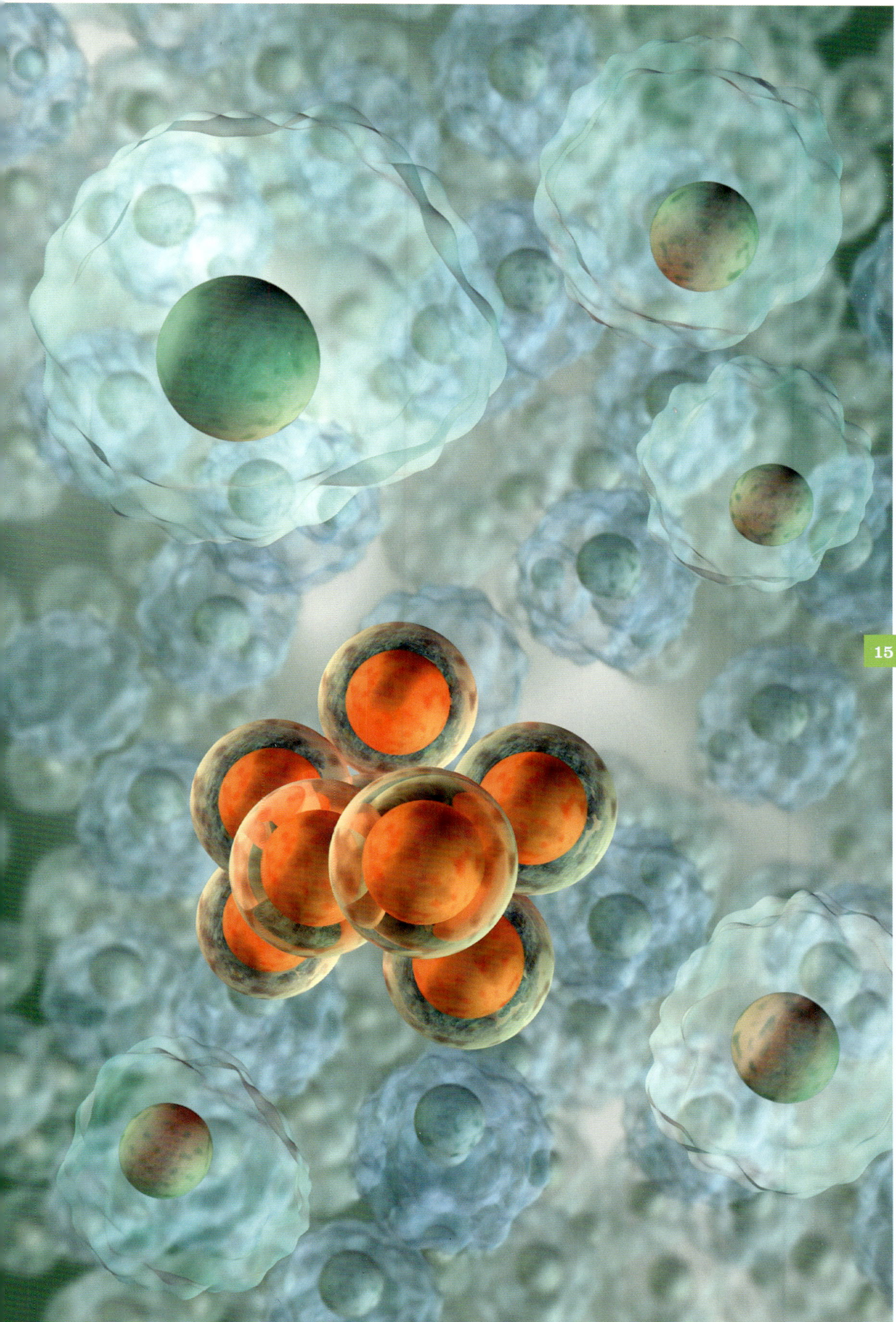

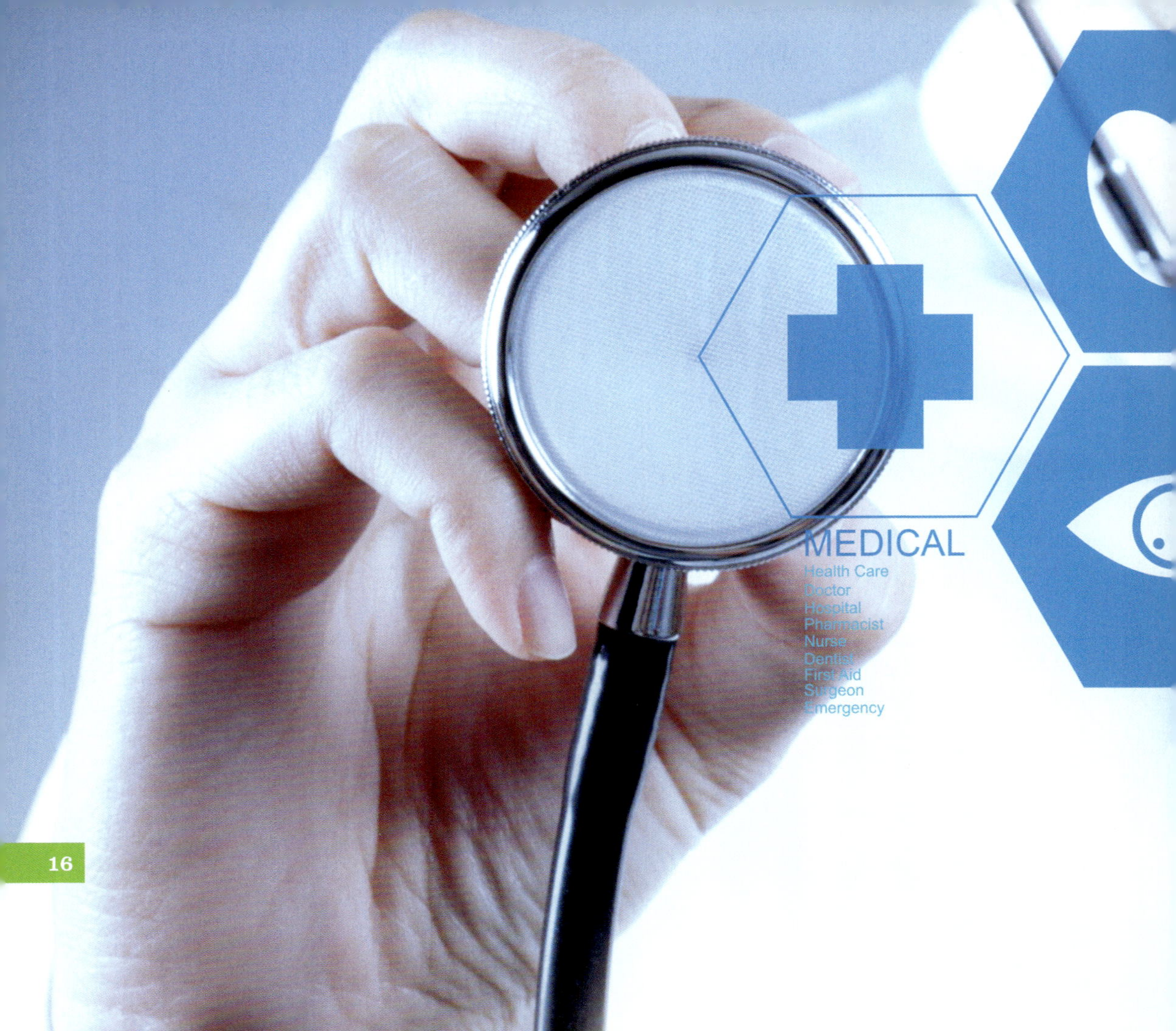

Dieser „Ungehorsam“ der Zellen ist die Folge einer Veränderung oder Mutation in der Zell-DNA. Gewöhnlich ist diese Mutation das Ergebnis eines Angriffs von außen, der normalerweise durch eine krebserregende Substanz (oder Karzinogen), ein Virus oder ein Übermaß an freien Radikalen verursacht wird.

Diese Angriffe erfolgen im Laufe des Lebens sehr häufig. Wird das genetische Material einer Zelle verletzt, so werden zelleigene Mechanismen in Gang gesetzt, die die Zelle quasi zum Selbstmord zwingen, damit dieser Vorgang gestoppt wird.

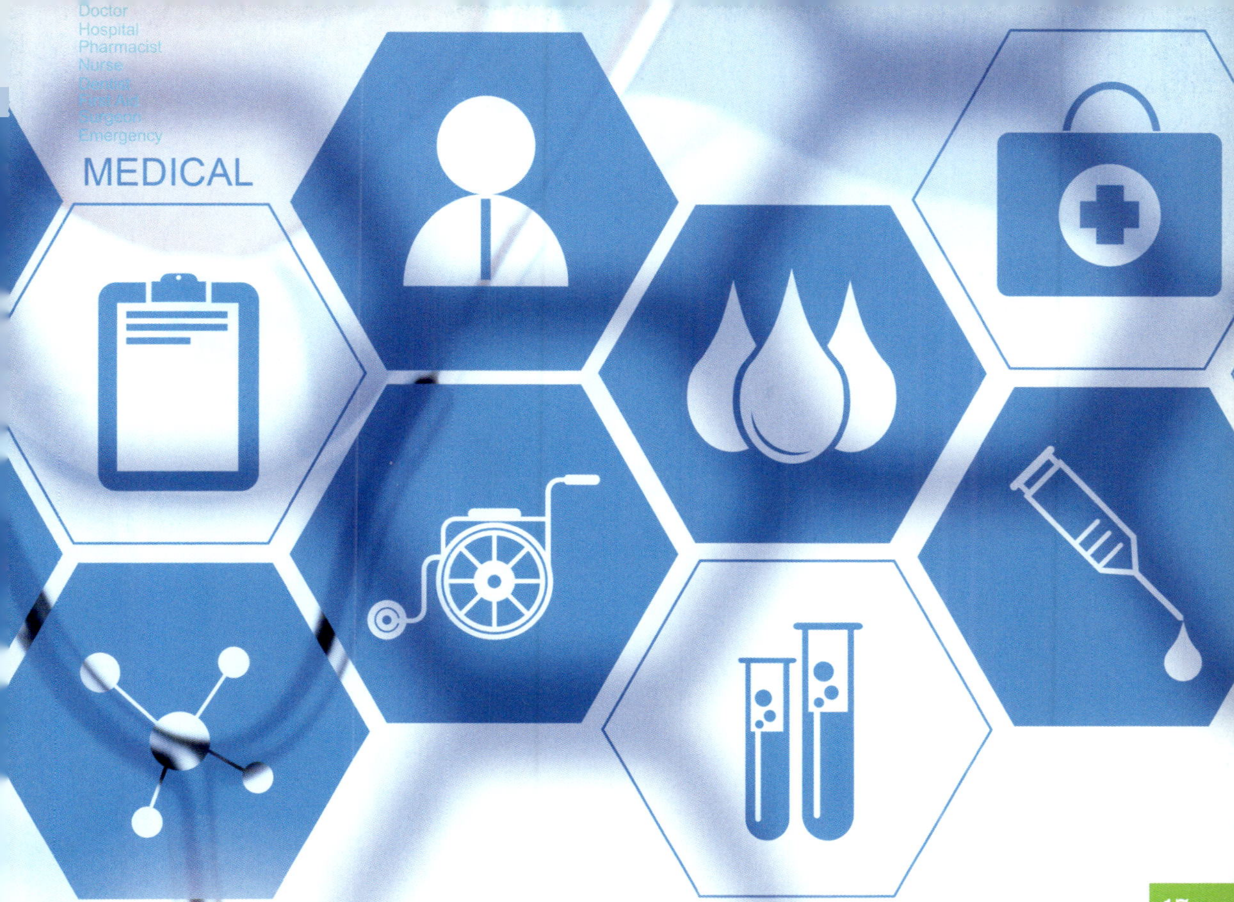

Chaos und Krankheit

Problematisch wird es, wenn die DNA-Mutation so stark ist, dass die beschädigte Zelle nicht auf die Zellsteuersysteme reagiert und sich nicht selbst vernichtet. In diesem Fall lebt die beschädigte Struktur weiter und eignet sich hinsichtlich ihrer Teilungsfähigkeit ein anormales Verhalten an. Die Vermehrung wird stärker, sodass es zu einem übermäßigen, anormalen Zellwachstum kommt und ein Knoten oder Tumor entsteht.

Apoptose

Die Apoptose oder „programmierter Zelltod“ ist ein physiologischer Prozess, durch den sich die Zellen selbst zerstören, ohne Folgeerscheinungen zu hinterlassen. Dieser natürliche Tod hat eine wichtige Schutzfunktion, denn er beseitigt Elemente, die eine Bedrohung für die Gesundheit des Organismus darstellen können, da diese nicht funktionsfähig oder verletzt sind.

Nicht bei allen Krebsarten erscheint ein Knoten. Bei Leukämie z. B. entwickeln sich Krebszellen und dringen in das Knochenmark ein (das Gewebe, das für die Bildung von Blutzellen verantwortlich ist). Doch dabei entstehen keine Knoten. Mit der Zeit können diese Zellen in das Blut und andere Organe eindringen.

Wenn dieser Tumor an einer günstigen Stelle sitzt und die Zellen, die ihn bilden, weder imstande sind, in die benachbarten Gewebe einzudringen, noch andere Organe zu zerstören, sprechen wir von einem gutartigen Tumor. Somit muss ein Patient beim Auftreten eines Knotens weder gleich verzweifeln noch mit dem Schlimmsten rechnen. Bei der Diagnose kann sich ein Tumor durchaus auch als gutartig erweisen. Seine Folgen sind ganz eindeutig nicht die gleichen wie bei Krebs. Verlieren die Zellen hingegen auch ihre ursprünglichen physischen Eigenschaften, so sind sie nicht in der Lage, die Funktionen des Gewebes auszuüben, aus dem sie stammen. Zudem neigen sie dazu, in benachbarte Strukturen einzudringen. Dann gilt der Tumor als bösartig, das heißt, es handelt sich um Krebs. Krebszellen sind sehr mobil, weshalb sie sich ablösen und mithilfe der Blut- oder Lymphbahnen fortbewegen können. Diese schädlichen Strukturen dringen in andere Organe und Gewebe ein, wo sie neue tumorale Kolonien oder Metastasen bilden.

Wie entwickelt sich Krebs?

Wie wir eben gesehen haben, entsteht Krebs, wenn sich eine gesunde Zelle in eine Krebszelle verwandelt, das heißt, sie erlangt die Fähigkeit, sich unkontrolliert zu vermehren und in andere Gewebe und Organe einzudringen. Allerdings ist es wichtig, sich vor Augen zu führen, dass bei dieser Zellumwandlung nicht immer Krebs entstehen muss. Zum Glück reicht das körpereigene Abwehrsystem häufig aus, um zu vermeiden, dass es überhaupt so weit kommt.

Zudem entwickelt sich diese Krankheit stufenweise und nicht in einem einzigen Schritt, sondern in einzelnen Stadien. Somit kann es viele Jahre dauern, bis sie sich zeigt. Für uns ist diese Tatsache äußerst positiv, da uns dieses stufenweise Wachstum häufig die Gelegenheit gibt, einzugreifen und es blockieren zu können. Und infolgedessen könnten wir oft die Krankheit verhindern. Deshalb ist es so wichtig, vorzubeugen, einen gesunden Lebensstil zu pflegen und die Krankheit frühzeitig zu erkennen.

Für ein besseres Verständnis betrachten wir nun, was in den verschiedenen Entwicklungsphasen einer Krebserkrankung geschieht.

Initiation oder Anfangsphase

Die erste Stufe oder Phase der tumoralen Initiation beginnt mit einer Schädigung der Zell-DNA, wenn diese

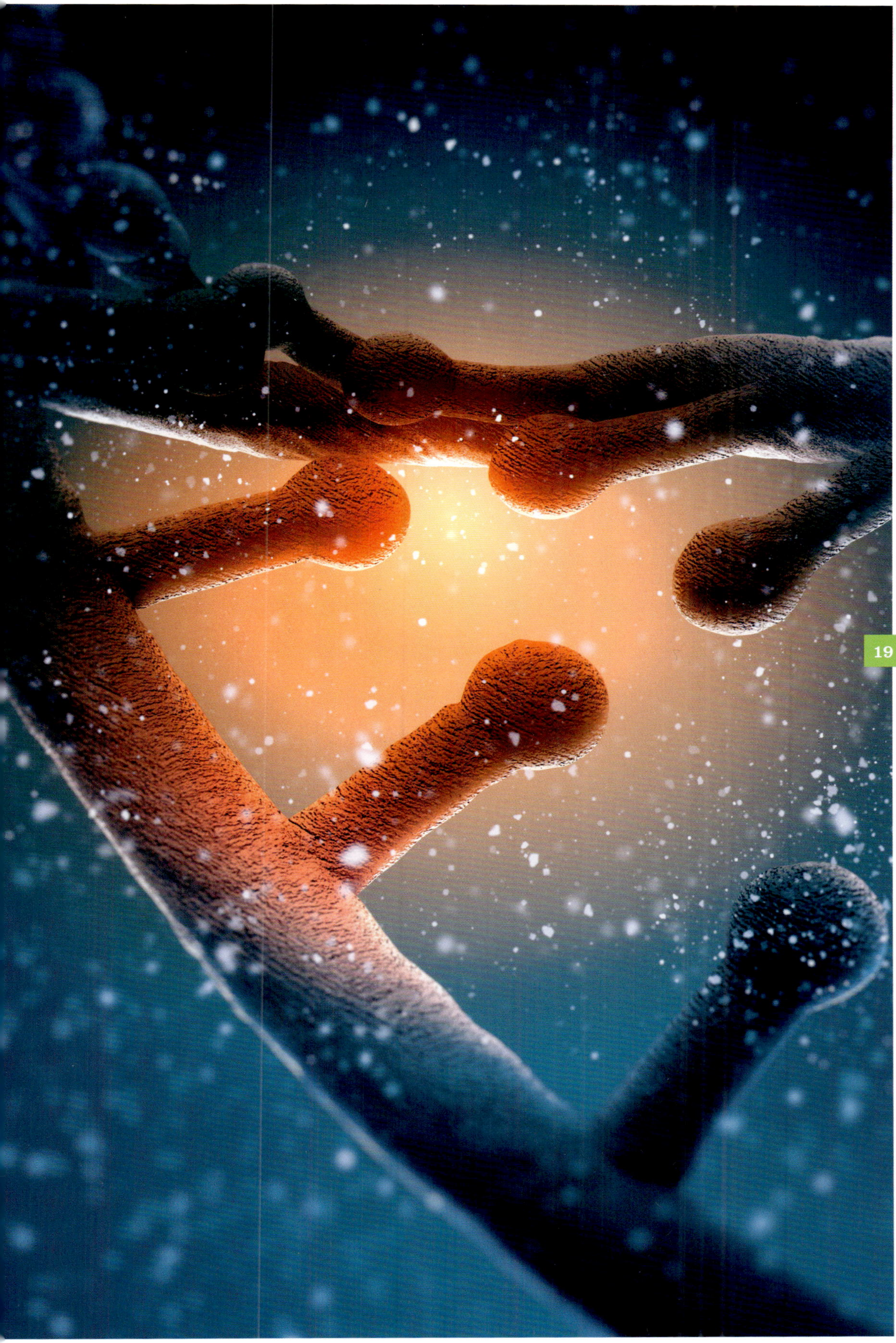

bestimmten Mutagenen (die imstande sind, Mutationen zu erzeugen) ausgesetzt war, wie z. B. Tabak, Sonnenstrahlung, ionisierende Strahlungen, einige Viren und chemische Karzinogene (krebserregende Stoffe). Diese Veränderung ist nicht mehr rückgängig zu machen und verursacht eine Mutation, die den Anfang des Prozesses darstellt. Auf jeden Fall reicht eine erste und einzige Veränderung nicht aus, um Krebs auszulösen.

Eine beschädigte Zelle gilt nur dann als „initiierte Zelle", wenn diese Struktur in der Lage ist, sich mit einer Geschwindigkeit zu teilen, die etwas über dem Normalwert liegt, und die Fähigkeit auch an die nachfolgenden Zellen übermittelt. In Wirklichkeit sind die beschädigten Zellen noch nicht krebsauslösend, obgleich sie ein Potenzial für bösartiges Wachstum besitzen. Damit diese Zellen sich weiterentwickeln, müssen sie auf ein Umfeld stoßen, das ihr Wachstum begünstigt, z. B. wenn sie ununterbrochen giftigen Substanzen ausgesetzt sind, die Krebs fördern.

In diesem Buch sehen wir, dass es neben Nahrungsmitteln mit krebserzeugenden Substanzen, die fähig sind, die Geninformationen der Zelle zu verändern, auch viele andere gibt, die mit schützenden Molekülen ausgestattet sind, wie z. B. phytochemische Inhaltsstoffe gewisser Obst- und Gemüsesorten. Diese bewirken die Neutralisierung vieler schädlicher Substanzen, sie schützen die Gesundheit der Zelle und verhindern so Beschädigungen an der DNA.

Phase der Promotion oder Progression

Die Phase der Progression ist der zweite Schritt bei der Entwicklung von Krebs. Es handelt sich um ein Stadium, das normalerweise sehr lang ist, denn von der ersten Läsion bis zur Entwicklung eines bösartigen Tumors vergehen Zeiträume von einem bis zu 30 Jahren (der Zeitraum ändert sich je nach Art des Tumors).

In dieser Phase gewinnen die Faktoren an Bedeutung, mit deren Hilfe die initiierten Zellen ihr Wachstum und ihre Vermehrung steigern. Wenn krebserregende Stoffe, die eine genetische Veränderung verursacht haben, anhaltend auf diese Zellen einwirken, beschleunigt sich die Zellvermehrung und die Wahrscheinlichkeit steigt, dass neue Mutationen stattfinden. Zusätzlich verlieren die beteiligten (progressiven) Zellen die Eigenschaften des ursprünglichen Gewebes und damit ihre Fähigkeit abzusterben, wodurch sie sozusagen unsterblich werden.

Weitere Faktoren, die in dieser Phase eine fördernde Rolle spielen, sind Alkohol, falsche Ernährung usw. und einige Hormone, wie z. B. Östrogene, sowie einige Wachstumsfaktoren, deren Wirkungsweise noch nicht mit Sicherheit bekannt ist. Die gute Nachricht ist, dass die zweite Phase mehr Möglichkeiten bietet, bewusst einzugreifen, um eine Weiterentwicklung der Krebszellen zu vermeiden. Tatsächlich können viele der an dieser Stufe beteiligten fördernden Faktoren leicht gesteuert werden, indem wir einige Lebensgewohnheiten verändern, z. B. das

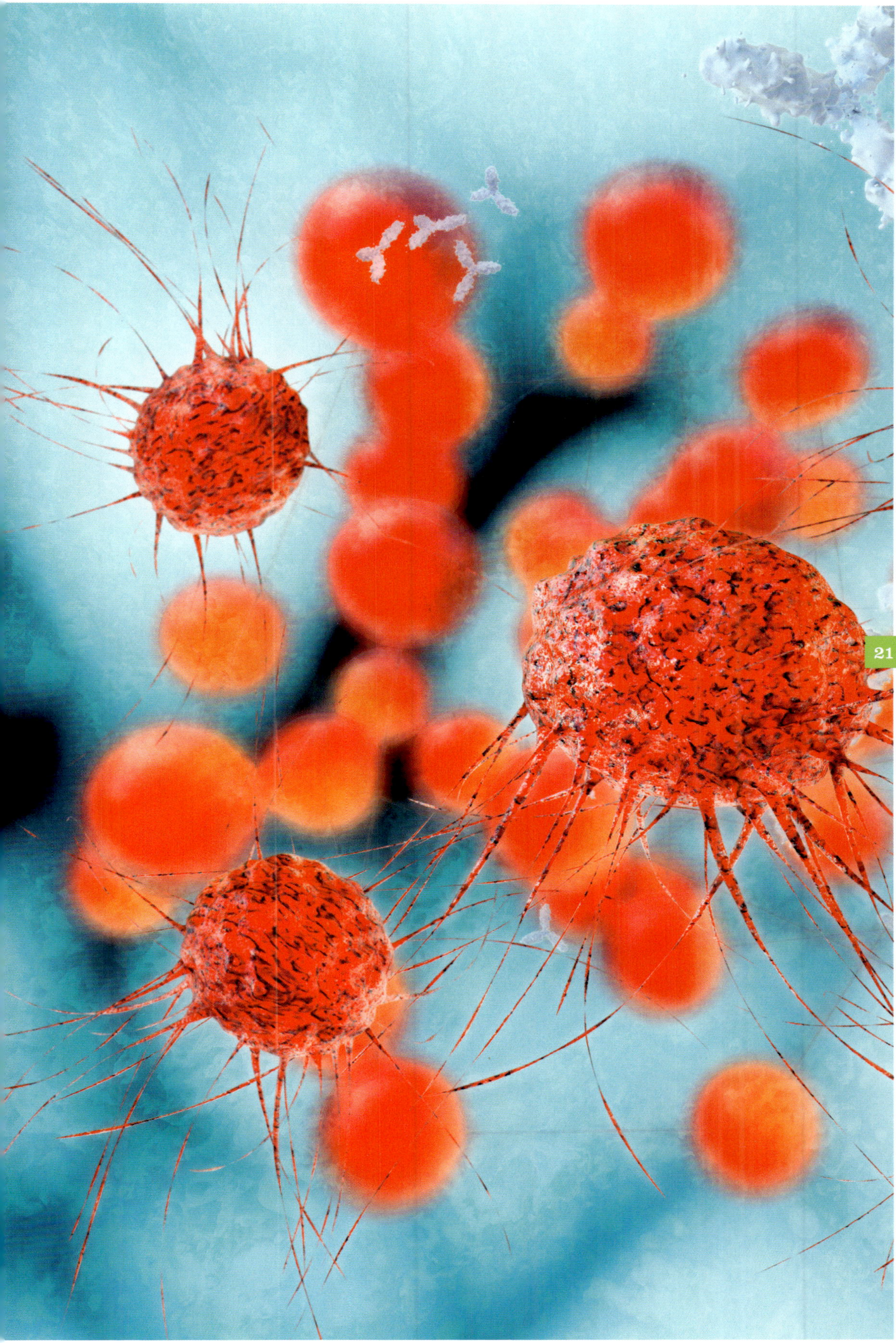

Rauchen aufgeben oder weniger Alkohol trinken. Wie wir später sehen werden, kann unsere Ernährung zu einem großartigen Verbündeten werden, der auf die initiierten Zellen einwirkt und verhindert, dass sich diese weiterentwickeln.

Progressionsstufe

Wenn alle Abwehrkräfte versagen und es den Zellen der Initiation und der Promotion gelingt, die beiden vorherigen Phasen zu überwinden, werden die Zellen bösartig. Im Verlauf der dritten Phase machen die Zellen neue Mutationen durch, wodurch sie stärker sowie in Teilung und Verhalten immer anormaler werden. Sie erwerben die Fähigkeit zur Invasion, wobei sie in die umliegenden Gewebe eindringen. Dann spricht man von Krebs im fortgeschrittenen Zustand. Diese Krebszellen können über das Blut oder das Lymphsystem zu anderen Organen abwandern und Metastasen bilden. Ohne den geringsten Zweifel werden die Krebszellen während dieses letzten Stadiums gefährlicher und aggressiver und infolgedessen erhöht sich die Malignität des Tumors. Obgleich Vorbeugung stets wichtig ist, ist sie deshalb in den beiden vorherigen Phasen noch wichtiger, denn zum Besiegen von Krebs ist es unerlässlich, dann anzugreifen, wenn er angreifbar ist.

Wichtig bei der Behandlung von Krebs ist es, ihn zum Stillstand zu bringen, wenn er am ehesten angreifbar ist.

Der entscheidende Schritt: die Angiogenese

Zum Abschluss dieses Kapitels werden wir sehen, was „Angiogenese" bedeutet. Dieser Prozess ist grundlegend für die Entwicklung von Krebs. Dank der Angiogenese finden die Tumorzellen ausreichend Unterstützung, um ihr Wachstum und ihre Ausbreitung fortzusetzen.

Logisch ist, dass Krebszellen – egal wie stark und widerstandsfähig sie sind – genau wie jede andere lebende Zelle eine konstante Zufuhr von Sauerstoff und Nährstoffen benötigen. Und so sind selbst diese bösartigen Strukturen, die sich sogar an die widrigsten Umstände anpassen können, ebenso auf eine ausreichende Energieversorgung angewiesen.

Zur Beschaffung der Energie, ohne die ihr Überleben gefährdet wäre, setzen die Krebszellen eine Reihe von Mechanismen in Gang, um ihr eigenes Versorgungsnetz zu schaffen. Als Signal sondern sie chemische Substanzen an die ihnen am nächsten liegenden Blutgefäße ab. Nachdem diese die Nachricht erhalten haben, beginnen sie, sich mit höherer Geschwindigkeit zu teilen, um ein neues Netz an Blutgefäßen zu bauen, das den Tumor versorgt.

Dieser Prozess heißt „Angiogenese" und es ist leicht nachzuvollziehen, weshalb er eine entscheidende Rolle bei der Entstehung und Entwicklung von

Krebs spielt. Dank der Bildung dieser neuen Gefäße verfügt der Tumor nun über eigene Blutgefäße, die ihn mit Sauerstoff und den für seine Funktion erforderlichen Nährstoffen versorgen. Je schneller also ein Tumor vaskularisiert (von Gefäßen umgeben) ist, umso schneller erfolgt seine Entwicklung.

Zum anderen ermöglicht das neue Netz an Blutgefäßen, dass die Tumorzellen sich über das Blut oder die Lymphe ausbreiten. Folglich kann man sagen, dass die Angiogenese auch die Ausbreitung des Tumors begünstigt.

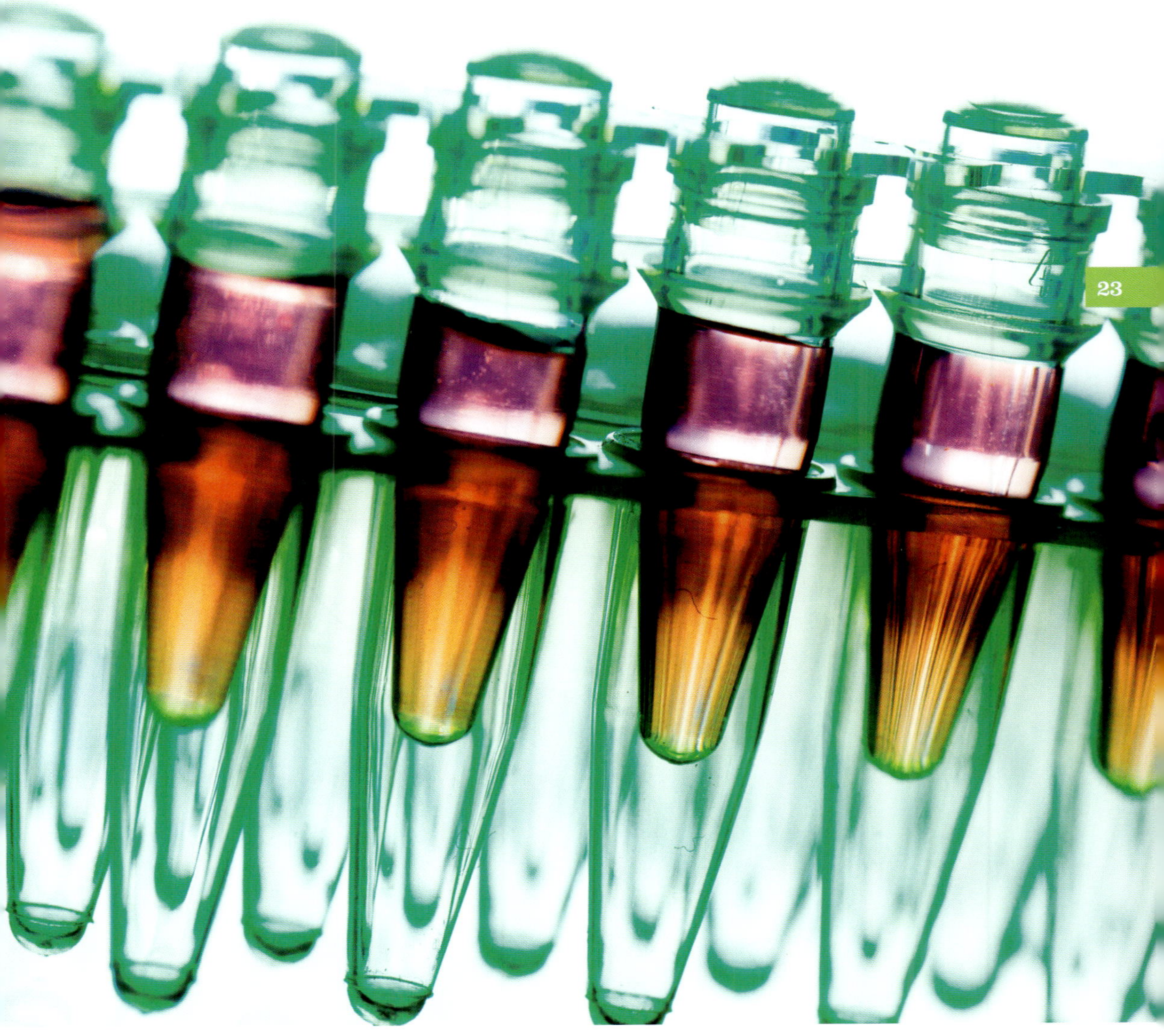

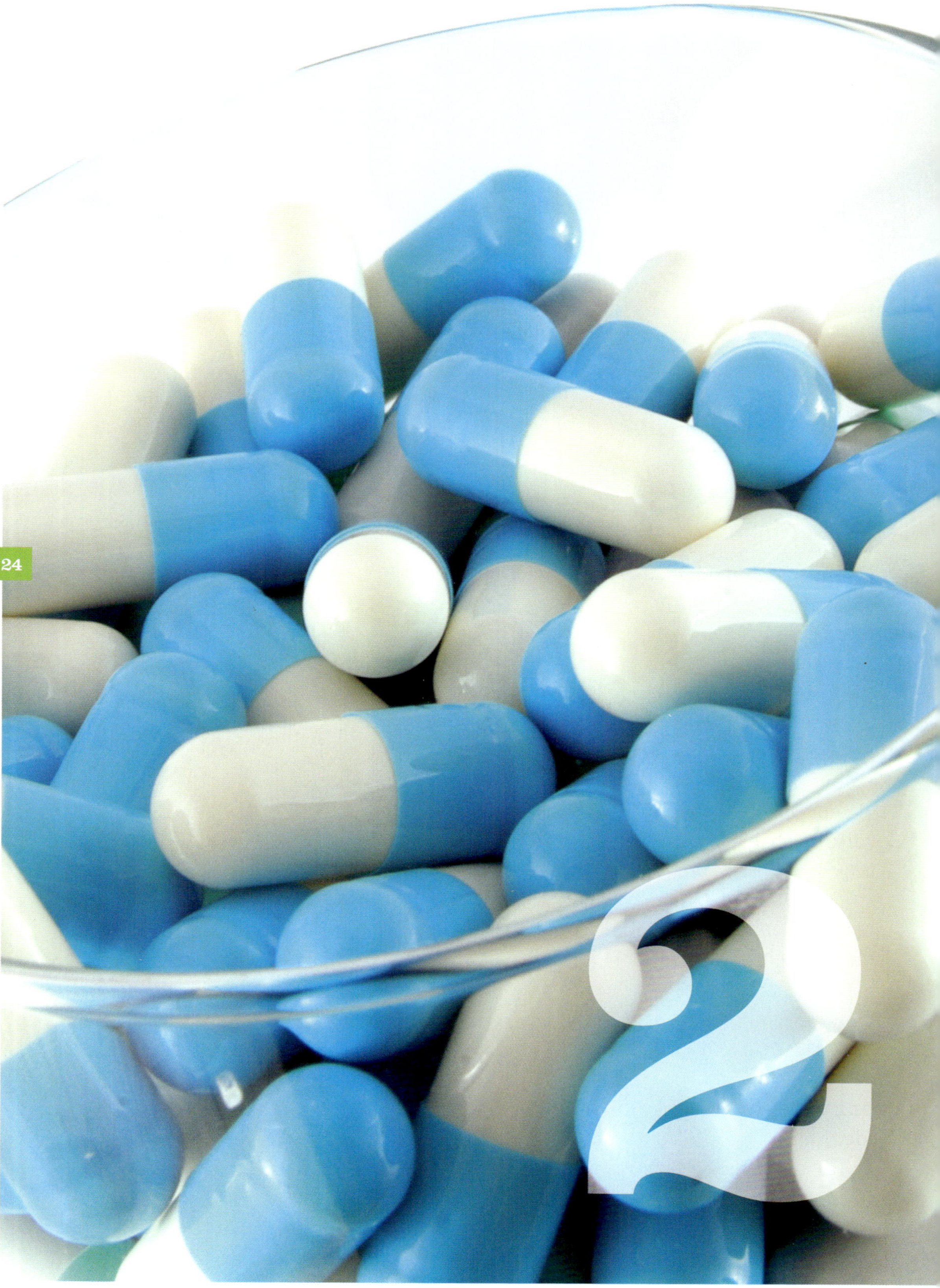
2

Therapien im Kampf gegen den Krebs

Die Diagnose Krebs wird in den meisten Fällen von einer größeren negativen emotionalen Belastung (Verzweiflung, Depression, Zorn, Panik usw.) begleitet als die Diagnose irgendeiner anderen Krankheit, selbst wenn auch diese ernst ist. Und auch wenn sich die Dinge geändert haben, verbinden wir Krebs weiterhin mit Leiden, Schmerz, giftiger Wirkung und Tod.

Es stimmt, dass diese Krankheit mehrere Gesichter hat und man noch nicht über eine wirksame oder allgemeingültige Behandlung verfügt. Allerdings haben die wissenschaftlichen und technologischen Fortschritte der letzten Jahre neue Erkenntnisse über deren Ursprung und Entwicklung geliefert, was einer Verbesserung der Behandlungsmethoden und einer Verminderung der sich daraus ergebenden Nebenwirkungen gleichkommt.

Heutzutage kann praktisch jeder zweite Krebspatient geheilt werden. Sollte der Organismus bedauerlicherweise von Krebs befallen werden, so ist es wichtig, mit der größtmöglichen Geschwindigkeit und Effizienz zu handeln.

Schulmedizin

Wenn sich ein bösartiger Tumor gebildet hat, ist es zunächst wichtig, die Schulmedizin heranzuziehen, um das Problem so schnell wie möglich zu behandeln und die am besten geeignete Therapie anzuwenden. Zweifellos ist diese Art von Medizin hochgradig wirksam, um viele Gesundheitsprobleme, besonders die akuten Fälle, zu lösen. Tatsächlich sind gegenwärtig viele Krebsarten behandelbar und können voll und ganz ausgemerzt werden.

Die therapeutischen Strategien hängen von den Umständen ab, da Krebserkrankungen stets individuell unterschiedlich sind. Obwohl sich einige Richtlinien etabliert haben, die viele Ärzte bevorzugt befolgen, gibt es keinen Ansatz, der bei allen Fällen gleichermaßen angewendet werden kann. Alle Therapiemaßnahmen an die jeweiligen Umstände der zu behandelnden Person anzupassen, ist immer die beste Strategie.

Die Bedeutung der Früherkennung

Zweifellos beruht die beste Therapiemethode im Kampf gegen den Krebs auf Prävention, die grob darin besteht, Risikofaktoren zu vermeiden und sich gesund zu ernähren sowie die eigene Abwehr und Früherkennung zu fördern.

Letztere ist der Schlüssel im Kampf gegen diese Krankheit, denn je früher

Eine Zauberdroge, die Krebs heilt, gibt es nicht

Lange Zeit konzentrierten sich die Forscher, die sich dem Kampf gegen den Krebs verschrieben haben, auf die Suche nach einem außerordentlichen Arzneimittel, das imstande ist, bösartige Tumore aller Art zu heilen. Als man den Prozess jedoch näher erforschte, mit dem sich diese Krankheit weiterentwickelt, ahnte man, dass dieser Ansatz nicht der richtige war. Selten reicht nur eine Art von Behandlung aus und meistens ist es notwendig, mehrere Therapiemethoden zu kombinieren, um die Krankheit zu bekämpfen.

ein bösartiger Tumor entdeckt wird, umso besser sind die Aussichten auf Heilung. Früherkennung umfasst regelmäßige medizinische Untersuchungen, durch die eventuelle Anzeichen von Krebs erkannt werden können. Besonders angezeigt ist dieses Vorgehen bei Personen, in deren Familie bereits Krebs aufgetreten ist, und Personen, bei denen gewisse Risikofaktoren bestehen.

Andere Möglichkeiten: alternative Therapien

Die Schulmedizin in vollem Umfang nutzen schließt den Einsatz anderer, alternativer Therapien nicht aus, die sich als wirksam und sicher erwiesen haben. Dadurch kann die belastende Wirkung der herkömmlichen Behandlungsformen gemindert und in ihrer Wirksamkeit verbessert werden. Alternative Therapieformen, zu denen die traditionelle chinesische Medizin, das Ayurveda, die Phytotherapie, die Homöopathie usw. gehören, berücksichtigen in der Regel die Gesamtheit der Person und nicht nur die Krankheit. Es handelt sich um nicht aggressive und respektvolle Behandlungsformen, deren therapeutisches Arsenal hauptsächlich aus pflanzlichen Mitteln besteht.

Je eher ein bösartiger Tumor erkannt wird, umso größer sind die Heilungschancen.

Der Einsatz dieser Art von Medizin ist bei der Vorbeugung von Krebs und vielen anderen Krankheiten äußerst hilfreich. Wenn ein bösartiger Tumor diagnostiziert worden ist, ist die Alternativmedizin ebenfalls sehr hilfreich zur Unterstützung der herkömmlichen Behandlung und um deren Nebenwirkungen zu minimieren oder zu lindern. In diesem Fall ist es jedoch unerlässlich, den Onkologen über den Einsatz anderer Therapiemaßnahmen umfassend auf dem Laufenden zu halten, damit er beurteilen kann, ob eine Wechselwirkung mit den herkömmlichen Behandlungsformen gegen den Tumor eintreten kann oder nicht. Darüber hinaus tragen alternative Therapien dazu bei, nach Überwindung der Krankheit mögliche Rückfälle zu verhindern.

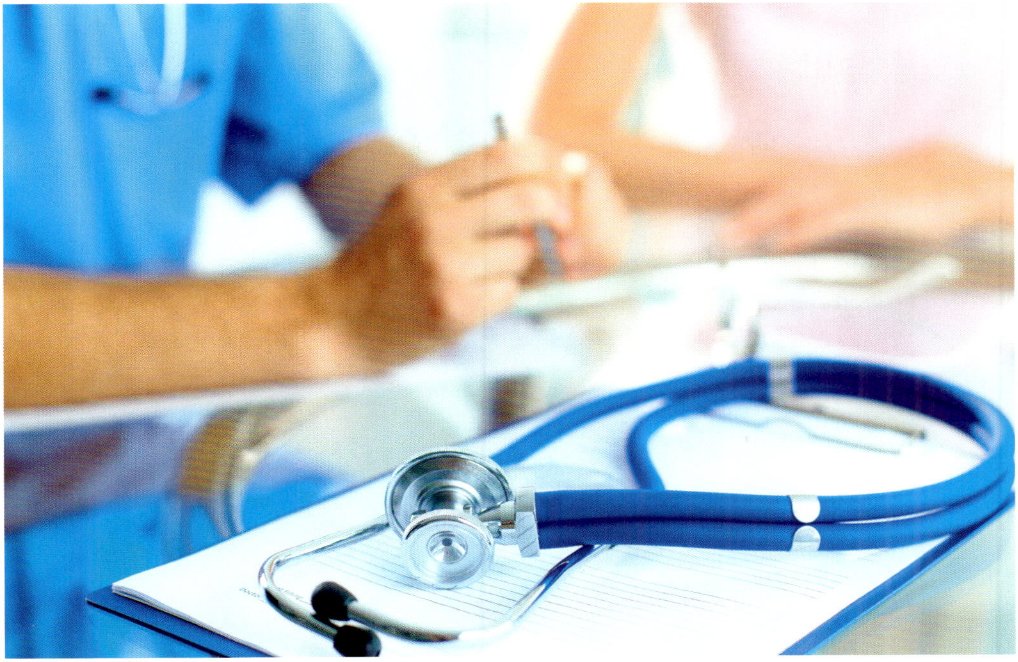

Herkömmliche Behandlungsformen im Kampf gegen den Krebs

Zwar hat jeder Arzt – als Mensch – persönliche Vorlieben bei der Auswahl der besten Behandlungsmaßnahmen für den Patienten, dennoch spielen dabei folgende Faktoren eine Rolle: die Art des Krebses, seine Größe und Lage im Organismus, die Art der Zellen, aus denen er besteht (was auch „das Stadium" genannt wird) und der allgemeine Gesundheitszustand des Patienten.

Die wichtigsten Therapiemethoden, die heutzutage eingesetzt werden, sind das Entfernen (Exstirpation) der Tumore durch Chirurgie, die Chemotherapie und die Strahlentherapie. Häufig werden verschiedene

Vor der Entscheidung informieren

Bedauerlicherweise gibt es in der Alternativmedizin eine Vielzahl von Personen, die sich als „Therapeuten" bezeichnen und eigentlich nicht qualifiziert sind. Häufig garantieren diese selbst ernannten Gesundheitsfachleute Heilung, indem sie eine breite Palette an meist wirkungslosen Therapien und Produkten anbieten. Mittlerweile sind immer mehr Krebszentren sehr aufgeschlossen gegenüber alternativen Therapiemethoden. Dort können Sie sehr gute Beratung finden.

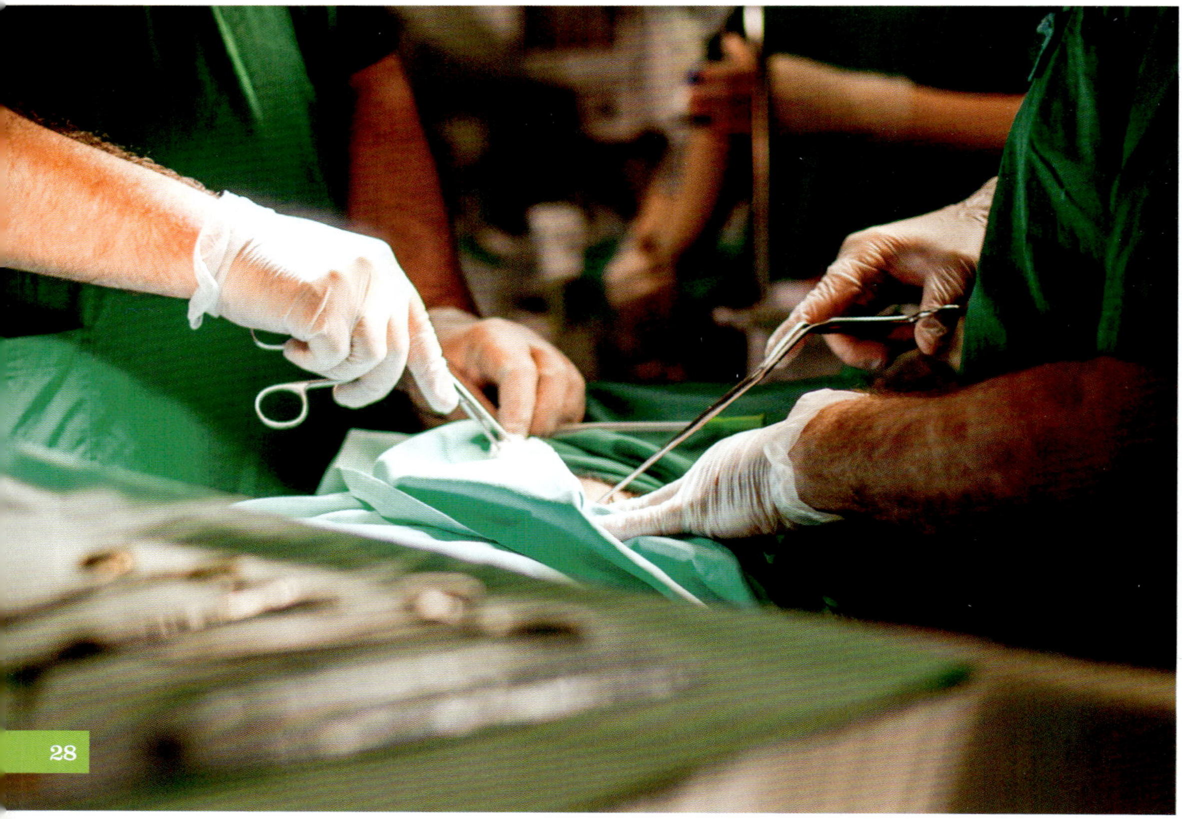

Behandlungsarten gleichzeitig oder nacheinander angewendet. Der Tumor wird beispielsweise chirurgisch entfernt und später wird die Behandlung zur Beseitigung der Krebszellen, die möglicherweise noch übrig sind, mit Strahlentherapie oder Chemotherapie fortgesetzt.

Derzeit können bei einigen Tumoren auch bestimmte andere Therapien angewendet werden, wie z.B. die Hormontherapie, die Immuntherapie, die Gentherapie usw. Diese neuen Antitumor-Behandlungen liefern gute Ergebnisse, weshalb sie positiv zum Kampf gegen den Krebs beitragen können. Dennoch müssen sie noch weiter erforscht werden.

Chirurgie

Die Chirurgie war die erste Behandlungsmethode, die im Kampf gegen den Krebs eingesetzt wurde und ist heute weiterhin das am häufigsten angewandte Verfahren, um viele Arten von Tumoren zu behandeln. Vor allem wenn der Tumor klein ist und sich noch nicht ausgebreitet hat, ist sie äußerst wirksam.

Das Ziel dieser Therapiemethode ist, den Krebs komplett zu beseitigen oder in einigen Fällen das Organ zu entfernen, in dem er sich befindet. Glücklicherweise ermöglicht es diese Vorgehensweise heute, bösartige Tumore so zu behandeln, dass das Organ wesentlich weniger geschädigt wird und seine Funktion erhalten bleibt. Diese Möglichkeit war noch bis vor wenigen Jahren nicht gegeben. Allerdings gelingt es der Chirurgie nicht immer, alle Krebszellen zu entfernen. Ihre Grenzen liegen insbesondere bei den noch kleinen, nicht erkennbaren bösartigen Gewebsstrukturen.

Chemotherapie

Der Begriff „Chemotherapie" beschreibt allgemein den Einsatz von Medikamenten, die in der Lage sind, Tumorzellen zu zerstören. Wir wissen bereits, dass es kein spezifisches Arzneimittel gegen Krebs gibt, deshalb werden verschiedene Pharmazeutika in verschiedenen Kombinationen und diversen Verabreichungsformen eingesetzt.

Alle bei dieser Therapie eingesetzten Medikamente sind leistungsfähige Zellgifte, die imstande sind, jede Zelle zu töten und deren Vermehrung zu verhindern. Wenn man berücksichtigt, dass der Einsatz dieser Therapieform auf dem Unterscheidungsmerkmal beruht, dass sich Krebszellen mit größerer Geschwindigkeit als normale Zellen vermehren, versteht man besser, weshalb die Chemotherapie bei minimaler Beeinträchtigung der normalen Zellen Tumorstrukturen ausrotten kann. Einer der größten Nachteile dieser Behandlungsmethode beruht jedoch darauf, dass sich bestimmte gesunde Zellen, wie z. B. im Darm und im Knochenmark, ebenfalls schnell teilen. Deshalb werden auch diese normalen

Chemotherapie ist die konventionelle Anti-Tumor-Behandlung, die am meisten Sorgen und Furcht verursacht. Diese Furcht erklärt sich vermutlich durch die zahlreichen und schweren Nebenwirkungen, die dieses Verfahren hervorruft. Da die intravenöse Verabreichung der Medikamente zu allen Krebszellen gelangen kann, was weder durch chirurgische Eingriffe noch Strahlentherapie möglich ist, handelt es sich für Onkologen um eine äußerst wertvolle Therapiemethode.

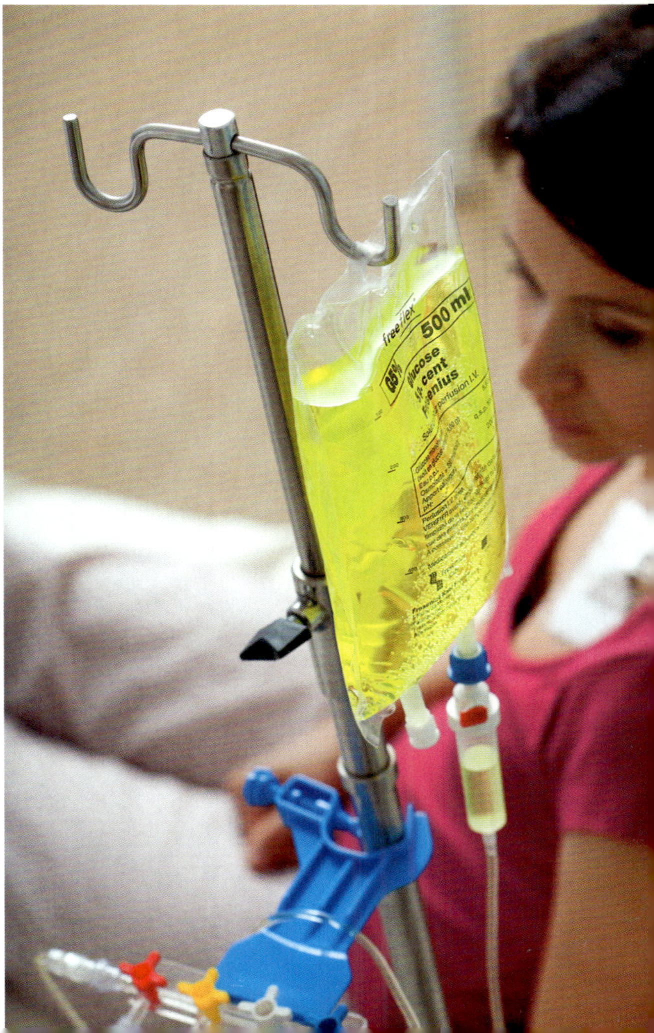

Strukturen von den verabreichten Medikamenten angegriffen, was signifikant zu den bekannten toxischen Wirkungen durch diese Therapieverfahren beiträgt.

Durch die Verabreichungsform können weitere Komplikationen auftreten. Obgleich nicht alle Chemotherapiepläne identisch sind, werden die Medikamente dennoch über einen bestimmten Zeitraum hinweg verabreicht. Dann wird die Behandlung unterbrochen, um dem Organismus eine Ruhepause zu gönnen. Die gesunden Körperzellen sollen sich erholen können, bis ein neuer Zyklus der Arzneimittelverabreichung beginnt. Das Problem sind eben diese Erholungsphasen, da sich während dieser Zeit häufig auch der Tumor erholt. Infolgedessen kann der Krebs mit größerer Kraft neu auftreten, da er gegen die Behandlung oftmals resistent geworden ist.

Strahlentherapie

Bestrahlungen werden normalerweise in Verbindung mit Chirurgie und Chemotherapie eingesetzt. Ihr Ziel ist die Zerstörung der Krebszellen, indem sie energiereichen Strahlen, wie z.B. Röntgenstrahlen oder Gamma-Strahlen, ausgesetzt werden.

Bei dieser Behandlung wird ein Strahlenbündel auf einen sehr spezifischen Tumorbereich gerichtet, um den größtmöglichen Teil des benachbarten gesunden Gewebes zu erhalten, das

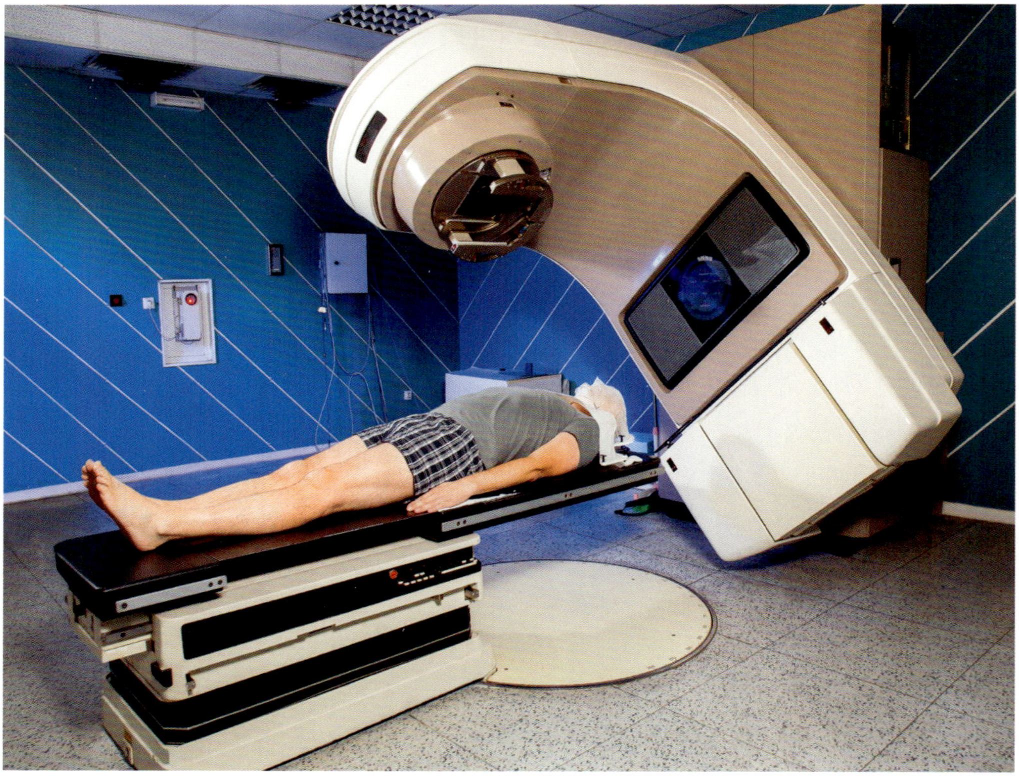

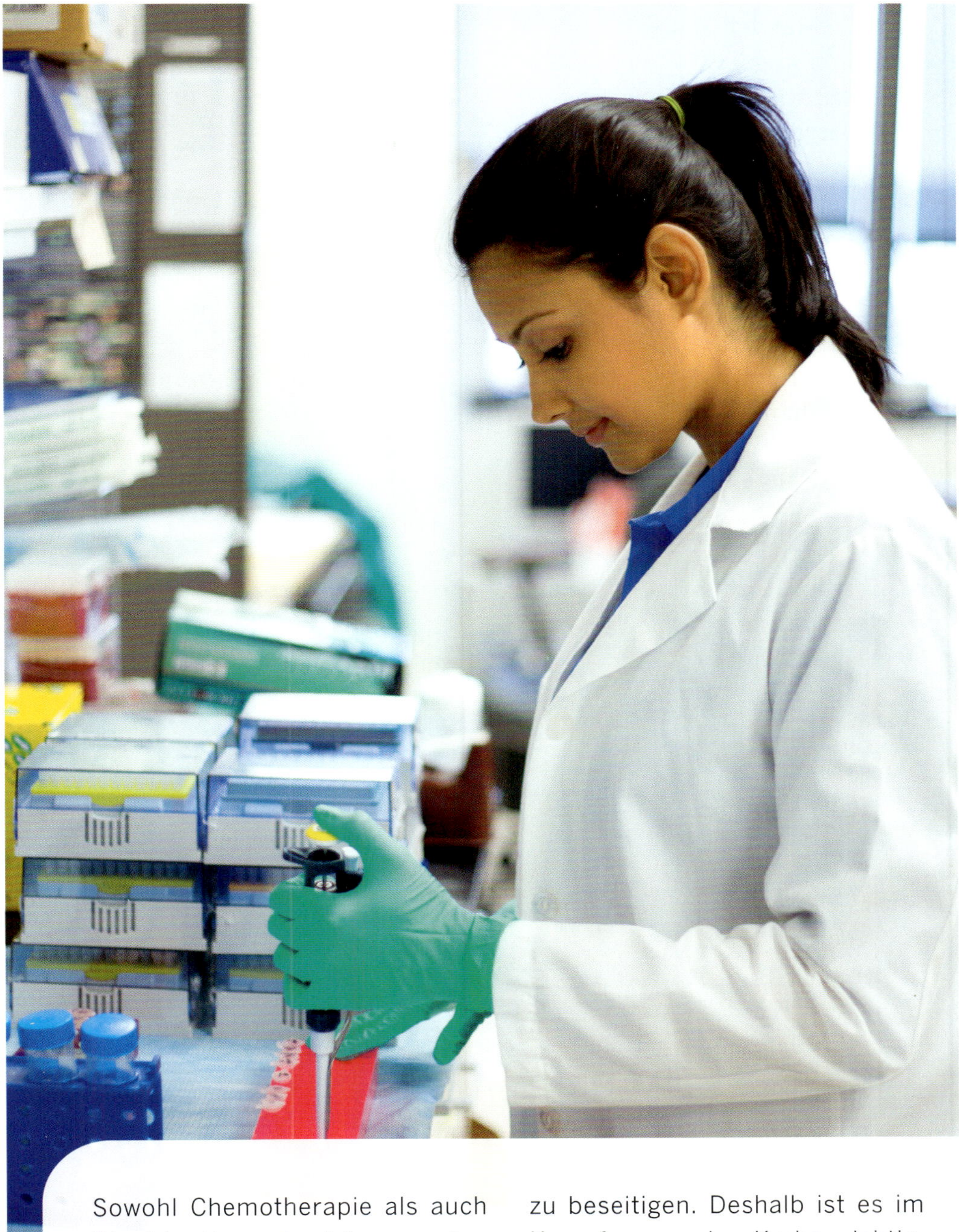

Sowohl Chemotherapie als auch Strahlentherapie können eine unerwünschte toxische Wirkung mit sich bringen. Allerdings sollte man nicht vergessen, dass es am dringendsten ist, den Tumor zu beseitigen. Deshalb ist es im Kampf gegen den Krebs wichtig, diese Therapieverfahren zu durchdenken und abzuwägen, wie auch die Vorteile zu berücksichtigen, die sie mit sich bringen.

ebenso wie die Tumorzellen zerstört werden kann.

Heute gibt es komplexe Hochpräzisionsgeräte, mit deren Hilfe hohe Strahlungsdosen mit nur minimalen Nebenwirkungen auf einen bösartigen Tumor gerichtet werden können.

Die beste Behandlung: unsere eigenen Abwehrkräfte

Bisher haben wir die wichtigsten Therapieverfahren zur Krebsbehandlung beleuchtet, die es in der herkömmlichen Medizin gibt. Dennoch und trotz der Geschwindigkeit, mit der die Wissenschaft in vielen Bereichen der Medizin Fortschritte macht, wissen wir alle, dass der Krebs für die Volksgesundheit nach wie vor ein Problem ersten Ranges darstellt, das nicht zu hundert Prozent gelöst ist. Angesichts dieser Tatsache gewinnt die Prävention einen höheren Stellenwert, denn eine Strategie zur Vorbeugung der Krankheit ist immer weitaus besser als jede Therapie zur Heilung.

In dieser Hinsicht ist es ein großer Fehler, die natürlichen Ressourcen zu unterschätzen, über die unser Organismus verfügt, wie auch dessen angeborene Fähigkeit, mit der Krankheit fertig zu werden. Die wirksamste Waffe zur Prävention und zur Bekämpfung von Krebs, die wir haben, ist tatsächlich unser Immunsystem. Sollte ein bösartiger Tumor auftreten, kann dies ein Zeichen dafür sein, dass dieses System nicht richtig arbeitet oder von der Krankheit überwältigt wurde.

Die Gesundheit des Immunsystems anzuregen und zu stärken, ist der Schlüssel zur Tumorabwehr.

Das Immunsystem

Das Immunsystem ist eines der wichtigsten Schutzschilder gegen Krebs, das der Organismus hat. Dieses komplexe System besteht aus einem Netzwerk von Zellen und Organen, die äußerst koordiniert zusammenarbeiten mit dem Ziel, den Körper vor den Angriffen fremder oder unbekannter Eindringlinge zu schützen. Bakterien, Viren, anormale Zellen ... sie alle erkennen die Immunzellen nicht als Bestandteile des Organismus und geben ein chemisches Alarmsignal, wenn sie deren Vorhandensein bemerken. Als Reaktion darauf organisieren sich alle Teile unseres Abwehrsystems neu, um den Eindringling anzugreifen, ihn zu zerstören und zu beseitigen, ohne dabei Spuren zu hinterlassen. Die Basiswerkzeuge, dank denen das Immunsystem seine Aufgabe erfüllt, sind Zellen, die auf die Zerstörung der eindringenden Substanzen und die Bildung von Antikörpern spezialisiert sind.

Die Immunzellen

Zu den verschiedenen Zellarten, die Teil des Immunsystems sind, zählen die Lymphozyten, die im gesamten Blut

Zytokine

Die Zellen des Immunsystems sondern zwei Arten von Proteinen ab: Antikörper und Zytokine. Wir haben gesehen, dass Antikörper auf Antigene reagieren, indem sie sie binden oder an ihnen haften bleiben. Bestimmte Antikörper entsprechen bestimmten Antigenen, indem sie genauso zusammenpassen, wie ein Schlüssel in ein Schloss passt. Auch Zytokine sind Substanzen, die von einigen Zellen des Immunsystems produziert werden, sie fungieren jedoch als Botenstoffe. Tatsächlich koordinieren diese Verbindungen die Tätigkeiten aller Immunzellen. Zu den Zytokinen zählen Lymphokine, Interferone, Interleukine und kolonie-stimulierende Faktoren (Wachstumsfaktoren für rote und weiße Blutkörperchen.

und in vielen anderen Teilen des Organismus verteilt sind. Zu dieser Gruppe von Abwehrzellen gehören B-Lymphozyten, T-Lymphozyten und die natürlichen Killerzellen oder „Natural Killer" (NK).

B-Lymphozyten sondern Antikörper (Immunglobuline) ab, das sind Proteine, die Antigene erkennen, an sich binden und blockieren können. Antigene sind Substanzen, die unser Organismus nicht kennt und die durch den eindringenden Erreger eingeschleppt wurden. Jeder Typ von B-Lymphozyten sondert einen bestimmten Antikörper ab, der ein bestimmtes Antigen erkennt, d. h. B-Lymphozyten stellen eine selektive Abwehr dar.

T-Lymphozyten hingegen greifen infizierte, fremdartige oder Krebszellen direkt an, ohne sie voneinander unterscheiden zu müssen. Andererseits tragen diese Strukturen zur Regulierung der Immunantwort mittels Bildung von Lymphozyten bei. Diese Substanzen sind Proteine, die die T-Lymphozyten als Signale an andere Abwehrstoffe des Systems senden.

Die natürlichen Killerzellen (NK) hingegen sind unerlässlich für die Abwehr. Diese Strukturen produzieren äußerst leistungsfähige chemische Substanzen, die mit jedem eindringenden Fremdstoff eine Bindung eingehen und ihn zerstören. Genau wie die T-Zellen töten diese Zellen den Feind, ohne zunächst ein bestimmtes Antigen erkennen zu müssen.

Monozyten sind eine weitere Art der Immunzellen im Blut. Auch sie sind dank ihrer Fähigkeit, mikroskopisch

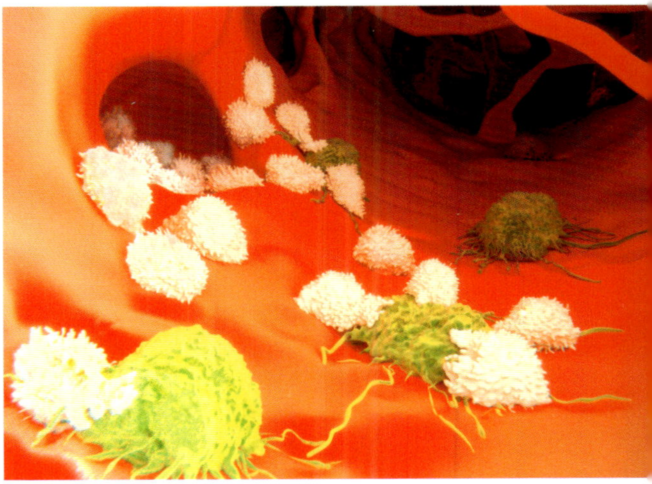

kleine Partikel und Organismen zu schlucken und zu verdauen, aktiv an der Verteidigung des Organismus beteiligt. Im Bedarfsfall können sie zu Makrophagen oder sogenannten „Riesen-Fresszellen“ werden. Dieser Abwehrprozess heißt Phagozytose.

Die Abwehr stärken

Wie bereits erwähnt worden ist, kann sich Krebs entwickeln, wenn das Immunsystem nicht mehr arbeitet oder wenn es nicht richtig reagiert. Es gibt zahlreiche Untersuchungen, die belegen, dass die Tätigkeit unseres Abwehrsystems im Kampf gegen den Krebs eine wichtige Rolle spielt. Beispielsweise haben verschiedene Studien gezeigt, dass ein bösartiger Tumor umso schneller voranschreitet und eine größere Fähigkeit zur Ausdehnung in Form von Metastasen aufweist, je aktiver sich die NK-Zellen unter dem Mikroskop zeichen. Obwohl die Mechanismen der Immunzellen nicht genau bekannt sind, scheinen sie doch grundlegend zu sein, um dem Wachstum der Tumore und dem Fortschritt der Metastasierung entgegenzuwirken. Infolgedessen legt der gesunde Menschenverstand nahe, dass eine Verbesserung der Funktion des Immunsystems von grundlegender Bedeutung ist und unbedingt versucht werden sollte.

Nicht nur eine Frage der Gene

In vielen Fällen bestimmen die Erbanlagen Stärke und Effizienz des Immunsystems. Deshalb sind manche Menschen widerstandsfähiger als andere. Aber selbst wenn unser Immunsystem nicht besonders stark ist, können wir uns der Krankheit erfolgreich widersetzen.

Zudem können wir die Vitalität und Widerstandskraft unserer Immunzellen steigern oder zumindest nicht behindern. Es genügt, unseren Organismus respektvoll zu behandeln, was beinhaltet, dass wir uns um unsere körperlichen und emotionalen Bedürfnisse kümmern, dass wir auf unsere Ernährung achten und angesichts von Problemen dennoch die Ruhe bewahren.

Gute Ernährung und mehr Bewegung

Zahlreiche Faktoren können unsere Abwehr verändern – einige hängen nicht

Biologische Therapie

Die biologische Therapie (Immuntherapie, Biotherapie oder Therapie zur Modifizierung der biologischen Reaktion) ist in der Familie der herkömmlichen Anti-Tumor-Behandlungen verhältnismäßig neu. Ziel dieser Therapiemethode ist, das körpereigene Immunsystem direkt oder indirekt maximal zu nutzen, um den Krebs zu bekämpfen oder die toxische Wirkung zu vermindern, die andere Behandlungsmethoden nach sich ziehen.

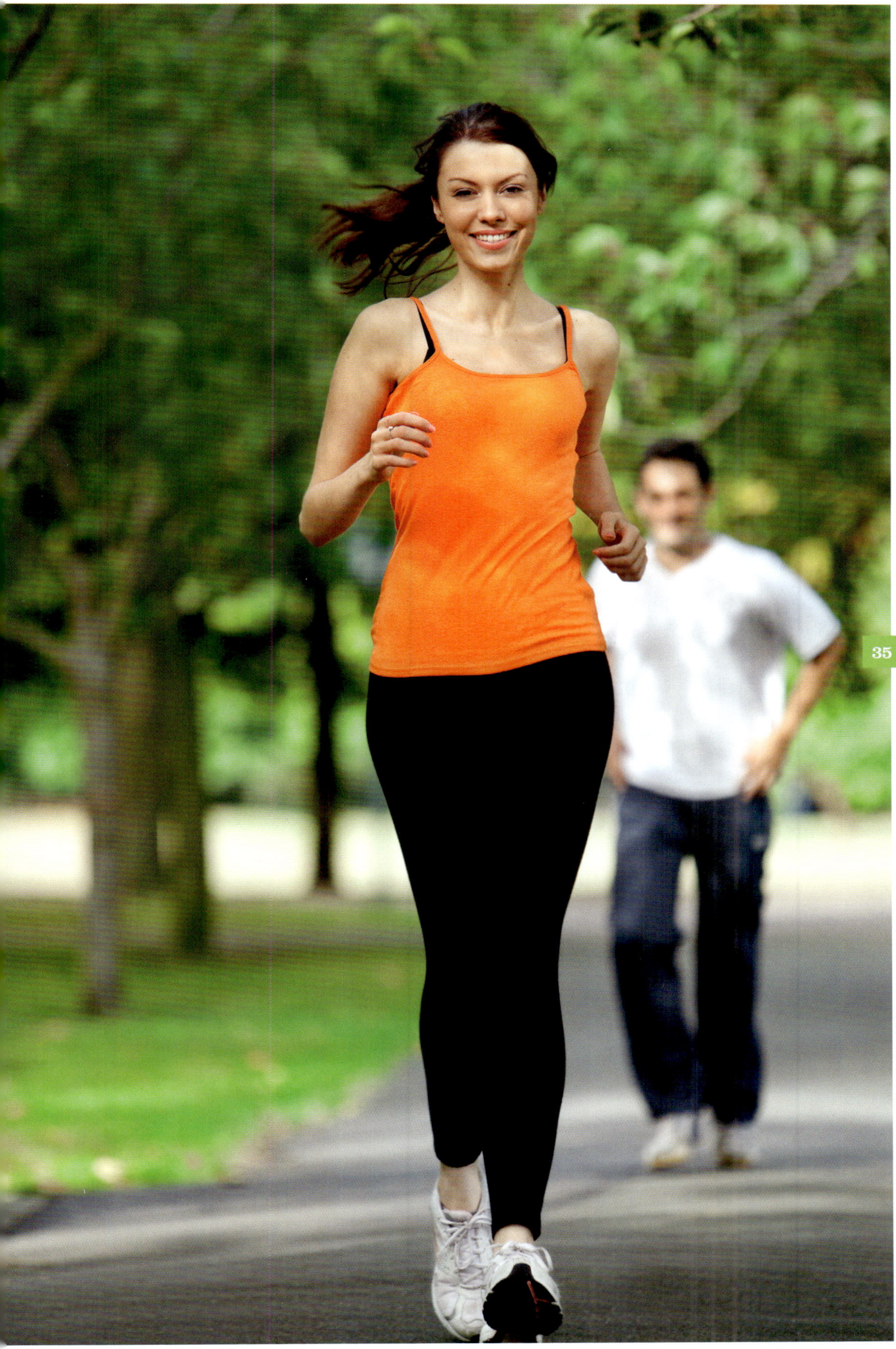

von uns ab, andere jedoch durchaus. Zu den Faktoren, auf die wir Einfluss nehmen können und die unser Immunsystem schwächen, zählen eine unausgewogene Ernährung, Rauchen, Umweltverschmutzung, Stress, Bewegungsmangel oder übermäßige körperliche Betätigung. Im Gegensatz dazu sind eine gesunde, abwechslungsreiche und ausgewogene Ernährung, mäßige körperliche Betätigung, Stressvermeidung und natürlich das Aufgeben des Rauchens die besten Strategien, um die natürliche Immunabwehr zu steigern. Ein weiterer Faktor, der für die Gesundheit unserer Abwehrkräfte ebenfalls eine wichtige Rolle spielt, ist ausreichender und erholsamer Schlaf.

Energiezufuhr kappen – Angiogenese blockieren

Wie bereits im ersten Kapitel erläutert, braucht der Tumor für Wachstum und Ausdehnung ein eigenes Versorgungsnetz für Sauerstoff und Nährstoffe, denn: Egal wie stark die Krebszellen auch sein mögen, so müssen diese zwangsläufig ihren Bedarf an Energie decken. Zur Bekämpfung dieser Krankheit ist es folglich neben einer guten Abwehr wichtig, die bösartigen Zellen von der Zufuhr von all dem zu trennen, was für ihre Entwicklung wesentlich ist.

Vor der Klärung der Schlüsselrolle der Angiogenese glaubte man, dass sich der Kampf gegen den Krebs auf die Zerstörung der Krebszellen beschränke, indem man die höchstmöglichen Dosen von Anti-Tumor-Medikamenten einsetzt. Heute gewinnt die Idee, den Prozess der Angiogenese zu blockieren, immer mehr an Gewicht.

In einem gesunden Organismus koexistieren die Substanzen, die die Bildung neuer Blutgefäße anregen, mit anderen, die dem entgegenwirken. Wenn als Folge einer Störung die gefäßbildungsfördernden Mechanismen gestärkt und die -hemmenden geschwächt werden, ist es für die Krebszellen sehr leicht, ein eigenes Versorgungsnetz zu bilden und sich so beliebig zu vermehren und zu wachsen. Herrschen allerdings die Substanzen vor, die eine Neubildung vermeiden, ist es für den Tumor nicht leicht, sich zu entwickeln.

Den multinationalen Pharmaunternehmen ist dieser Sachverhalt bekannt und sie haben die Gelegenheit genutzt, um Arzneimittel zur Hemmung der Angiogenese zu entwickeln. Sollte diese Entwicklungsarbeit erfolgreich

Dr. Judah Folkman

Dr. Judah Folkman, Chirurg an der Universität Harvard, legte als erster die Bedeutung des Prozesses der Angiogenese bei der Entwicklung von Krebs dar. Dieser Arzt hegte den Verdacht, dass die neuen Gefäße für die Entwicklung des Tumors grundlegend waren, somit könnte vermutlich man das Krebswachstum lähmen, indem man die Gefäßbildung blockiert.

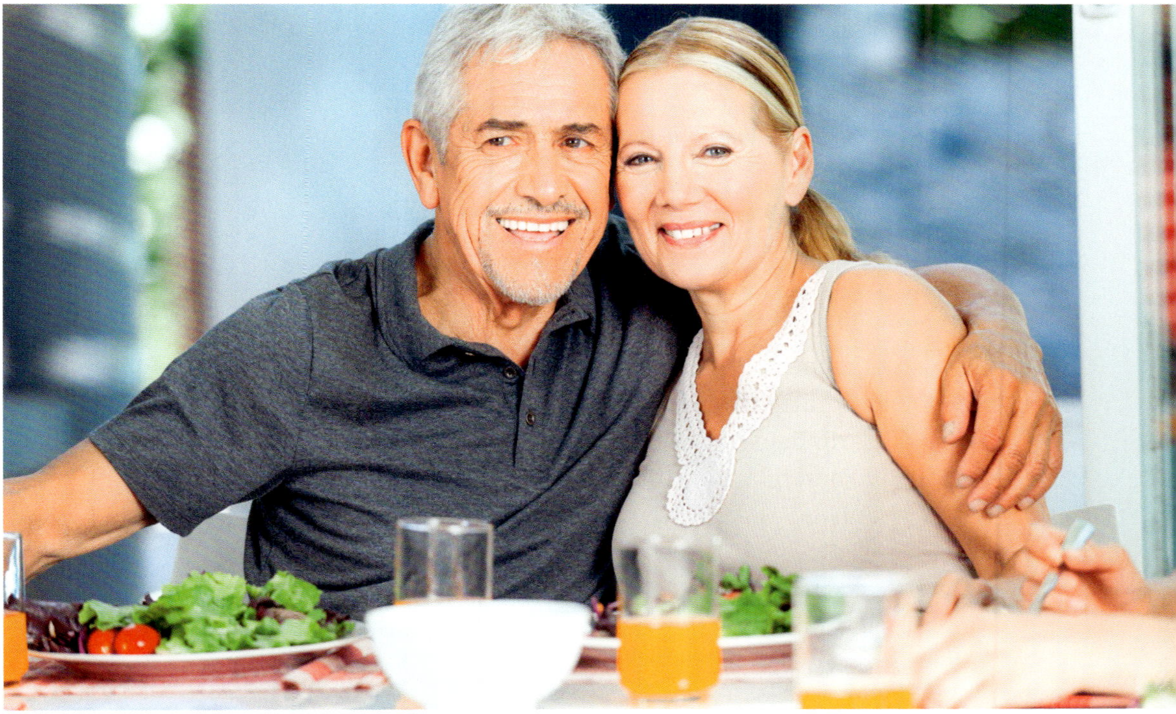

sein, werden solche Arzneimittel auch kommerziell zur Krebsbehandlung eingesetzt werden. Weit besser jedoch ist es, zu wissen, dass wir von Nahrungsmitteln umgeben sind, die von Natur aus mit Angiogenesehemmern ausgestattet sind. Mithilfe einer gesunden und sinnvollen Ernährung können wir täglich Einfluss darauf nehmen, dass vorweigend Substanzen in unseren Körper gelangen, die die Bildung neuer Gefäße vermeiden. Es liegt in unseren Händen.

So wichtig ist die Ernährung

So alltägliche Nahrungsmittel wie Obst und Gemüse sind randvoll mit antiangiogenetischen Stoffen, die bei regelmäßigem Verzehr beständig die Bildung eines neuen Netzwerkes von Blutgefäßen erschweren und infolgedessen dazu beitragen, die Entwicklung eines Tumors zu blockieren. Folglich zählt unsere Ernährung maßgeblich mit zu den Ressourcen, die uns zur Verfügung stehen, um unsere Gesundheit zu erhalten. Deshalb sollten wir ihr einen hohen Stellenwert einräumen und sie keinesfalls vernachlässigen – auch wenn nicht viele Studien eine eindeutige Wirkung nachweisen können. Denn Nahrungsmittel mit positiven Eigenschaften für die Gesundheit beugen nicht nur der Angiogenese vor, sondern unterstützen unseren Organismus in vielfältiger Weise. Und es ist wissenschaftlich erwiesen, dass sie keine unerwünschten Nebenwirkungen hervorrufen, sondern auf ganzer Linie Gesundheit und Wohlbefinden unterstützen.

3

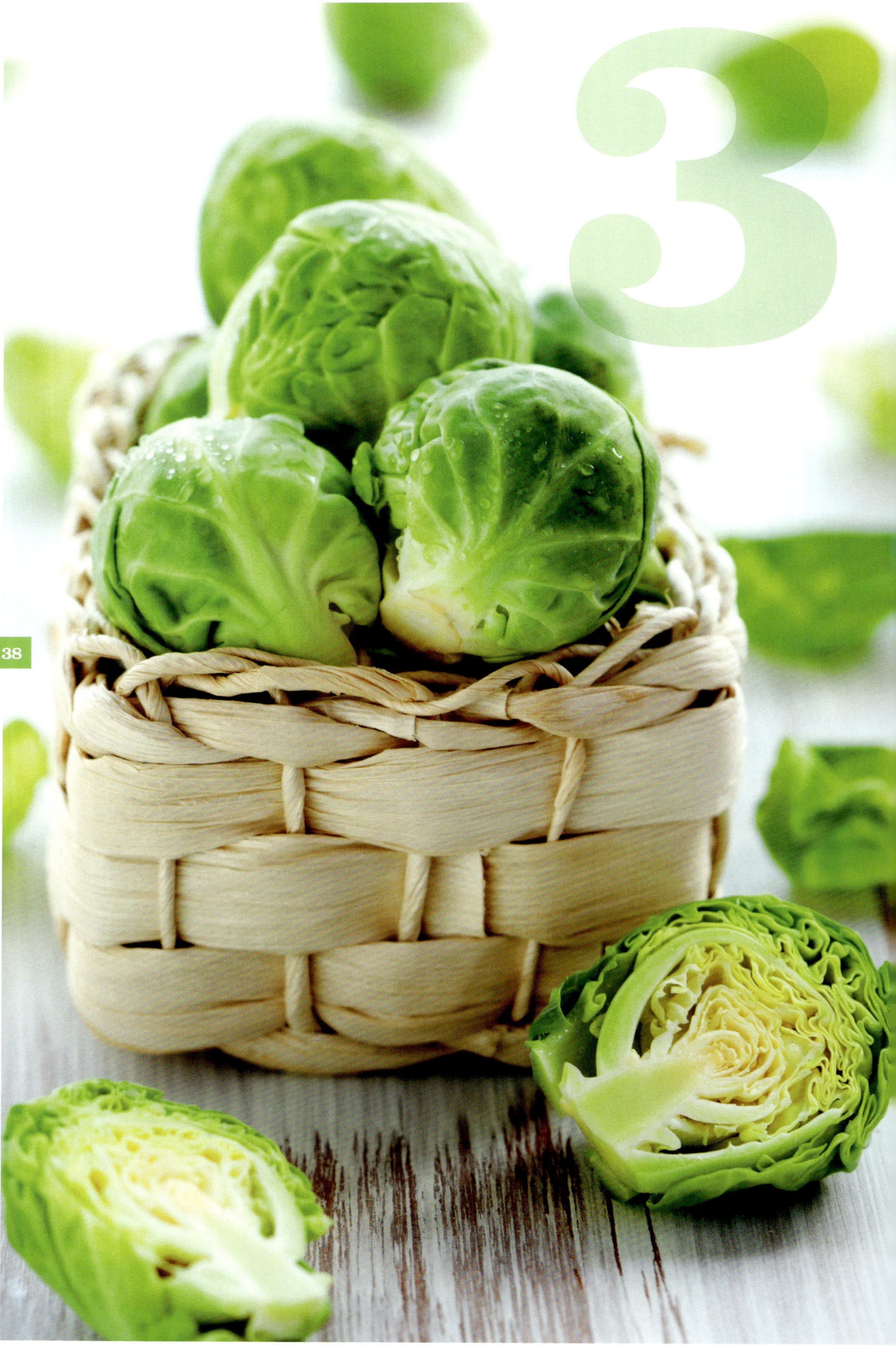

Ein Umfeld, das den Krebs fördert

Sicher haben Sie sich in vielen Alltagssituationen schon einmal folgendes Sprichwort anhören müssen: „Vorbeugen ist besser als heilen.“ Dies gilt auch für Krebs, denn dagegen gibt es in vielen Fällen immer noch keine tatsächlich wirksame Behandlung.

Dieses Kapitel beschäftigt sich mit der Untersuchung der Hauptursachen, die die Entwicklung von Krebs herbeiführen oder begünstigen. Selbstverständlich geht es hier nicht darum, Sie mit einer Liste von Krankheitserregern zu erschrecken, sondern im Gegenteil: Eine der wichtigsten Grundlagen der Vorbeugung besteht darin, die Risikofaktoren zu erkennen und diese bewusst zu verringern oder zu vermeiden. So wirken wir aktiv an der Erhaltung unserer Gesundheit mit.

Welches sind die Risikofaktoren?

Alle Faktoren, die das Risiko erhöhen, an Krebs oder einer anderen Krankheit zu erkranken, sind „Risikofaktoren“ und alle Faktoren, die dieses Risiko senken, sind „Schutzfaktoren“. Je mehr Risikofaktoren nebeneinander bestehen, umso größer ist natürlich die Wahrscheinlichkeit, dass sich die Krankheit entwickelt. Je weniger Risikofaktoren vorhanden sind, umso höher ist die Wahrscheinlichkeit, dass die Prävention erfolgreich ist. Einige der Risikofaktoren können vermieden werden, andere jedoch nicht. Man geht davon aus, dass ungefähr 80 % aller Krebsfälle mit Faktoren zusammenhängen, die durch unseren Lebensstil verringert oder komplett beseitigt werden können. Bekannte Risikofaktoren sind: Tabakkonsum, Ernährung, Bewegungsmangel, Fettleibigkeit, Missbrauch von Alkohol und anderen Drogen und, in geringerem Maße, Strahlenbelastung oder die Gefährdung durch krebserzeugende Stoffen in unserem Umfeld.

Maximal 15 % aller Krebsfälle sind erblich bedingt, das heißt, sie werden mit den Genen übertragen, die wir von unseren Eltern erben, und 5 % entstehen durch Viren. Somit sind nur maximal 20 % der bösartigen Tumore die Folge von Faktoren, die sich wirklich unserer Kontrolle entziehen.

Die Verbündeten des Krebses

Wichtig ist die Tatsache, dass die meisten Krebsarten direkt mit Faktoren zusammenhängen, die viel mit dem Lebensstil zu tun haben. Denn das heißt, allein durch die Änderung einiger unserer Lebensgewohnheiten können wir

Auch das Alter ist ein Risikofaktor

Das Alter ist ein Risikofaktor, dem wir natürlich nicht entgehen können. Der Lauf der Zeit erhöht die Wahrscheinlichkeit, an Krebs zu erkranken, da sich mehr Mutationen oder Genschäden anhäufen können. Andererseits altert auch das Immunsystem und wird schwächer. Und wie Sie bereits wissen ist das Immunsystem grundlegend, um die Krankheit zu bekämpfen.

das Risiko, an dieser Krankheit zu leiden, senken. Hier finden Sie einige der vermeidbaren Ursachen, die Krebs fördern (ausgenommen Vireninfektionen, die in der Regel unabänderlich sind). Wenn Sie mehr darüber wissen, können Sie entsprechende Maßnahmen ergreifen, um diese Ursachen aus Ihrem Leben zu verbannen.

Viren

Nur 2 % aller Tumore stehen mit Virusinfektionen in Zusammenhang. Dieser Risikofaktor ist vergleichsweise niedrig einzustufen, da die meisten Krebsarten auf unseren Lebensstil zurückzuführen sind sowie auf Faktoren in Zusammenhang mit der Umwelt und den Genen.

Viren sind sehr einfache Lebensformen, die zahlreiche Krankheiten verursachen können. Allerdings gibt es nur einige wenige Viren, die mit der Entwicklung von Krebs in Zusammenhang gebracht werden, und das sind folgende:

- **Hepatitis-B-Virus oder Hepatitis-C-Virus:** Leberkrebs wird sowohl mit dem Hepatitis-B-Virus als auch mit dem Hepatitis-C-Virus in Zusammenhang gebracht. Das heißt nicht, dass alle Personen, die Träger dieser Erreger sind, die Krankheit entwickeln. Im Vergleich zu Personen, die nicht Virus-Träger sind, haben sie jedoch ein höheres Risiko, daran zu erkranken.
- **Humane Papilomaviren (HPV):** Dieses Virus ist für die Entwicklung verschiedener Pathologien verantwortlich, von gutartigen Warzen im Genitalbereich bis hin zu Gebärmutterhalskrebs oder Zervixkarzinom bei Frauen. Frühzeitiger Geschlechtsverkehr und häufig wechselnde Sexualpartner erhöhen das Risiko.
- **Epstein-Barr-Virus oder infektiöse Mononukleose:** Es wird mit dem Burkitt-Lymphom in Zusammenhang gebracht, vor allem bei Patienten, die zuvor mit Malaria infiziert wurden.
- **Humanes Immunschwäche-Virus (HIV):** Dieses Virus infiziert die T-Lymphozyten, die für die Bekämpfung von Krebszellen verantwortlich sind. Dadurch schwächt es das Immunsystem und erhöht somit die Wahrscheinlichkeit, an Krebs zu erkranken.

Krebs wird nicht übertragen

Obwohl bestimmte Virusinfektionen das Krebsrisiko erhöhen, ist Krebs weder eine Infektionskrankheit noch eine übertragbare Krankheit.

Tabak

Von allen Risikofaktoren verdient Tabak eine besondere Erwähnung. Dieser Faktor allein ist das zentrale Thema unzähliger Publikationen, die vor allem die negativen Auswirkungen behandeln, die sein Konsum mit sich bringt. Das vorliegende Buch konzentriert sich jedoch stärker auf die Ernährung und ihr großes Präventionspotenzial, weshalb in puncto Tabak die deutliche und einfache Botschaft lautet: „Geben Sie das Rauchen auf. Jetzt!"

Bis zu 33 % aller durch Krebs verursachten Todesfälle gehen auf sein Konto. Obgleich man dabei normalerweise an Lungenkrebs denkt, geht es auch um Tumore in Mund, Rachen (Pharynx), Kehlkopf (Larynx), Speiseröhre (Ösophagus), Blase, Pankreas und Niere.

Tabak enthält unzählbare krebserzeugende Verbindungen. Die erste

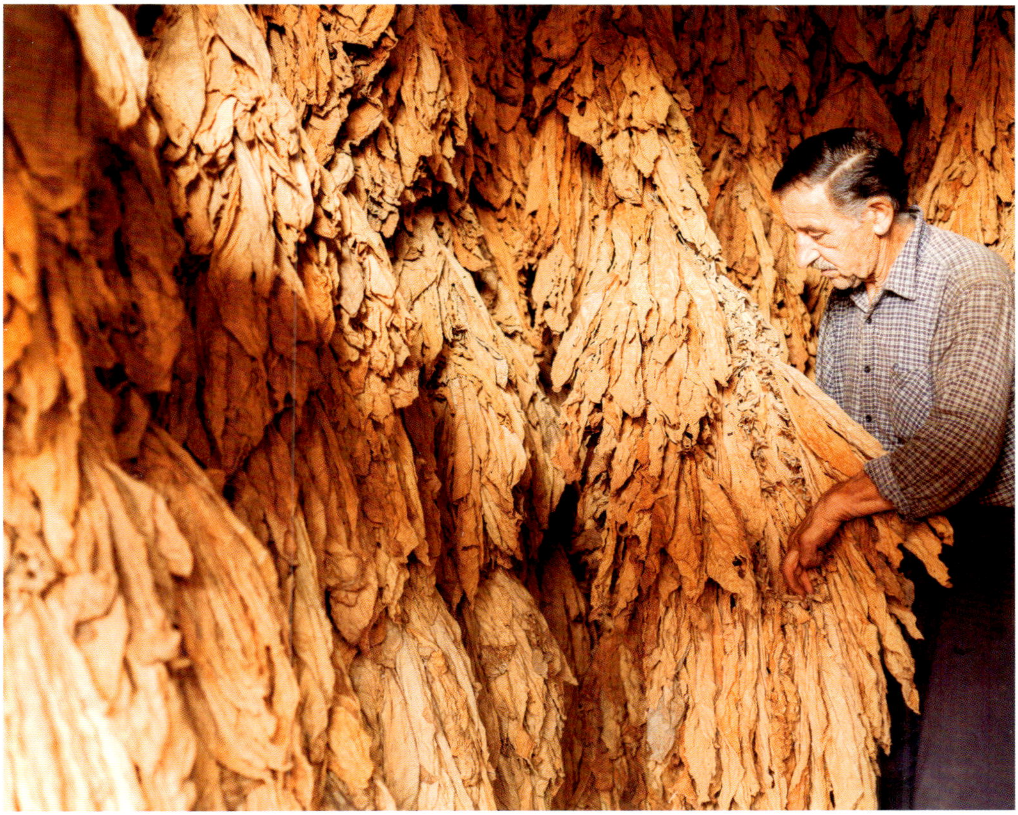

Maßnahme, um die Entwicklung von Tumoren und viele andere Krankheiten zu verhindern, ist, das Rauchen aufzugeben. Wenn man im mittleren oder sogar fortgeschrittenen Alter das Rauchen aufgibt, sinkt das Risiko, an Lungenkrebs zu erkranken, deutlich, es bleibt allerdings höher als bei einer Person, die nie geraucht hat. Man sollte jedoch nicht vergessen, dass sich der Tabakrauch auch auf Nichtraucher auswirken kann. Wenn diese ihn einatmen, erhöht sich deren Risiko, an Krebs zu erkranken.

Fettleibigkeit

Seit mehr als 100 Jahren gilt Überernährung als Risikofaktor für Krebs. Im Jahre 2001 wurde nachgewiesen, dass Fettleibigkeit eine wichtige Rolle bei der Entwicklung von Brust-, Dickdarm-, Gebärmutterschleimhaut-, Nieren- und Speiseröhrenkrebs spielt. Zusätzlich bringen einige Studien Fettleibigkeit auch mit Gallenblasen-, Eierstock- und Bauchspeicheldrüsenkrebs in Verbindung. Die daran beteiligten Mechanismen sind noch nicht eindeutig bekannt. Es wird jedoch vermutet, dass Veränderungen der Geschlechtshormone (Östrogene, Progesteron und Androgene) und der Insulinausschüttung sowie der Wachstumsfaktor, ähnlich dem Insulin Typ 1 (IGF-1), bei fettleibigen Menschen zu einem höheren Risiko für die Entwicklung der erwähnten Krebsarten führen können.

Deshalb ist es wichtig, sein Gewicht auf einem gesunden Niveau zu halten und im Falle von Übergewicht oder Fettleibigkeit die überschüssigen Kilos loszuwerden. Egal, ob Sie Ihr Gewicht halten oder abnehmen möchten – vorteilhaft ist immer, sich gesund, ausgewogen und kalorienarm zu ernähren

Senkt Bewegung das Krebsrisiko?

Obwohl es keine kontrollierten klinischen Studien über den genauen Zusammenhang von regelmäßiger körperlicher Aktivität und dem Krebsrisiko gibt, deuten einige Beobachtungsstudien dennoch darauf hin, dass eine Verbindung besteht. Vorerst scheint bewiesen, dass Bewegung das Risiko, an Darmkrebs oder Brustkrebs zu erkranken, erheblich senkt. Das soll jedoch nicht heißen, dass Bewegung nicht hilfreich ist, um allen anderen Krebsarten vorzubeugen, sondern dass einfach keine weiteren Untersuchungen vorliegen.

Vermutlich reichen die positiven Auswirkungen körperlicher Aktivität noch viel weiter. Normalerweise wird empfohlen, sich in Maßen (und an unsere körperlichen Voraussetzungen angepasst) drei- bis viermal pro Woche mindestens etwa 45 Minuten zu bewegen. Weitaus besser wäre es, täglich eine halbe Stunde zu Fuß zu gehen!

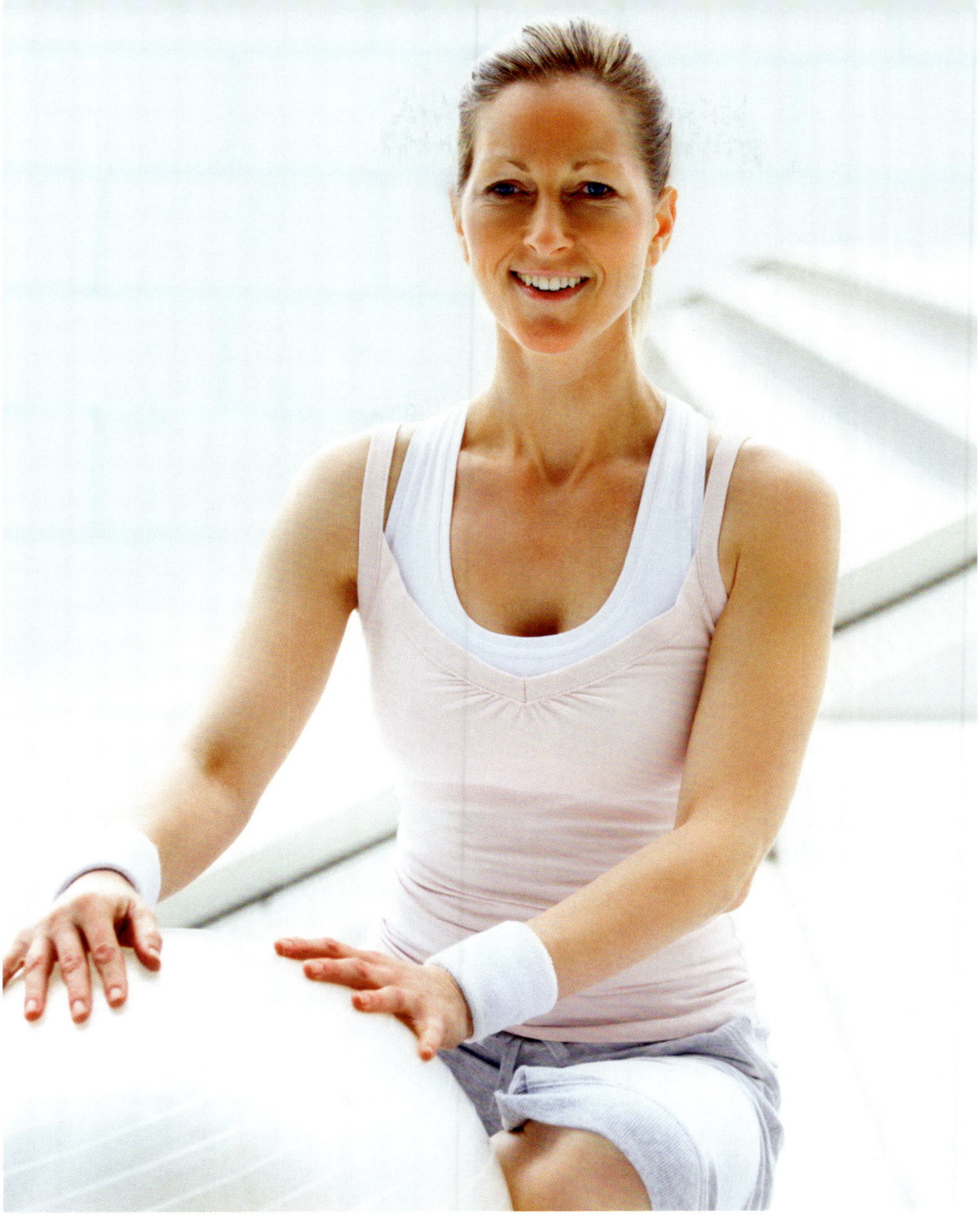

und sich ohne große Belastung und regelmäßig körperlich zu betätigen.

Alkoholmissbrauch

Das Auftreten bestimmter Krebsarten wird mit dem übermäßigen Konsum alkoholischer Getränke in Verbindung gebracht. Allerdings ist Alkohol als solcher keine krebserzeugende Substanz, weshalb sein negativer Einfluss auf die Gesundheit auf andere Gründe zurückzuführen ist.

Zunächst entstehen durch den übermäßigen Alkoholkonsum Nährstoffdefizite, die die Entwicklung der Krankheit begünstigen können. Einige Vitamine, Mineralstoffe und sekundäre Pflanzenstoffe haben wichtige Schutzfunktionen bei der Krebsbekämpfung (Kapitel 6 und 7 behandeln dieses Thema im Detail). Aus diesem Grund kann ihr Mangel sogar zu einem Risikofaktor werden.

Ein weiterer Nachteil von Alkohol ist seine Einflussnahme auf den Stoffwechsel verschiedener Hormone, was dazu führen kann, dass bestimmte Gewebe des Organismus einer übermäßigen Hormonmenge (z. B. Östrogene) ausgesetzt sind, was mit der Ausbildung von Brustkrebs in Zusammenhang gebracht wird.

Schließlich schwächt Alkohol unser Immunsystem und infolgedessen schwinden unsere natürlichen Abwehrkräfte gegen diese Krankheit. Zudem schädigt ein Übermaß an Alkohol die Entgiftungsfunktion der Leber, mit deren Hilfe bestimmte krebserzeugende Erreger deaktiviert und beseitigt werden.

Arzneimittel

Die Einnahme von Medikamenten kann das Krebsrisiko ebenfalls erhöhen, obgleich die Reaktion darauf von Person zu Person je nach Alter, Ernährung und erblicher Veranlagung variieren kann.

Zu diesen gefährdenden Medikamenten zählen ebenso jene Arzneimittel, die zur Behandlung von Krebs (Chemotherapie) eingesetzt werden. Obwohl es ein Widerspruch zu sein scheint, sind sie starke Karzinogene. Tatsächlich können sie bei der Zerstörung von Tumorzellen auch die DNA der gesunden Zellen verletzen, wodurch das Risiko, einen weiteren Tumor zu entwickeln, steigt.

Orale Empfängnisverhütungsmittel können das Risiko für bestimmte Krebsarten erhöhen.

Wie der Name schon sagt, schwächen Immunsuppressiva das Immunsystem. Wie wir bereits gesehen haben, ist das Abwehrsystem einer unserer wichtigsten Trümpfe bei der Bekämpfung von Krebszellen. Wenn wir uns nicht darauf verlassen können, steigt das Risiko, an Krebs zu erkranken. Diese Art von Medikamenten wird beispielsweise eingesetzt, um Abstoßungsreaktionen bei Transplantationen zu vermeiden.

Orale Kontrazeptiva (empfängnisverhütende Mittel) stehen im Verdacht, das Risiko für die Entwicklung von Brust- sowie Gebärmutterkrebs bei Frauen zu erhöhen. Über ihre verhütende Wirkung hinaus werden sie auch eingesetzt, um die Symptome der Wechseljahre zu überwinden. Stichhaltige Beweise für die krebserregende Wirkung oraler Kontrazeptiva liegen jedoch noch nicht vor.

Strahlung

UV-Strahlung und ionisierende Strahlung sind Energieformen, die imstande sind, die zelluläre DNA-Struktur zu beschädigen und infolgedessen ein Wachstum von Tumorzellen zu verursachen.

Sonnenstrahlen

Seit langer Zeit wissen wir, dass die Sonnenexposition ein Risikofaktor ist.

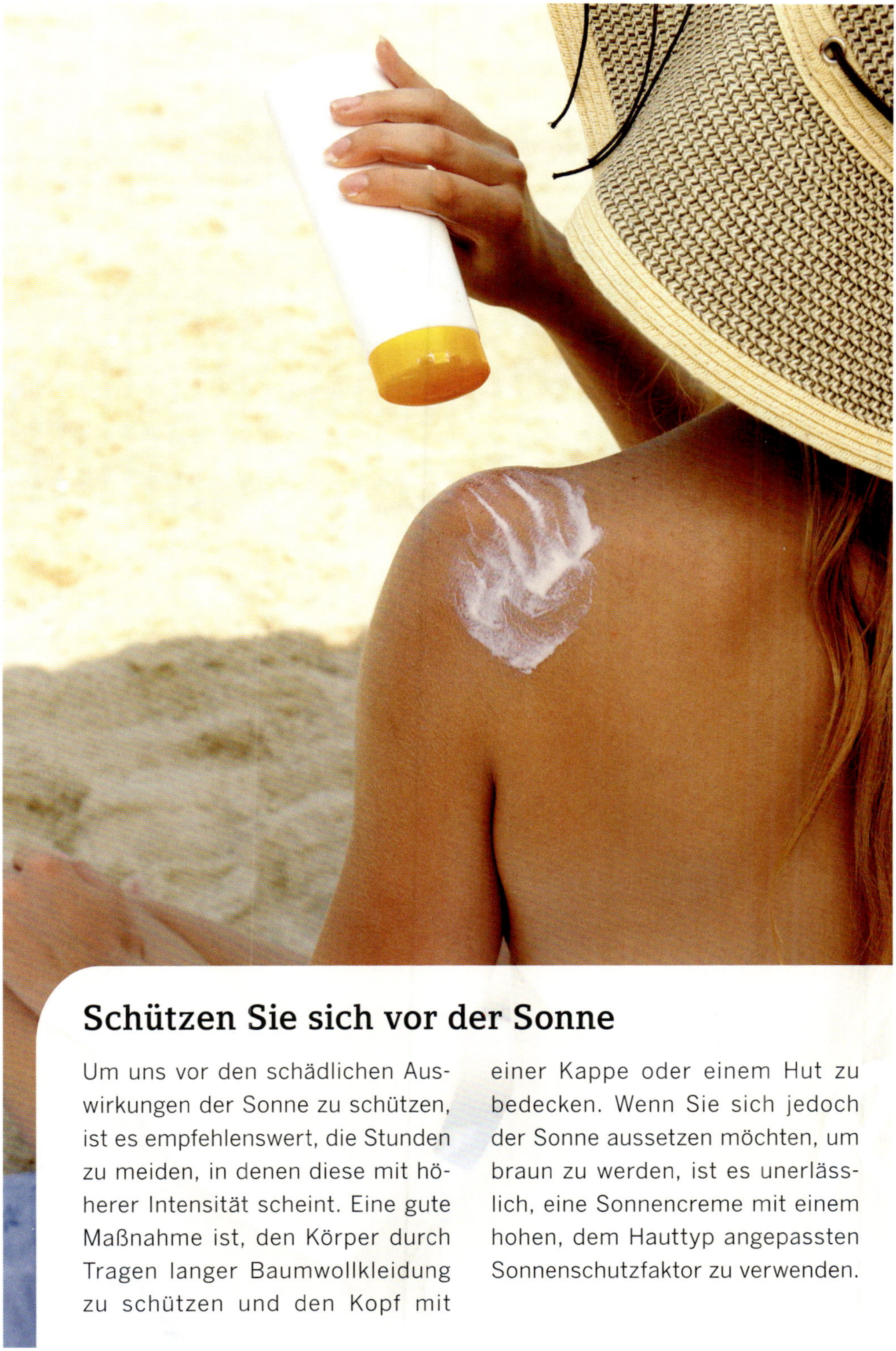

Schützen Sie sich vor der Sonne

Um uns vor den schädlichen Auswirkungen der Sonne zu schützen, ist es empfehlenswert, die Stunden zu meiden, in denen diese mit höherer Intensität scheint. Eine gute Maßnahme ist, den Körper durch Tragen langer Baumwollkleidung zu schützen und den Kopf mit einer Kappe oder einem Hut zu bedecken. Wenn Sie sich jedoch der Sonne aussetzen möchten, um braun zu werden, ist es unerlässlich, eine Sonnencreme mit einem hohen, dem Hauttyp angepassten Sonnenschutzfaktor zu verwenden.

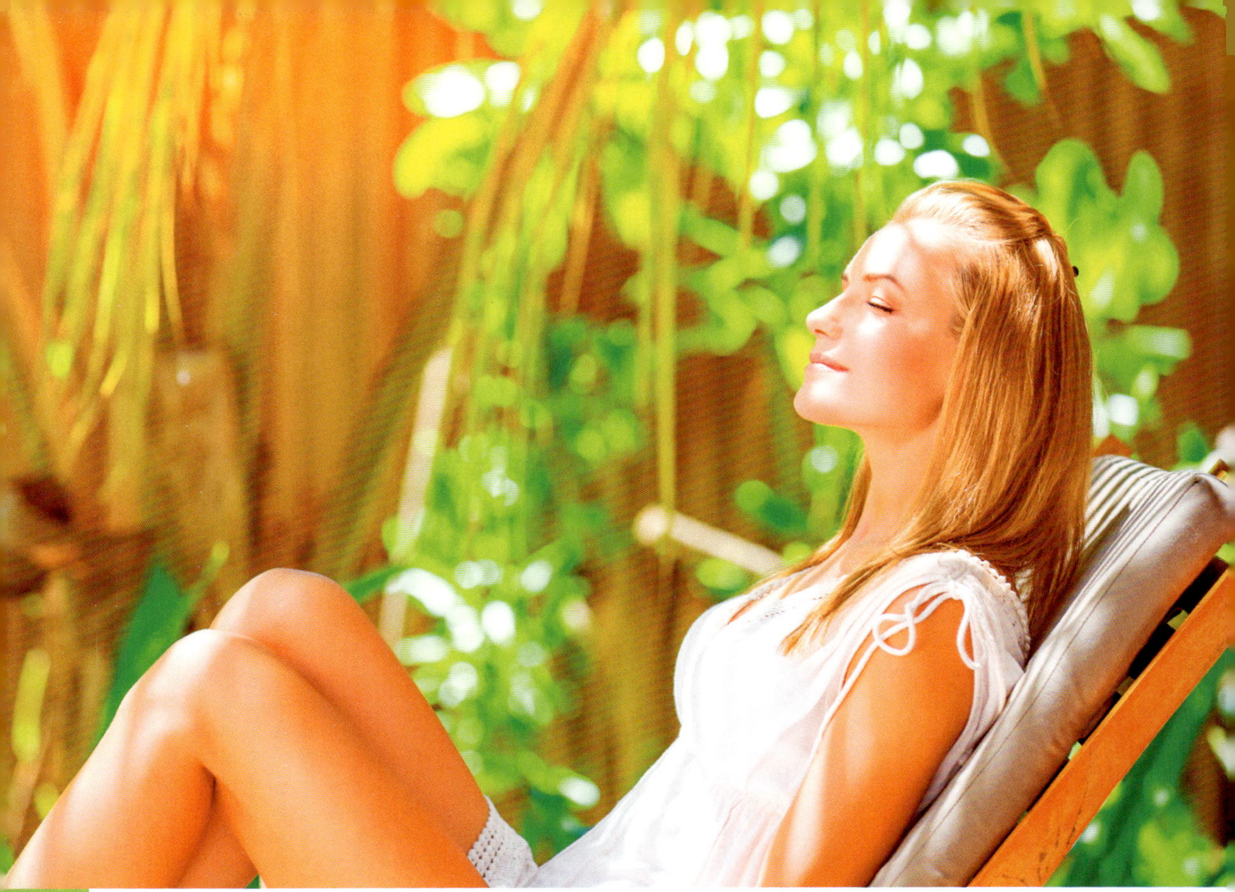

Das UV-Licht der Sonnenstrahlung verfügt über ausreichend Energie, um in die Hautzellen einzudringen und Veränderungen in ihrer DNA zu verursachen. Früher absorbierte die Ozonschicht den größten Teil des UV-Lichts. Je dünner sie wird, desto stärker steigt das Risiko für Hautschäden an, die durch das Sonnenlicht verursacht werden. Mittlerweile wissen wir: Je länger wir uns der Sonne aussetzen, umso höher ist die Gefährdung.

Die Sonne in Maßen zu genießen, erleichtert die Synthese von Vitamin D, das zur Vorbeugung von Osteoporose beiträgt.

Abgesehen von der Dauer der Sonneneinstrahlung ist die Empfindlichkeit für UV-Strahlen ausschlaggebend, die vom Grad der Pigmentierung des Einzelnen abhängig ist. Das heißt, Personen mit dunklem Teint sind besser vor der Sonne geschützt als Menschen mit blassem Teint oder Sonnensprossen.

UV-Licht im Übermaß kann also unsere Gesundheit schädigen. Doch gleichzeitig sorgen Sonnenbäder, auch im Schatten und vor allem ohne Sonnenbrand, für die Synthese von Vitamin D über die Haut und verhindern einen Mangel dieses für die Knochenstabilität wichtigen Wirkstoffs.

Neben Sonnenstrahlen sind Sonnenbänke und UV-Lampen, die aus ästhetischen Gründen zum Bräunen der Haut verwendet werden, eine weitere Quelle für UV-Strahlung. Aufgrund der krebserzeugenden Wirkung ist keines dieser beiden Verfahren empfehlenswert.

Ionisierende Strahlung

UV-Strahlung wirkt auf und in der Haut. Sie hat nicht genügend Energie, um in tiefere Schichten des Körpers einzudringen und dort Tumore zu verursachen. Es gibt jedoch andere Arten von Strahlung, wie z. B. Röntgenstrahlen und radioaktive Strahlung (besonders Gamma-Strahlen), die durchaus genug Energie besitzen, um in tiefere Gewebeschichten zu gelangen und dort Zellen zu schädigen. Deshalb wird energiereicher Strahlung bei praktisch allen anderen Organen eine krebserzeugende Wirkung zugeschrieben.

30 % dieser Art energiereicher Strahlung entfällt auf medizinische Untersuchungen, wie z. B. Röntgenstrahlung. Folglich sollte man diese Verfahren nicht unnötig einsetzen. Sind sie jedoch erforderlich, sollten entsprechende Vorbeugungsmaßnahmen getroffen werden, um alle Körperteile zu schützen, die nicht untersucht werden müssen.

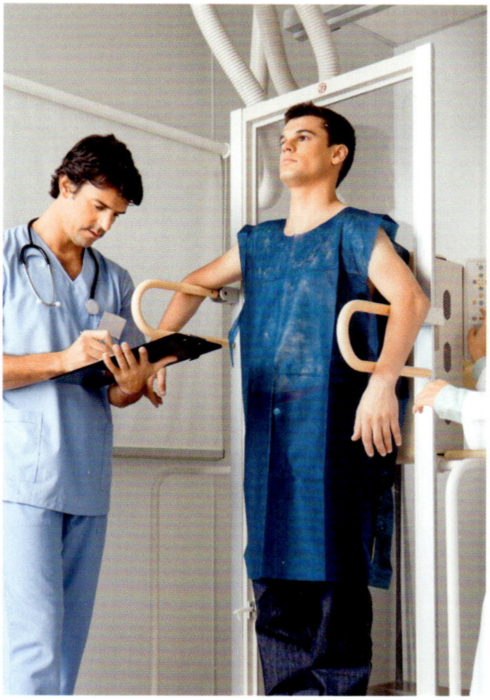

Krebserregende Substanzen hat es schon immer gegeben

Krebserregende Substanzen sind all jene Stoffe, die imstande sind, an der Zell-DNA einen Genschaden zu verursachen. Diese Verbindungen sind nicht neu. Bereits seit Beginn des Lebens auf unserem Planeten setzen sich Lebewesen potenziell schädlichen physikalischen, chemischen und biologischen Faktoren aus, die in der Umwelt auf natürliche Weise vorhanden sind.

In der Tat haben einige dieser Faktoren, wie zum Beispiel UV-Strahlung oder natürliche ionisierende Strahlung, den Menschen seit seinem Erscheinen auf dem Planeten begleitet. Andere entstehen durch unsere technisierte Zivilisation wie im Falle der freigesetzten polyzyklischen Kohlenwasserstoffe bei der Erzeugung von Wärme und Energie mit Holz, Erdöl oder Kohle.

Auch die Strahlentherapie verwendet ionisierende Strahlung. Sie wird in Form eines sehr feinen Strahls genau auf die Stelle gerichtet, an der sich der Tumor befindet. Obgleich alle erforderlichen Maßnahmen ergriffen werden, um zu vermeiden, dass im benachbarten Gewebe weitere Tumore entstehen (Induktion), kann dies dennoch geschehen. Diese Therapieform sollte ohnehin stets im Hinblick auf ihren antitumoralen Nutzen beurteilt werden – zumal für eine Person, die sich diesem Verfahren unterzieht, ein höheres Risiko besteht, dass sich im Laufe der Zeit weitere Tumore entwickeln.

Umweltbelastung

Dass Krebs möglicherweise auf Umweltfaktoren zurückzuführen ist, geht bereits aus einer mehr als 200 Jahre alten Studie hervor, die in England bei Schornsteinfegern durchgeführt wurde. Man hatte eine seltene Tumorart entdeckt, die mit dem jahrelangen Dauerkontakt mit Ruß in Verbindung gebracht wurde.

Gegenwärtig gibt es nicht allzu viele verlässliche Daten über den Einfluss einer belasteten Umwelt auf die Gesundheit. Das liegt an der Schwierigkeit, die Fülle an unermesslich vielfältigen Wechselbeziehungen unter Tausenden neuer Verbindungen zu ermitteln, die neben dem umfangreichen Spektrum an Schadstoffen für unsere Ökosysteme zusätzlich noch berücksichtigt werden müssen.

Sicher wissen wir allerdings, dass die Atmosphäre, die Gewässer des Planeten, unsere Nahrungsmittel sowie Kosmetika und Reinigungsmittel, die wir täglich verwenden, gesundheitsschädigende chemische Substanzen enthalten. In gewisser Weise ist die ununterbrochen zunehmende Menge an versehentlich oder absichtlich in die Umwelt transportierten chemischen Schadstoffen der Preis, den wir für den stetigen Fortschritt unserer zivilisierten und hoch technisierten Lebensform zahlen müssen.

Diese Zusammenhänge dürfen nicht vergessen werden und sollten innerhalb unserer Möglichkeiten zu einem gesundheits- und umweltbewussten Lebensstil führen. Nur so ist es möglich,

Chemische Stoffe in der Arbeitswelt

Etwa 4 % der Krebsfälle können chemischen Stoffen am Arbeitsplatz (Metalle, Pestizide, Staub usw.) zugeschrieben werden. Neben dem bekanntesten Fall Asbest (als Auslöser von Lungenkrebs) gibt es andere eindeutig krebsauslösende Mittel wie Benzol, Kadmium, Vinylchlorverbindungen …

Zur Vorbeugung sollten die Arbeiter gut informiert sein, Präventivmaßnahmen einhalten und entsprechende Schutzkleidung tragen.

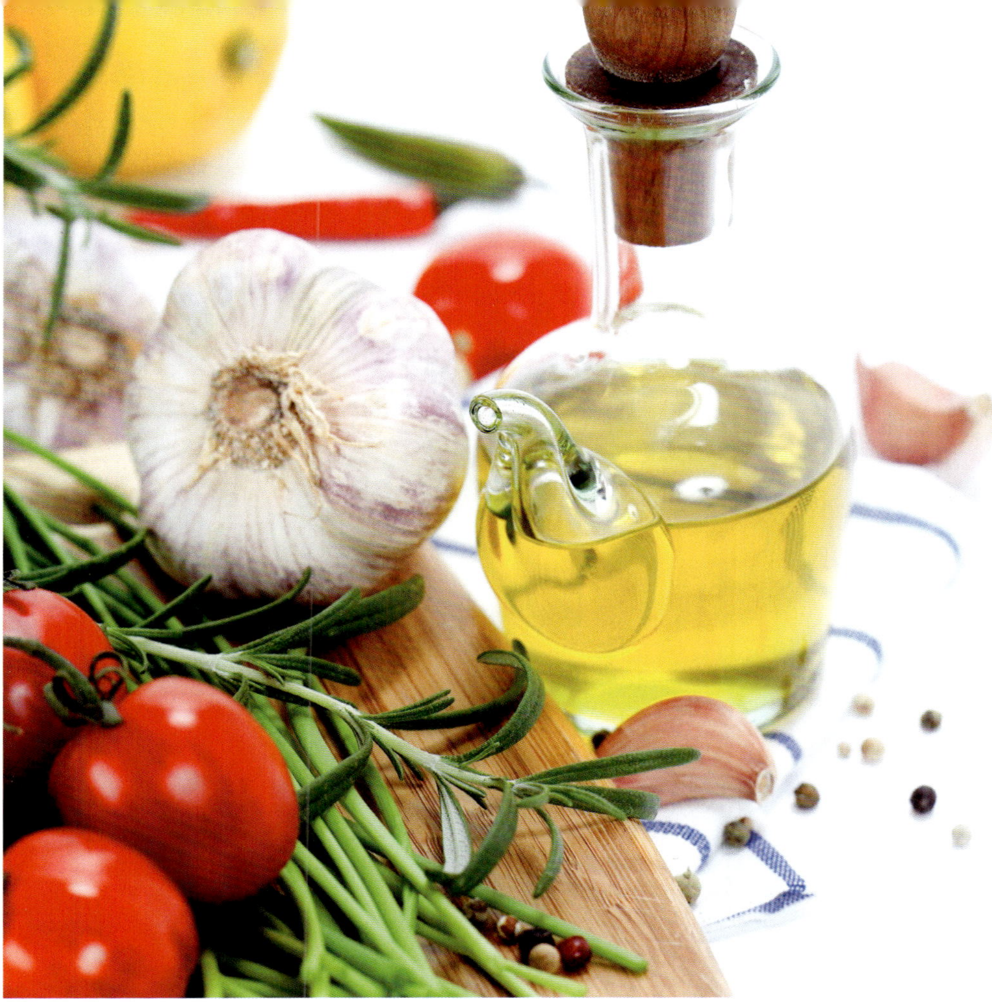

unsere Gesundheit zu schützen und dazu beizutragen, der Umwelt nicht noch mehr Schaden zuzufügen.

Die Ernährung im Westen

Der letzte Risikofaktor ist die Ernährung. Sie ist deshalb von so großer Bedeutung, weil sie die Ausbildung von Krebs einerseits fördert, andererseits aber auch dagegen schützt. Die Ernährung ist also ein zweischneidiges Schwert – Grund genug, sich damit eingehend zu beschäftigen und sowohl ihre schädlichen Auswirkungen als auch ihre Vorzüge hervorzuheben.

Stadien der Krebsentwicklung

Wie wir gesehen haben, beginnt die Entwicklung eines bösartigen Tumors mit der Veränderung oder Mutation einer Zell-DNA (Initiation). In Anwesenheit von vermehrungsfördernden Stoffen erreicht diese Zelle später das Promotionsstadium und der Tumor beginnt zu wachsen. Schließlich erwirbt sie die Fähigkeit, in andere Gewebe einzudringen und dehnt sich aus (Progression).

Was sind Nitrosamine?

Nitrite und Nitrate sind in Nahrungsmitteln in unterschiedlichen Konzentrationen reichlich enthalten (bestimmte Gemüse und Wurstwaren enthalten am meisten). Diese Stoffe sind an und für sich nicht schädlich, bei der Verdauung jedoch werden sie in der Leber verstoffwechselt, wodurch Nitrosamine entstehen. Nitrosamine sind krebserregende Substanzen, die möglicherweise die Fähigkeit haben, die DNA zu schädigen. Die gute Nachricht ist, dass das Risiko dank einiger Vitamine, Mineralstoffe oder phytochemischer Substanzen, die auch in pflanzlichen Lebensmitteln enthalten sind, in vielen Fällen gesenkt oder sogar ganz ausgeschlossen werden kann. Vitamin C beispielsweise verhindert die Bildung von Nitrosaminen ebenso wie Allylsulfid, eine Substanz, die im Knoblauch enthalten ist.

Werfen wir in diesem Abschnitt zunächst einen Blick auf ihre negative Seite.

Ernährung und Krebs

Neben dem Tabakgenuss gilt die Ernährung als entscheidender Faktor, der für das Auftreten von Krebs verantwortlich ist. Möglicherweise haben 33 bis 40 % aller Tumore ihre Ursache in der Ernährung. Eigenartig ist dennoch, dass viele von uns Krebs ohne zu zögern mit Tabak in Verbindung bringen (was richtig ist), ihn jedoch im Vergleich dazu nicht mit Ernährung assoziieren, obwohl dieser Faktor den gleichen oder sogar noch größeren Einfluss haben kann.

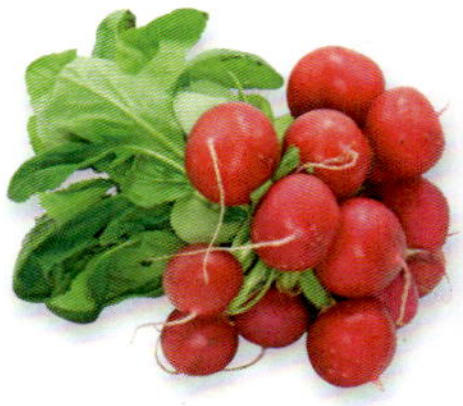

Der erste Nachweis für einen Zusammenhang zwischen Ernährung und Krebs stammt aus Studien, die in den vierziger Jahren an Versuchstieren durchgeführt wurden. Später begann man, epidemologische Studien durchzuführen, durch die äußerst wertvolle Informationen über den Stellenwert der Ernährung gewonnen werden konnten. Diese Art der Forschung vergleicht unterschiedliche Gesundheitsparameter bei verschiedenen Populationen und analysiert dann die Ergebnisse. Auffallend dabei ist der gewonnene unübersehbar deutliche Zusammenhang zwischen Nahrungsmitteln, die in den westlichen Industrieländern gewöhnlich am meisten verzehrt werden (tierische Fette, Zucker und Auszugsmehle), und der höchsten Inzidenz von Krebsarten wie Brust-, Dickdarm- und Prostatakrebs. Zudem lassen die gleichen Studien auf einen Zusammenhang zwischen dem Verzehr pflanzlicher Nahrungsmittel wie z. B. Obst, Gemüse, Hülsenfrüchte

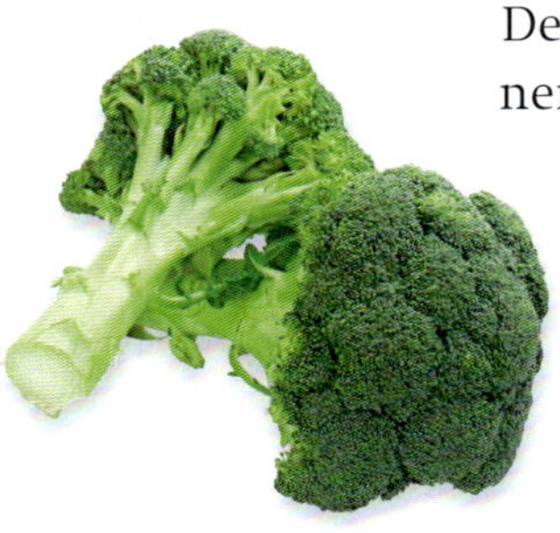

und Vollkorngetreide und einem geringeren Krebsrisiko schließen.

Obwohl zahlreiche Untersuchungen durchgeführt wurden, sind die Ergebnisse dennoch wenig schlüssig. Das Hauptproblem, das sich bei den Untersuchungen in diesem Bereich ergibt, ist die Tatsache, dass die Tumorbildung normalerweise ein Prozess ist, der sich über viele Jahre hinzieht. Deshalb ist es schwierig, den Augenblick der Tumorentwicklung anhand der Nahrungsmittel sowie der verzehrten Menge zu ermitteln. Jedenfalls gibt es immer wieder neue Erkenntnisse, die Tumore noch stärker mit der Ernährung in Zusammenhang bringen.

Nahrungsmittel mit krebserregenden Substanzen

Trotz der schwer zu ermittelnden Rolle, die die jeweiligen Bestandteile eines Nahrungsmittels haben, ist heute nachgewiesen, dass einige von ihnen – sowohl natürliche als auch künstliche – möglicherweise krebserregende Stoffe enthalten, die imstande sind, die Erbinformationen zu verändern und die Zellen zu schädigen. Zu den gängigsten zählen Gesalzenes oder Gepökeltes sowie vor allem mit Schimmelpilzgiften (Aflatoxinen) kontaminierte Lebensmittel, die man auf alle Fälle meiden sollte. Glücklicherweise enthält eine Ernährung, die reich an Obst und

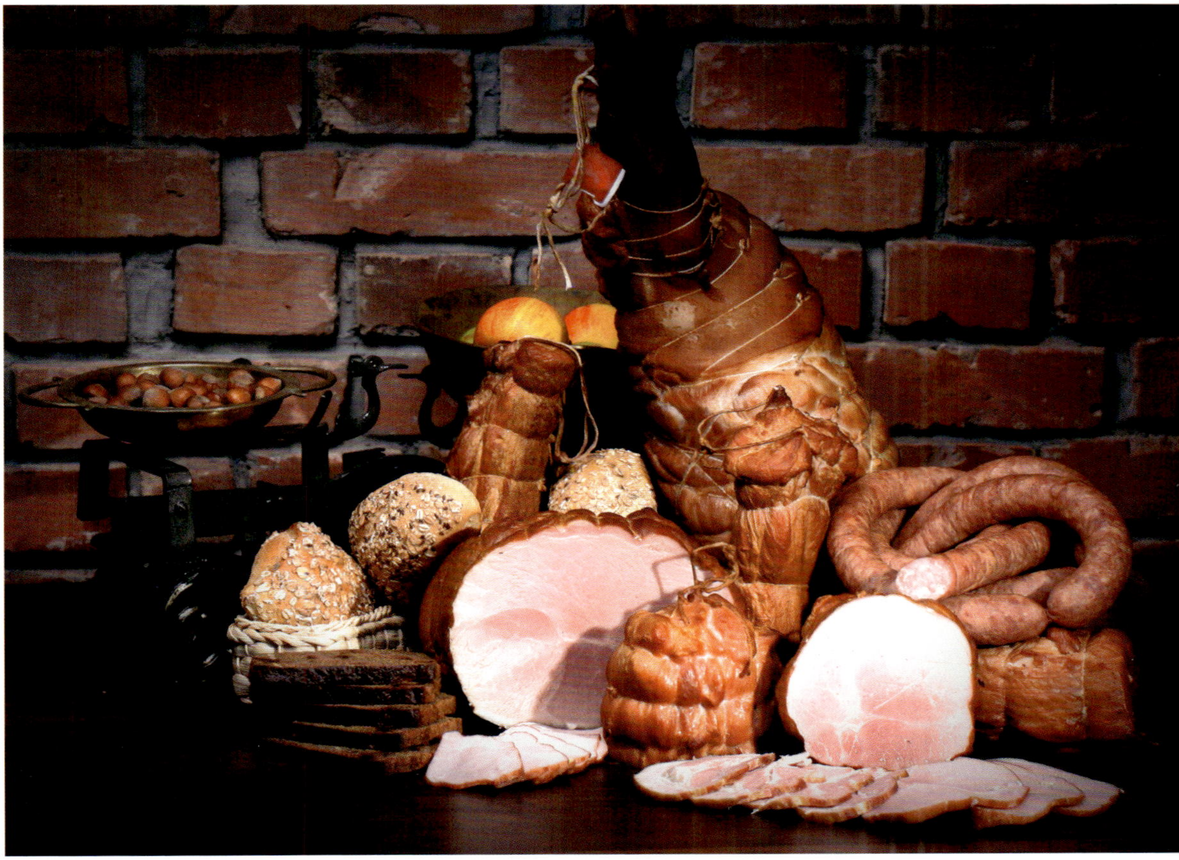

Gemüse ist, viele Schutzstoffe gegen die Schädigung durch krebserregende Substanzen in Geräuchertem, Gesalzenem und Gepökelten. Deshalb empfiehlt es sich vor allem, solche Gerichte ausgiebig mit frischen und getrockneten Kräutern zu würzen und gleichzeitig eine gute Portion Rohkost dazu zu verzehren.

Unausgewogenheit auf dem Teller

Neben der Vermeidung von Nahrungsmitteln, die schädigende Substanzen beisteuern können, ist eine abwechslungsreiche, ausgewogene und gesunde Ernährung unerlässlich, um gesund zu bleiben. Diesen Satz haben wir bereits tausendmal gehört, doch vielleicht haben wir noch nie ernsthaft darüber nachgedacht, ob unsere Ernährung diese Anforderungen wirklich erfüllt. Die traurige Wahrheit ist, dass wir derzeit auf eine Ernährung zusteuern, die weit hinter diesem Anspruch zurückbleibt und eintönig, unausgewogen und auf keinen Fall gesund ist. Und das ist nicht verwunderlich, denn in den westlichen Ländern ist Essen immer mehr nur ein Vorgang, um Energie und Nährstoffe aufzunehmen, die der Organismus zum Überleben braucht.

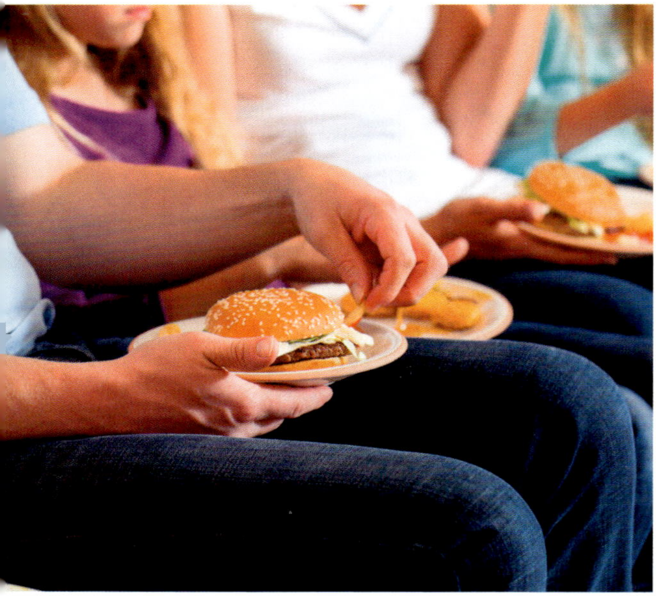

Im Gegensatz zu anderen Kulturen (die ihre Ernährung pflegen, da sie sie als Synonym für Gesundheit begreifen), denken wir kaum darüber nach, wie die Nahrungsmittel, die wir täglich zu uns nehmen, auf unsere Gesundheit und unser Wohlbefinden einwirken. Folglich nehmen wir uns auch nicht allzu viel Zeit, um sorgfältig nur die Produkte auszuwählen, die uns am meisten Vorteile bieten.

Häufig wird tierischen Lebensmitteln der Vorrang gegeben, denn sie gelten als reichhaltigere und gehaltvollere Nahrungsmittel und sind insbesondere im Fast-Food-Bereich besser verfügbar. Dies führt dazu, dass wir uns übermäßig mit großen Mengen an tierischem Eiweiß, gesättigten Fetten und zu vielen Kalorien ernähren und so die Waagschalen einer gesunden Ernährung aus dem Gleichgewicht bringen.

Industriell hergestellte Lebensmittel ebnen Krebs den Weg

Natürlich hat sich die Ernährung im Laufe der Jahrhunderte erheblich verändert und ändert sich aufgrund ökonomischer und kultureller Faktoren auch weiterhin. Wirklich

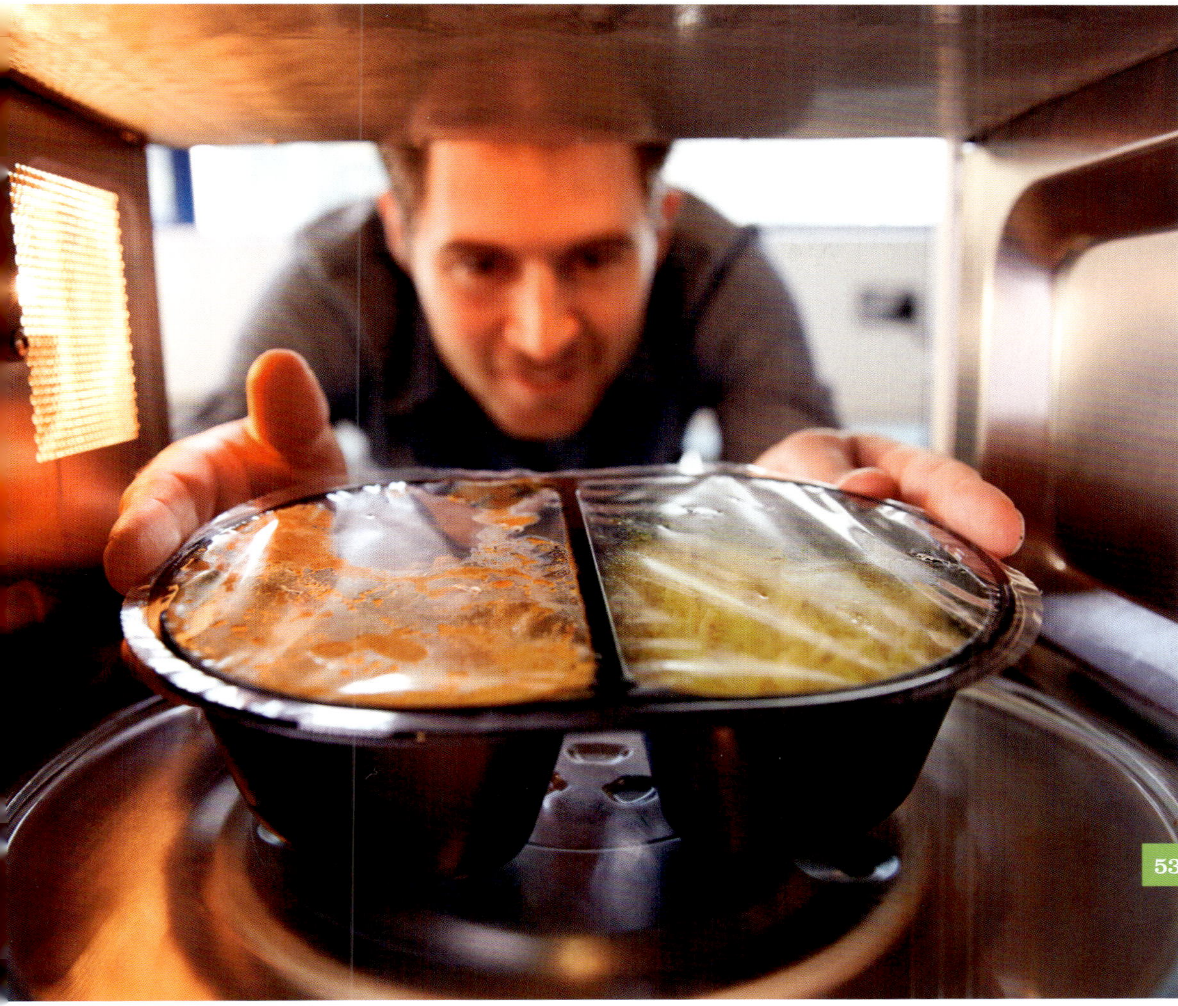

beunruhigend ist jedoch die Tatsache, dass unsere Ernährung seit einigen Jahrzehnten (bewusst oder unbewusst) auf einem übermäßigen Verzehr von unausgewogenen und minderwertigen Produkten beruht. Hierbei handelt es sich vorwiegend um raffinierten Zucker, Weißmehl und raffinierte Pflanzenöle, die durch die hohen Temperaturen beim Extrahieren in ihrer Zusammensetzung ungünstig verändert werden. Diese Produkte sind genau das Gegenteil von ausgewogenen und vollwertigen Nahrungsmitteln, da ihnen die wertvollen Nährstoffe fehlen, die sie ursprünglich besaßen und die unser Organismus für die Ausgewogenheit seiner Körperfunktionen benötigt. Doch trotz ihres geringen Nährwertes sind sie überall zu finden. Das ist eine Folge der industriellen und technologischen Weiterentwicklung unserer Ernährung. Die Nahrungsmittelindustrie verwendet nicht gerade die besten Rohstoffe für ihr überaus umfangreiches Warenangebot. Leider werden in der Regel minderwertige Zutaten von schlechter Qualität verwendet, die zwar nicht krebserregend sind, jedoch im Verdacht stehen, dem Krebswachstum ganz erheblichen Vorschub zu leisten.

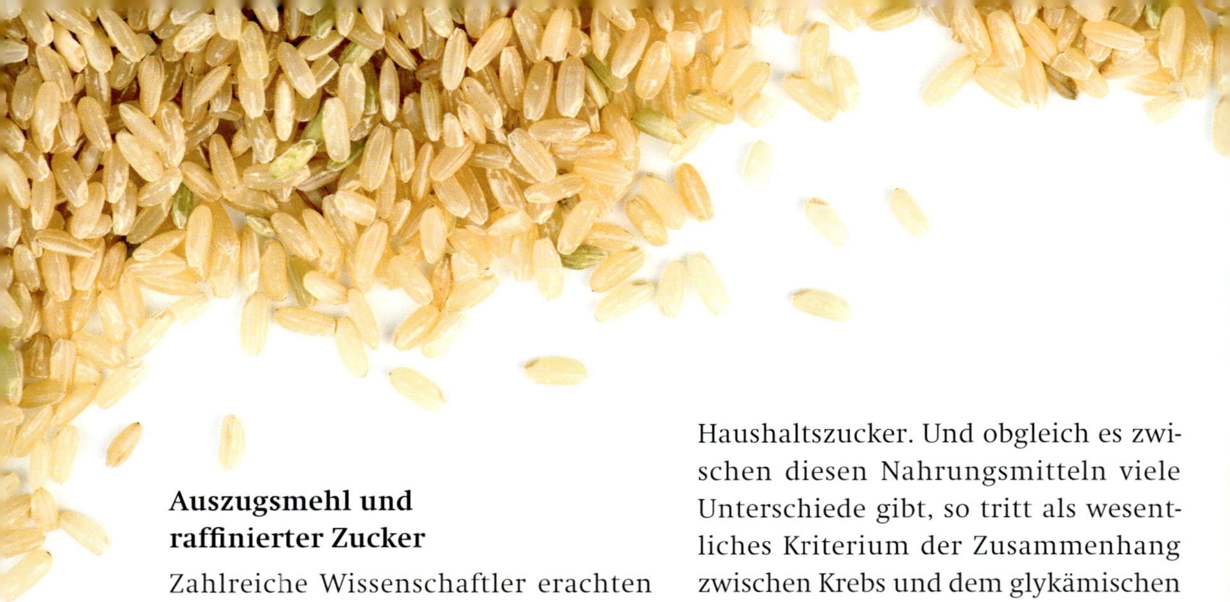

Auszugsmehl und raffinierter Zucker

Zahlreiche Wissenschaftler erachten eine Ernährung, die zu 55 bis 65 % aus Kohlenhydraten besteht, als ausgewogen und gesund. Jedoch existieren auch zahlreiche wissenschaftliche Arbeiten, die dieser Art von Nährstoffen eine führende Rolle bei der Entstehung von Krebs zuschreiben. Wie ist dieser Widerspruch zu verstehen? Als Nährstoffe sind Kohlenhydrate die beste Energiequelle für unsere Ernährung, weshalb es vermutlich ein großer Fehler wäre, sie vom Ernährungsplan zu streichen. Dennoch sind nicht alle gleich: Kohlenhydrate aus vollwertigen Nahrungsmitteln (z. B. Vollkornreis) haben eine ganz andere Wirkung als die aus raffinierten Rohstoffen (z.B. weißer, polierter Reis). Das gleiche gilt für Zucker aus frischen Früchten, im Gegensatz zu raffiniertem Haushaltszucker. Und obgleich es zwischen diesen Nahrungsmitteln viele Unterschiede gibt, so tritt als wesentliches Kriterium der Zusammenhang zwischen Krebs und dem glykämischen Index in den Vordergrund.

Der glykämische Index und Krebs

Nach dem Verzehr von Nahrungsmitteln mit einem hohen glykämischen Index steigt der Blutzuckerspiegel schnell und plötzlich an. Infolgedessen produziert die Bauchspeicheldrüse viel Insulin. Dieses Hormon ist dafür verantwortlich, den Zucker auf alle Zellen zu verteilen, damit diese ihn als Energiequelle nutzen können.

Gleichzeitig regt Insulin die Synthese eines anderen Moleküls an, ein dem Insulin Typ 1 (IGF-1) ähnlicher Wachstumsfaktor, der auf die Zellen eine stark wachstumsanregende Wirkung hat. Zudem besitzt er stark mutagene Eigenschaften.

Der glykämische Index

Der glykämische Index (GI) zeigt an, wie schnell der Blutzuckerspiegel nach dem Verzehr einer Mahlzeit im Vergleich zu reinem Traubenzucker (GI = 100) ansteigt. Nahrungsmittel mit hohem GI sind Brot und Nudeln aus weißem Mehl, Nicht-Vollkorn-Getreide, Kartoffeln, Süßigkeiten, Zucker und vor allem zuckerhaltige Softdrinks.

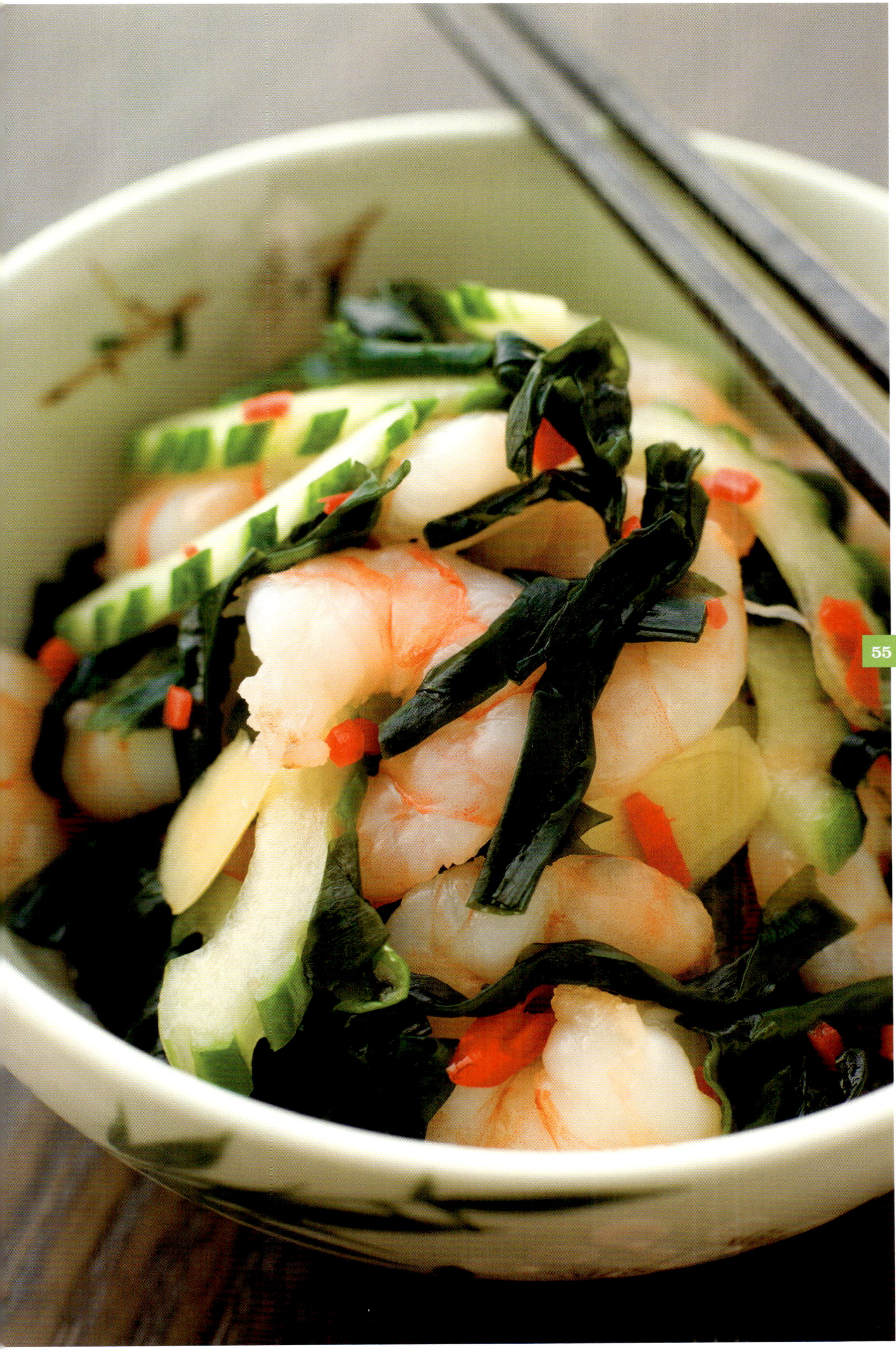

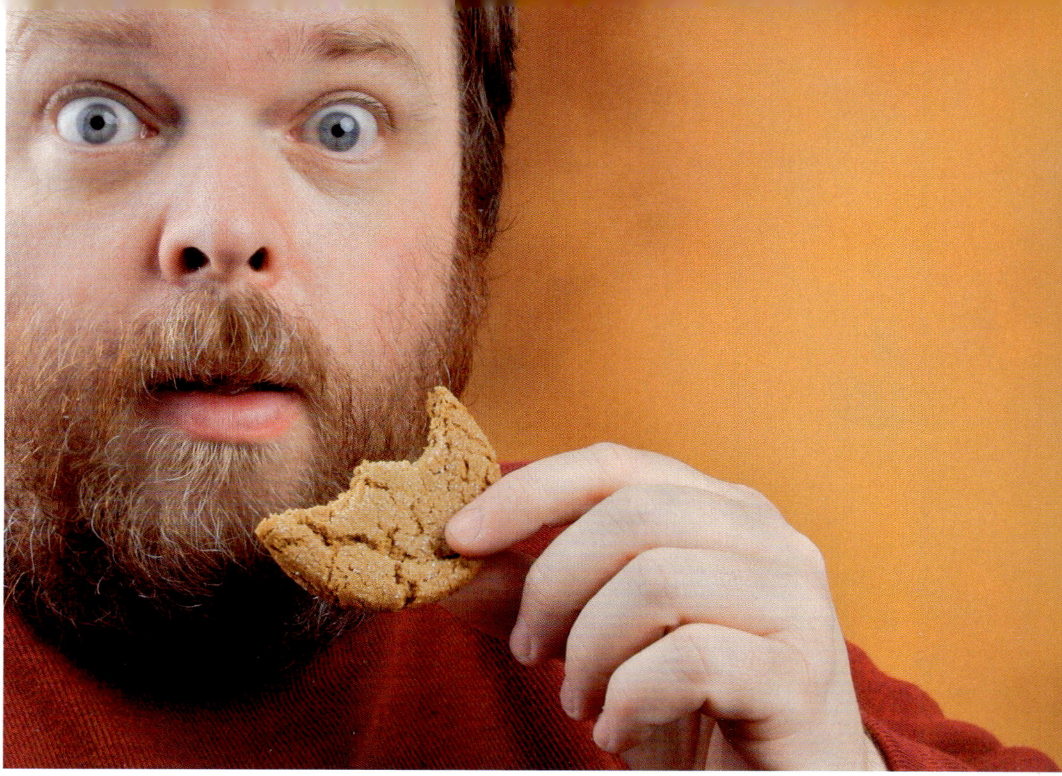

Folglich fördert die direkte oder indirekte Aktivität des Insulins die Krebsentwicklung. Vermutlich steht damit auch das gehäufte Auftreten von Krebs bei Fettleibigkeit und Hyperinsulinämie (hoher Blutzuckerspiegel) in Zusammenhang. Daraus folgt, dass einer Ernährung mit zu vielen raffinierten Kohlenhydraten (Zucker und Weißmehl) durch eine höhere Ausschüttung von IGF-1 und Insulin eine stärkere krebserregende Wirkung zugeschrieben werden kann.

Wenn man zudem berücksichtigt, dass die Tumorzellen aufgrund ihrer höheren Stoffwechselaktivität mehr Energie benötigen, könnte eine erhöhte Glukosezufuhr die Tumorentwicklung begünstigen. Es ist es also naheliegend, zu vermuten, dass raffinierter Zucker und Auszugsmehl mit einem hohen glykämischen Index Tumorzellen nähren und ein schnelleres Wachstum unterstützen.

Hochkonjunktur bei den Omega-6-Fettsäuren

Fettsäuren sind Strukturbauteile, die in allen Lebewesen, Pflanzen und Tieren vorhanden sind. Sie können gesättigt und ungesättigt sein, bei den Letzteren unterscheidet man einfach ungesättigte und mehrfach ungesättigte Fettsäuren.

Bei den einfach ungesättigten Fettsäuren hebt sich die Ölsäure, Hauptbestandteil des Olivenöls, hervor und ist für die Gesundheit von großer Bedeutung. Die Omega-6- und die Omega-3-Fettsäuren gehören zu den mehrfach ungesättigten Fettsäuren. Die Linol- und Arachidonsäure sind Omega-6-Fettsäuren. Erstere ist in Nüssen vorhanden und zwar hauptsächlich im Öl von Samen (besonders Sonnenblumenkerne, Mais und Sojabohne). Nahrungsmittel, die tierische Fette enthalten, liefern beträchtliche Mengen an Arachidonsäure.

Bei den Omega-3-Fettsäuren sind die alpha-Linolensäure, die Eicosapentaensäure (EPA) und die Docosahexaensäure (DHA) am wichtigsten für den Organismus. Alpha-Linolensäure findet man in Öl aus Leinsamen, Raps und Nüssen.

EPA und DHA sind in Meerestieren (Fische und Meeresfrüchte) und in verschiedenen Meeresalgen vorhanden. Obwohl sowohl Omega-6 als auch Omega-3 erforderlich sind, um gesund zu bleiben, beharrt man heute nachdrücklich auf der Notwendigkeit, den Verzehr von Nahrungsmitteln, die reich an Omega-3 sind, zu erhöhen. Der Grund dafür ist der große Mangel an Omega-3 in Bezug auf Omega-6, den die heutige Ernährung im Gegensatz zu früheren Zeiten aufweist. Vor 200 Jahren, als Jagd und Fischfang die Mittel zur Grundversorgung sicherstellten, hatte die Ernährung des Menschen ein Verhältnis von 1–2/1 bei Omega-6/Omega-3, während es heute bei 20–30/1 liegt. Die derzeitige Empfehlung beläuft sich auf ein Verhältnis von 4/1 und weniger.

Zu viel Samenöl

Die Zunahme der Omega-6-Fettsäuren ist eine direkte Folge des hohen Verbrauchs von Samenölen (Sonnenblume, Mais, Sojabohne usw.), die daran besonders reich sind. Da diese Produkte kein Cholesterin und einen geringeren Anteil gesättigter Fettsäuren haben als tierische Fette, wurde ihr Verzehr zugunsten der Vorbeugung von Arteriosklerose und Herz-Kreislauf-Erkrankungen vor einigen Jahren befürwortet. Ziel war es, die an gesättigten Fetten reichen Nahrungsmittel

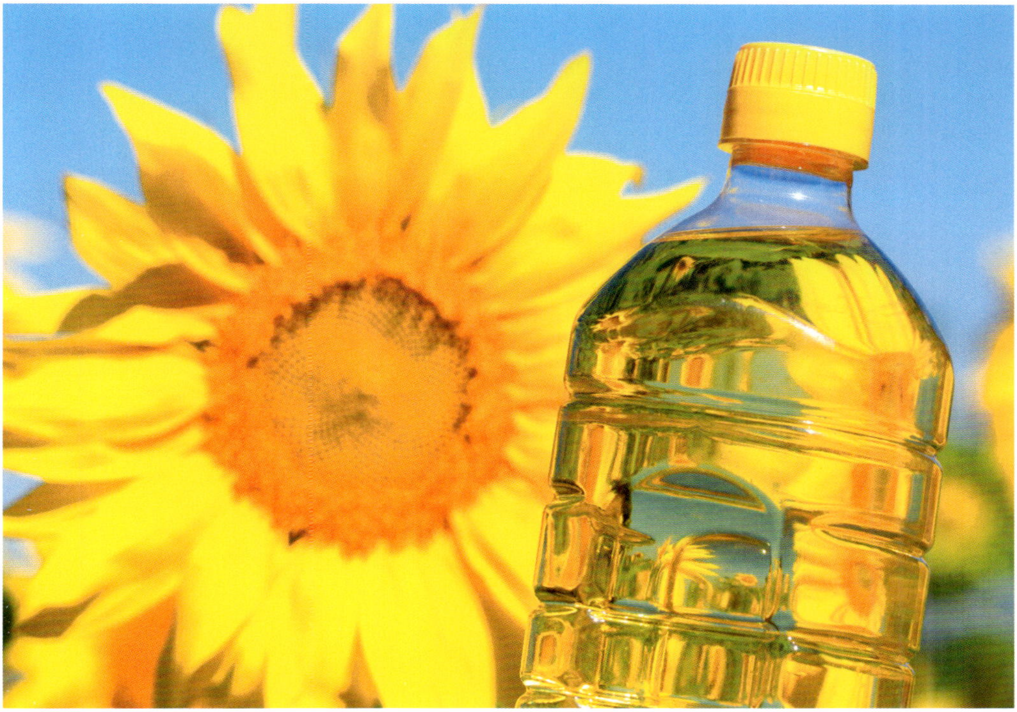

(wie z.B. Butter oder Schmalz), die mit der Entwicklung von Herz-Kreislauf-Erkrankungen in Verbindung gebracht werden, durch Produkte mit einem hohen Gehalt an ungesättigten Fetten zu ersetzen. Derzeit nehmen wir Omega-6-Fettsäuren nicht nur durch Pflanzenöle, sondern auch durch den Verzehr von Eiern, fettem Fleisch und Geflügel aus Massentierhaltungen auf.

Dies ist auf die Industrialisierung der Viehzucht zurückzuführen, bei der die Tiere mit Mais, Sojabohnen und anderen an Omega-6 reichen Körnern gefüttert werden.

Schließlich vermindert die moderne Fischzucht, bei der die Fische ebenfalls mit Omege-6-reichem Futter ernährt werden, gleichermaßen die Omega-3-Zufuhr. So steigt der Gehalt an Omega-6-/Omega-3-Fettsäuren in der modernen Ernährung stetig an.

Folgen des Ungleichgewichts

Omega-3- und Omega-6-Fettsäuren sind Grundbestandteile der Zellmembran. Sie sind für das Wachstum und die Reparatur der Zellen notwendig sowie für die Bildung der Vorstufen vieler anderer Substanzen des Organismus, die für die Blutdruckregulierung, Entzündungsreaktion oder Blutgerinnung unabdingbar sind.

Durch die Zellmembran hindurch kommunizieren die einzelnen Zellen miteinander. Dabei übernehmen die einzelnen Fettsäuren verschiedene Aufgaben. Je nach Art des Fettes, das in der Ernährung überwiegt, werden die Zellmembranen von der einen oder der anderen Fettsäure gebildet.

Omega-6-Fettsäuren sind die Vorstufen bestimmter Substanzen in Zusammenhang mit Entzündungen (Eicosanoide, Prostaglandin E2, Thromboxan A2 und Leukotrien B4). Deshalb haben sie eine entzündungsfördernde Wirkung, was erwiesenermaßen die Entwicklung von Krebs begünstigt. Omega-3-Fettsäuren hingegen haben eine entzündungshemmende Wirkung. Neben einer möglichen Rolle bei der Prävention verschiedener Krebsarten tragen Omega-3-Fettsäuren zur Vorbeugung von Herz-Kreislauf-Erkrankungen bei und wirken sich allem Anschein nach positiv auf die Immunreaktion aus.

Kennt man die Bedeutung der Zelle und ihrer Membran hinsichtlich der Funktionen des Organismus, ist es einfach zu verstehen, wie sich der Verzehr der verschiedenen Fettsäuren auf unsere Gesundheit auswirken und diese ernsthaft beeinträchtigen kann.

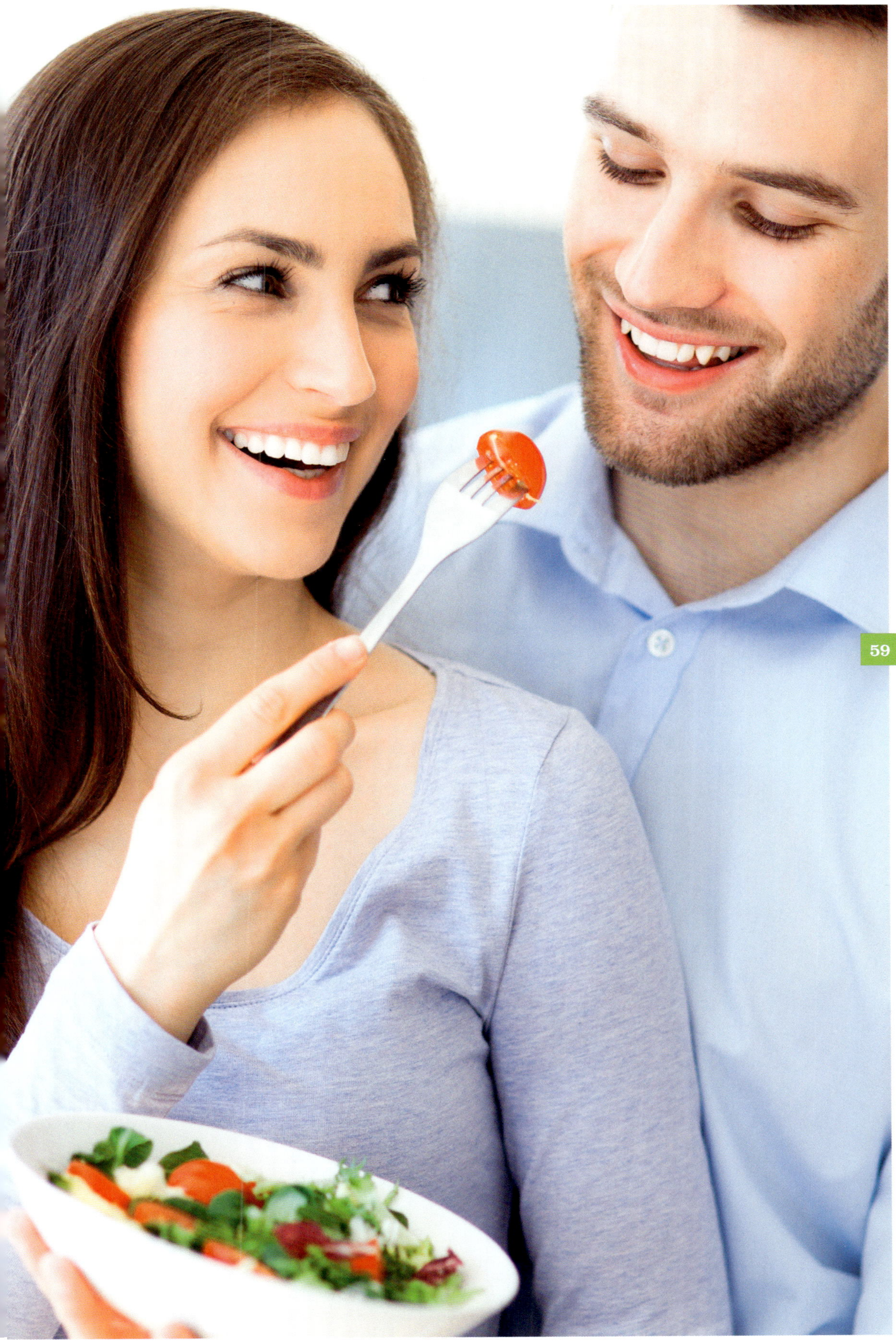

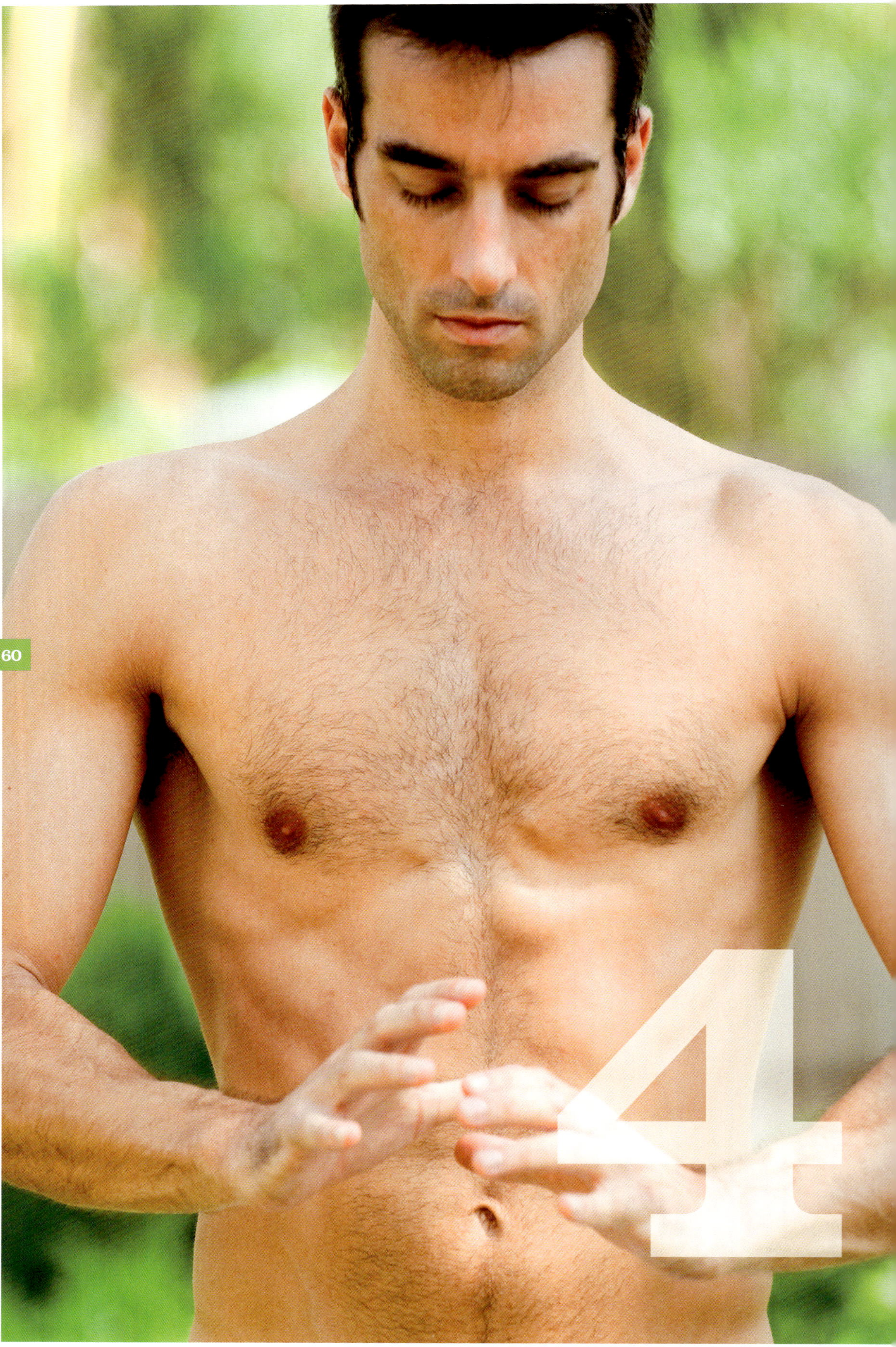
4

Krebs vorbeugen: positive Geisteshaltung und Bewegung

Die beste Strategie gegen Krebs ist die Prävention. Dafür ist es wichtig zu wissen, wie man am besten vorgeht. Um einen wirksamen Schutz zu erreichen, ist es notwendig, an allen Fronten zu kämpfen, ohne auch nur eine zu vernachlässigen. Deshalb hat es keinen Sinn, sich nur auf einen Risiko- bzw. Schutzfaktor zu konzentrieren.

Dazu gehört, die vermeidbaren Risikofaktoren zu verringern, die wir im vorherigen Kapitel untersucht haben, und einen Lebensstil zu führen, der ausreichend Bewegung bietet, einen erholsamen Schlaf fördert und Karzinogene umgeht. Ebenso spielt eine positive und optimistische Lebenshaltung mit möglichst wenig Stress eine bedeutende Rolle, denn es wird immer deutlicher, welch großen Einfluss eine übermäßige Balstung auf die Funktionalität unserer Abwehrkräfte hat. Das körpereigene Immunsystem ist unser bester Schutzschild zur Verhütung und Bekämpfung von Krebs. Deshalb ist es wichtig, seine Funktion so gut wie nur möglich zu stärken und aufrechtzuerhalten.

Zunächst werden wir untersuchen, welche Faktoren im Hinblick auf unsere Geisteshaltung und unseren Lebensstil besonders bedeutsam und einflussreich sind. Auch diese Aspekte nehmen als vorbeugende Mittel im Kampf gegen den Krebs eine wichtige Rolle ein.

Gesunder Geist

Das bestehende Zusammenspiel zwischen Gehirn, Gefühlen und dem Immunsystem hat zur Bildung eines neuen Forschungsbereich geführt: Die Psycho-Neuro-Immunologie (weitere Angaben zu diesem Thema finden Sie in einschlägigen Publikationen) untersucht, wie unsere Immunzellen mit dem Gehirn verbunden sind. Entweder besteht eine direkte Verbindung mit dem Nervensystem oder es werden Informationen mittels chemischer Botenstoffe (Neurotransmitter und Hormone) übertragen.

Aufgrund der Bedeutung des Immunsystems bei der Abwehr gegen den Krebs sind auch die psychologischen Faktoren von wesentlicher Bedeutung. Bisher konnte nachgewiesen werden, dass positive Gefühle wie Freude und Optimismus die Funktion des Immunsystems stärken, während negative Gefühle wie Traurigkeit, Pessimismus oder Stress eine Schwächung der Abwehrkräfte bewirken.

Mit Optimismus leben

Die Psycho-Neuro-Immunologie hat gezeigt, dass eine positive Geisteshaltung im Hinblick auf die Ausbildung von Tumoren eine vorbeugende Wirkung hat. Während eine optimistische

Lachtherapie

Lachen stärkt unsere natürlichen Abwehrmechanismen. Dabei sondert unser Organismus Endorphine (genauer gesagt Enkephaline) ab. Diese Substanzen sind imstande, die Lymphozyten des Immunsystems zu aktivieren, die unter anderem auch schmerzlindernd wirken können. Sie spielen eine grundlegende Rolle für eine ausgeglichene Stimmung. Wer also täglich lachen kann, ist nicht nur gut gelaunt, sondern stärkt damit auf angenehme Weise seine körperliche und psychische Gesundheit.

Einstellung für die Gesunderhaltung des Organismus förderlich ist, zeigen einige Untersuchungen hingegen, dass sich Gefühle der Hilflosigkeit und Hoffnungslosigkeit negativ auf das Immunsystem auswirken. Negative Gefühle verringern die Aktivität der natürlichen Killerzellen (NK) und schwächen die natürlichen körpereigenen Mechanismen zur Reparatur der geschädigten Zell-DNA.

Einer der größten Unterschiede zwischen Optimisten und Pessimisten besteht in der Art und Weise, wie sie den Ereignissen des Lebens begegnen. Obwohl beide mit unvermeidlichen Situationen und Schicksalsschlägen konfrontiert werden, sind Optimisten imstande, diese zu überwinden und weiterzumachen, während Pessimisten unter Umständen daran zugrunde gehen. Somit hat die Haltung, mit der wir Schwierigkeiten im Alltag begegnen, einen entscheidenden Einfluss auf unsere Gesundheit und letztendlich auf unsere Lebensqualität.

Humor, Lachen sowie eine selbstlose Lebenseinstellung sind nur einige der möglichen Methoden, mit denen wir auf die Widrigkeiten des Lebens reagieren und dennoch eine positivere Haltung bewahren können und die dazu beitragen, dass unsere Gesundheit keinen Schaden nimmt. Darüber hinaus stehen einige Richtlinien aus der kognitiven Psychologie zur Verfügung, mit denen gelernt werden kann, negative Gedanken durch positive zu ersetzen und Gefühle von Machtlosigkeit und Beklemmung zu vermeiden.

Für Menschen mit einer negativen Lebenshaltung ist es daher empfehlenswert, sich um positives Denken zu bemühen und sich dafür auch psychologische Hilfe zu holen. Ihre Gesundheit wird davon erheblich profitieren.

Stress lass' nach

Stress ist eine Herausforderung, der wir uns nahezu täglich stellen müssen. Berufliche Belastung, Streitigkeiten im Familienkreis oder wirtschaftliche Probleme sind einige der häufigsten Stressfaktoren, aber auch Umwelteinflüsse wie z. B. Kälte und Hitze oder Umweltgifte, körperliche Traumen sowie starke emotionale

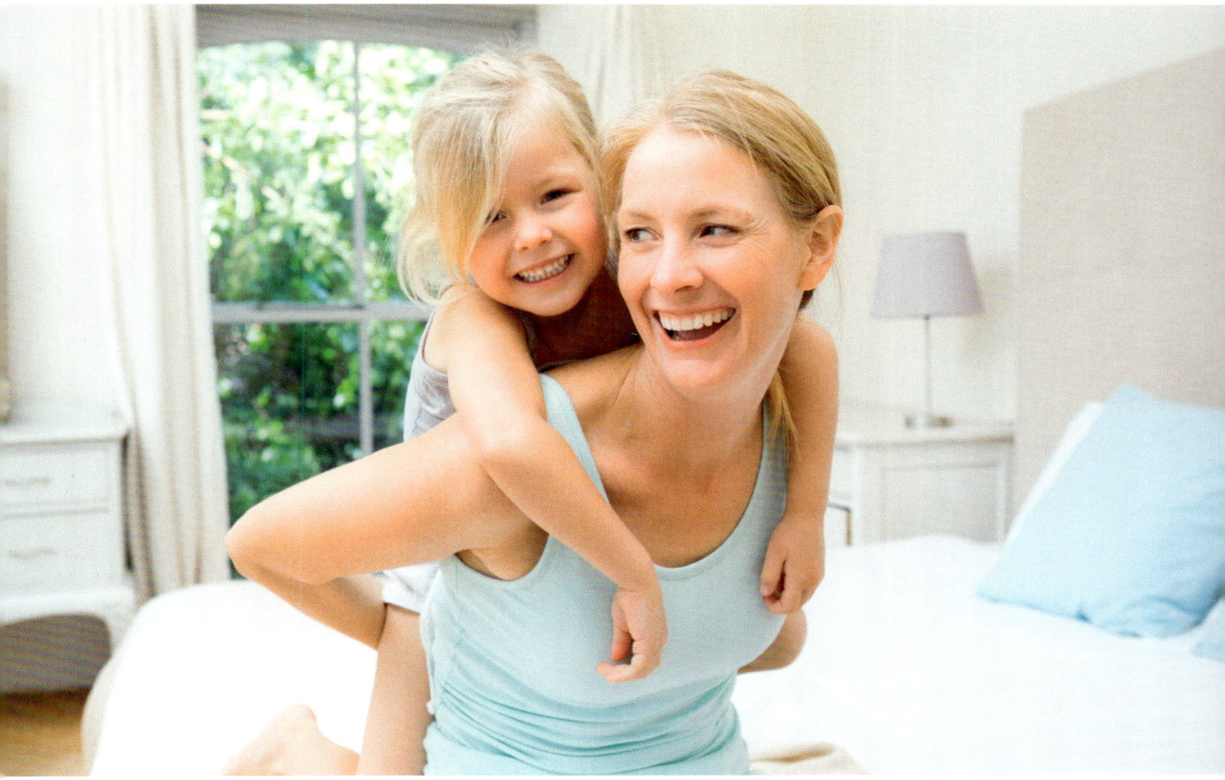

Reaktionen stellen erhebliche Strapazen dar.

Natürlich wirkt sich eine moderate Stressbelastung positiv aus, da sie uns anregt und motiviert, in unserem Leben voranzukommen. Doch leider summieren sich die täglichen Herausforderungen so stark auf, dass der Stress seine negative Seite zeigt.

Die Reaktion des Organismus bei erheblichem Stress bewirkt einen Anstieg der Nebennierenhormone Adrenalin und Kortisol, wodurch unter anderem die Bildung der Lymphozyten und damit die natürliche Abwehrkraft gesenkt werden. Deshalb hat die psychische Verfassung einen so verheerenden Effekt auf die Immunfunktion. In der Tat ist dieser Zusammenhang von der Psycho-Neuro-Immunologie besonders gut untersucht worden. Viele der durchgeführten Studien zeigen mit aller Deutlichkeit, dass Stress und emotionale Belastung mit der Ausbildung von Krebs in engem Zusammenhang stehen – Grund genug, um sich um eine Kontrolle von Stress und emotionaler Spannung zu bemühen, um der Entwicklung von Tumoren vorzubeugen.

Unterstützung durch Phytotherapie

Der Einsatz bestimmter Heilpflanzen kann bei den ersten Anzeichen von Stress äußerst hilfreich sein. Dank ihrer beruhigenden Wirkung eignen sich u. a. Baldrian, Passionsfrucht und Lindenblüte am besten. Auch Pflanzen wie Ginseng und Taigawurzel sind gute Hilfsmittel.

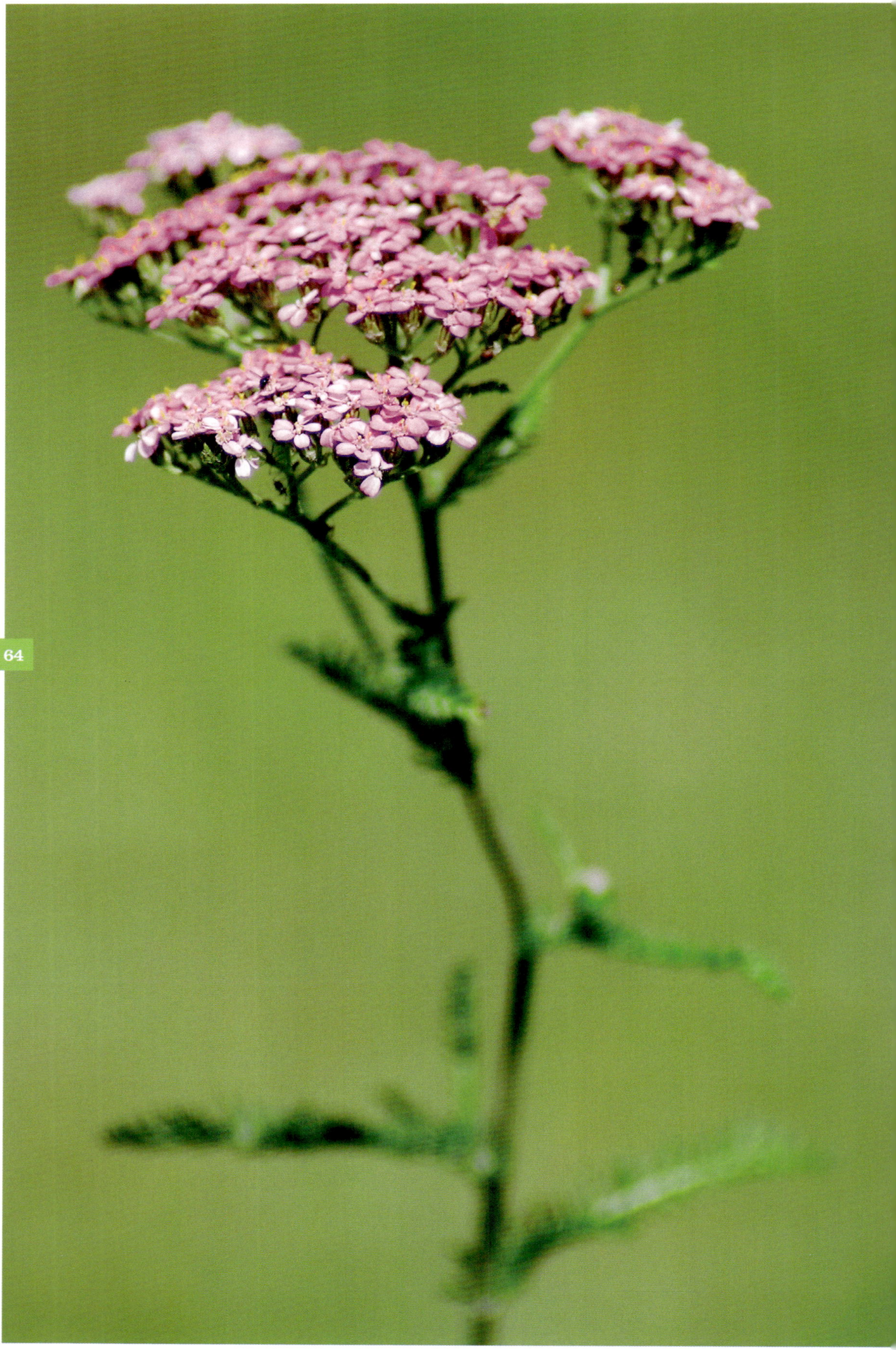

Veränderungen im Verhalten

Neben all seinen negativen Auswirkungen führt Stress häufig zu einer negativen Persönlichkeitsveränderung, sowohl für einen selbst als auch im Verhältnis zu anderen. Häufig will die unter Stress stehende Person dem Druck ausweichen und greift zu Maßnahmen, die ihn vorübergehend auflösen oder beseitigen, langfristig jedoch verschlimmern. Das sind in der Regel gesundheitsschädigende Verhaltensweisen mit Suchtfaktor, wie z. B. Tabak- oder Alkoholkonsum, ungesunde Essgewohnheiten, Arbeitssucht ...

Ruhe und Gelassenheit

Um Stress abzubauen und dadurch sowohl die Lebensqualität als auch die Gesundheit zu verbessern, müssen Sie unbedingt lernen, für Körper und Geist Ruhe zu erlangen. Einige Experten haben die Auswirkung von Entspannung auf das Immunsystem von Krebspatienten untersucht und sind dabei zu der Erkenntnis gelangt, dass sich stetiges Entspannungstraining positiv auf die Funktion des körpereigenen Abwehrsystems auswirkt.

Zu den einfachsten Methoden zählen Entspannungsübungen, die eine positive physiologische Reaktion (Entspannungsreaktion) hervorrufen. Sie wirken dem verheerenden Effekt von Stress entgegengesetzt.

Entspannungstechniken

Das Ziel von Entspannungstechniken ist es, die negativen Auswirkungen von Stress mithilfe der entgegengesetzten Reaktion, also Entspannung, einzudämmen. Zwar ist es auch möglich, im Schlaf, beim Fernsehen oder bei der Lektüre eines Buches Entspannung zu finden, mit gezielten und eigens dafür entwickelten Übungen kann jedoch eine zusätzliche positive Wirkung erzielt werden. Bei Stress wird unser Organismus von den Funktionen des Sympathikus beherrscht, der die Nebenniere anregt, und z. B. den Herzschlag beschleunigt. Bei der Entspannung herrscht jedoch der Parasympathikus vor. Er steuert Funktionen wie die Verdauung, die Atmung usw. Der Sympathikus dient dazu, uns bei unmittelbar drohender Gefahr zu schützen, der Parasympathikus ist zuständig für die Reparatur, den Erhalt und die Wiederherstellung des Körpers. Mithilfe von Techniken wie Meditation, progressiver Entspannung, Visualisierung, Biofeedback usw. können wir uns bewusst entspannen. Welche dieser Methoden gewählt wird, kann sehr persönlich entschieden werden. Wichtig ist nur, täglich mindestens 5–10 Minuten zu üben. Zudem zeigen uns diese Techniken, wie man ruhig und gelassen atmet. Unter Stress können wir völlig selbständig und ohne fremde Hilfe durch ruhiges Ein- und Ausatmen wirksam entspannen.

Tiefe Bauchatmung

In der Regel sind wir uns der Atmung nicht bewusst, wir atmen einfach ein und aus und erkennen dabei nicht, dass die Art und Weise unserer Atmung eng mit der Spannung unseres Organismus verbunden ist.

Progressive Muskelentspannung

Eine der beliebtesten Techniken ist die progressive Muskelentspannung nach Jacobson. Bei diesem einfachen Verfahren wechseln sich An- und Entspannung der Muskeln ab. Dabei wird ein Muskel ein oder zwei Sekunden energisch angespannt und danach die Spannung gelöst. Nachdem dieses Verfahren nach und nach bei allen Muskeln des Körpers angewandt wurde, wird ein Zustand tiefer Entspannung erreicht.

Um einen Zustand echter Entspannung zu erreichen, kann die Technik der Zwerchfellatmung angewendet werden. Durch den bewussten Einsatz des Zwerchfells beim Atmen aktivieren wir buchstäblich die Entspannungszentren des Gehirns.

Gesunder Lebensstil

Verschiebe nie auf morgen, was du heute kannst besorgen! Dieses Sprichwort trifft auch auf die Verbesserung unseres Lebensstils zu, wie das vorhergehende Kapitel gezeigt hat. Ein guter Lebensstil senkt nicht nur das Krebsrisiko, sondern auch die Wahrscheinlichkeit für viele andere Krankheiten. Außerdem erlangen wir dadurch mehr Vitalität und Wohlbefinden.

Es lohnt sich also wirklich, unsere Lebensgewohnheiten unter die Lupe zu nehmen und uns zu überlegen, welche Gewohnheiten wir dringend ändern sollten. Bei den Gewohnheiten, die aktiv und wirksam zu einer Verbesserung der Gesundheit beitragen, nehmen Ernährungsgewohnheiten einen hohen Stellenwert ein – wie wir im Folgenden sehen werden. Ein weiterer wesentlicher Punkt ist, sofort das Rauchen aufzugeben. Raucherentwöhnung fordert Zeit und einen festen Entschluss und kann nur gelingen, wenn der Raucher wirklich motiviert ist. Außerdem sind regelmäßige Bewegung (mit mäßiger Intensität) und ausreichend Schlaf ebenso unerlässlich für ein gesundes Leben. Diese beiden Faktoren werden im Folgenden genau geschildert.

Bewegung schützt Sie vor Krankheit

Häufig ist Bewegung für uns nur ein Mittel zur Steuerung des Gewichts oder zur Gewichtsabnahme, um also mit unserem Körper zufrieden zu sein, Dabei bietet regelmäßige Bewegung viele Vorteile, die weit darüber hinausgehen, denn sie ist einer der Schlüssel, um gute Gesundheit zu genießen und länger zu leben.

Die positive Wirkung von Sport auf Herz-Kreislauf-Erkrankungen und viele weitere Krankheiten ist nachgewiesen. Körperliche Aktivität ist zudem ein gutes Hilfsmittel, um gut gelaunt zu bleiben und Stress, Depressionen

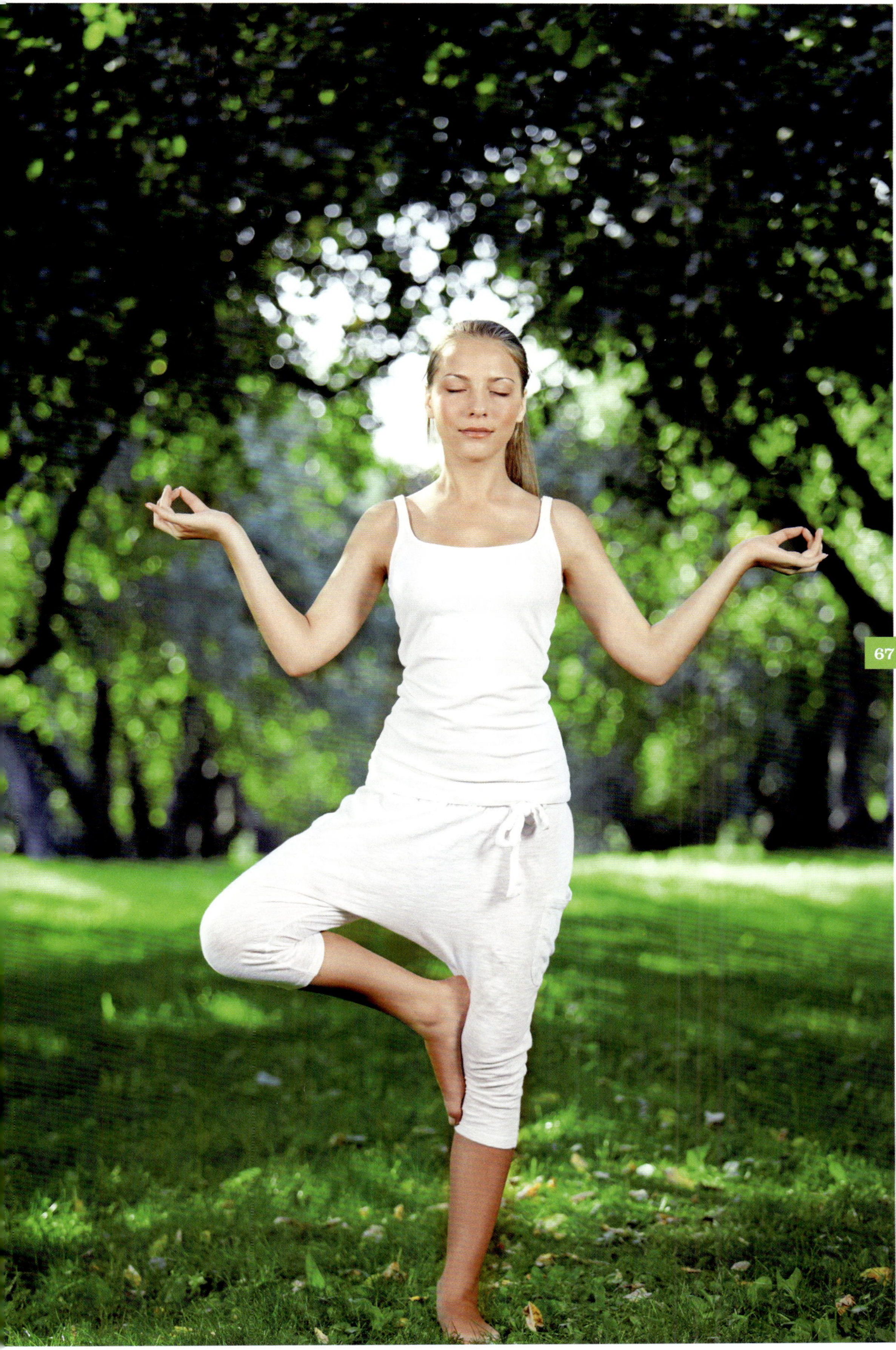

Tiefe Bauchatmung

Bei dieser Atemtechnik wird die Lunge mit der maximalen Menge an Luft gefüllt. Diese Atmung ist sehr leicht erlernbar und erfordert lediglich etwas Geduld und Aufmerksamkeit. Setzen Sie sich oder legen Sie sich bequem in einer ruhigen Umgebung auf den Rücken. Legen Sie eine Hand auf Ihren Bauch, um besser wahrnehmen zu können, wie er sich beim Einatmen hebt (der Bauch wird größer). Atmen Sie langsam ein und zählen Sie bis fünf. Danach langsam ausatmen, indem Sie die Luft durch den Mund entweichen lassen. Zählen Sie beim Ausatmen bis neun oder ein wenig länger, damit eine Hyperventilation vermieden wird. Wiederholen Sie das Ein- und Ausatmen mehrmals, wobei Sie sich stets des Atmungsrhythmus bewusst werden sollten.

Diese Übung ist äußerst einfach und es lohnt sich, sie durchzuführen, um sich an diese Form der Atmung zu gewöhnen.

und andere negative Situationen zu bekämpfen. Darüber hinaus gibt es einige Studien, die belegen, dass regelmäßiger Sport eine bedeutende Rolle bei der Vorbeugung bestimmter Krebsarten spielt.

Zahlreiche Untersuchungen zeigen, dass für sporttreibende Personen ein wesentlich geringeres Darmkrebsrisiko besteht (um 50 % weniger) als für Bewegungsmuffel. Diese positive Wirkung gilt bei Männern und Frauen gleichermaßen, fällt jedoch bei Männern besonders ins Gewicht. Ebenso gibt es auch Belege dafür, dass regelmäßig sporttreibende Frauen von einem geringeren (um 30–40%) Brustkrebsrisiko bedroht sind.

Die Mechanismen, durch die regelmäßige Bewegung vor der Entwicklung von Tumoren schützt, sind noch nicht mit Sicherheit bekannt. Jedenfalls wird vermutet, dass der Schutz für den Organismus in den positiven Auswirkungen des Sports auf das Immunsystem zu suchen sind. Auch darf man nicht vergessen, dass Bewegung Übergewicht und Fettleibigkeit vorbeugt – beides Risikofaktoren für die Entstehung von Krebserkrankungen.

Wie viel Bewegung ist ausreichend?

Die bisherigen Untersuchungen zeigen, dass Bewegung mit leichter oder mäßiger Intensität die natürlichen Abwehrmechanismen anregt, während Bewegung mit hoher Intensität die entgegengesetzte Wirkung haben kann. Infolgedessen kann Wandern, Tanzen, Yoga oder Tai Chi in diesem Zusammenhang wesentlich sinnvoller sein als Bewegung mit höherer Intensität wie Joggen oder Tennis.

Intensivsport führt zu einer stärkeren Bildung sogenannter freier Radikale, die zellschädigend wirken können. Deshalb ist er zu Vorbeugung gegen Krebs nicht empfehlenswert. Eine

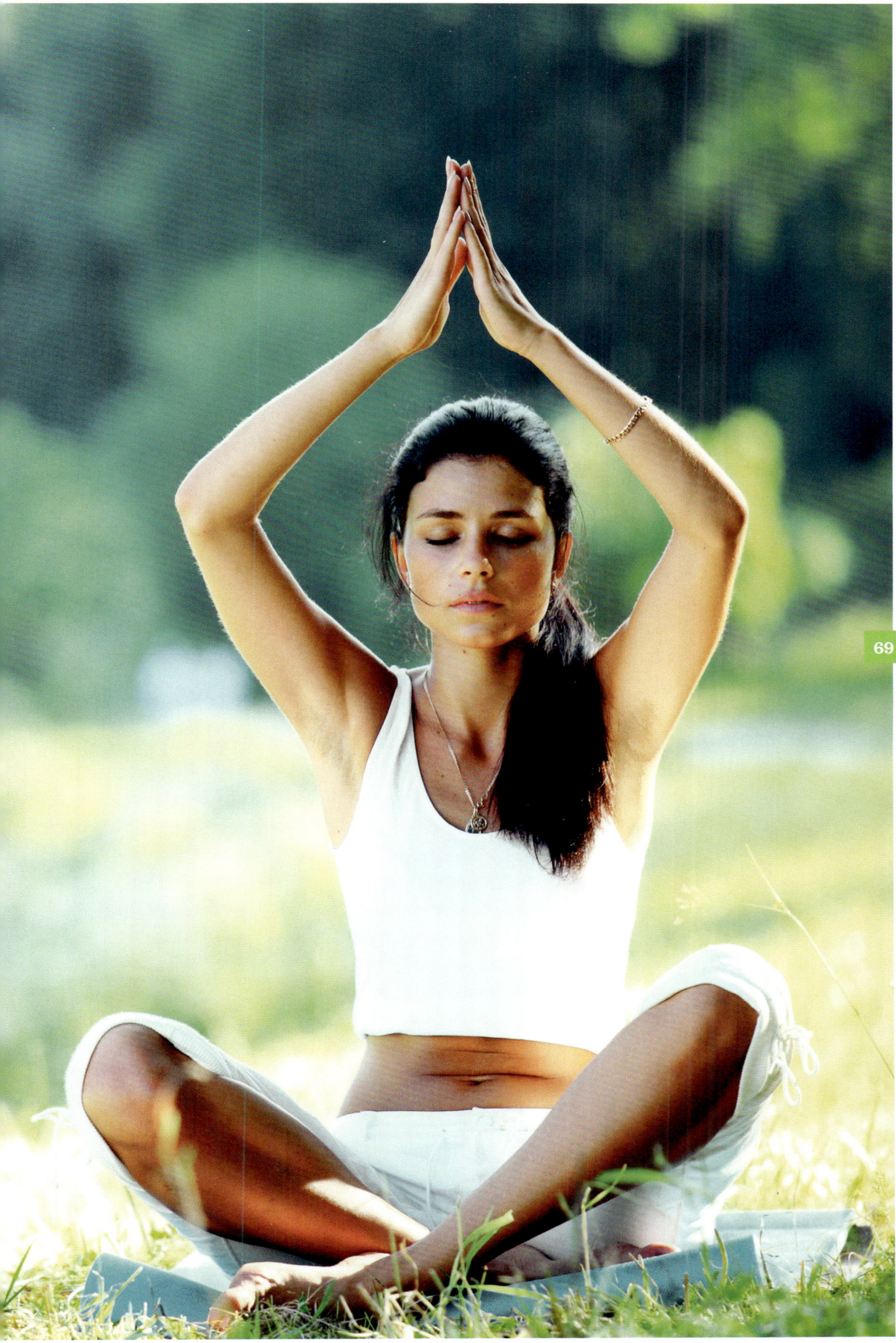

sanfte Bewegungsform, die konstant ausgeführt wird, erlaubt dem Organismus hingegen, sich allmählich anzupassen und führt langfristig zu einem stärkeren und widerstandsfähigeren Körper. Ein gutes Ziel wäre, täglich mindestens eine halbe Stunde zu Fuß zu gehen und dreimal pro Woche etwa eine Stunde lang eine weitere sanfte Aktivität auszuüben.

Yoga und Tai Chi

Die besten Bewegungsformen zur Anregung der Abwehrkräfte sind Tai Chi und Yoga. In der Tat haben einige Studien gezeigt, dass sich die Immunfunktion durch die Ausübung dieser Disziplinen signifikant erhöht (einschließlich der Aktivität der natürlichen Killerzellen). Sowohl Yoga als auch Tai Chi umfassen sanfte körperliche Belastung sowie Entspannung.

Tai Chi ist eine chinesische Kampfkunst, bei der eine Reihe flüssiger Bewegungen aufeinander folgen, um die Einheit von Bewusstsein und Körperbewegungen zu erzielen. Am Ende der Bewegungsabfolge breitet sich in Körper und Geist ein wohltuendes Gefühl von Harmonie und Gelassenheit aus.

Yoga strebt ebenfalls nach der Entwicklung des persönlichen Bewusstseins und ist hilfreich, um die körperliche und mentale Gesundheit zu erhalten, wiederherzustellen und zu steigern. Seine positive Wirkung auf das Immunsystem ist ähnlich wie bei Tai Chi.

Erholsamer Schlaf

Allgemein herrscht der Glaube, Schlafen sei Zeitverschwendung. Aber weit gefehlt! Schlaf ist eine Ruhephase, die für ein längeres und besseres Leben von grundlegender Bedeutung ist.

Der Schlaf ist ein natürlicher physiologischer Zustand des Organismus, bei dem es zu einem umkehrbaren Verlust des Bewusstseins und der motorischen Aktivität kommt. Im Schlaf ist die Menge der Reize, die die Hirnrinde verarbeitet, minimal, Das fördert die Aktivierung der Reparaturmechanismen und regeneriert die Zellaktivität, die im Wachzustand geleistet wurde. Zudem wirken im Schlaf die leistungsfähigsten Aktivatoren des Immunsystems.

Gar nicht, zu wenig oder schlecht zu schlafen macht nicht nur müde und gereizt, sondern kann auch zu ernsten Gesundheitsproblemen führen. Nicht umsonst kann ein Lebewesen länger ohne Nahrung auskommen, als ohne zu schlafen.

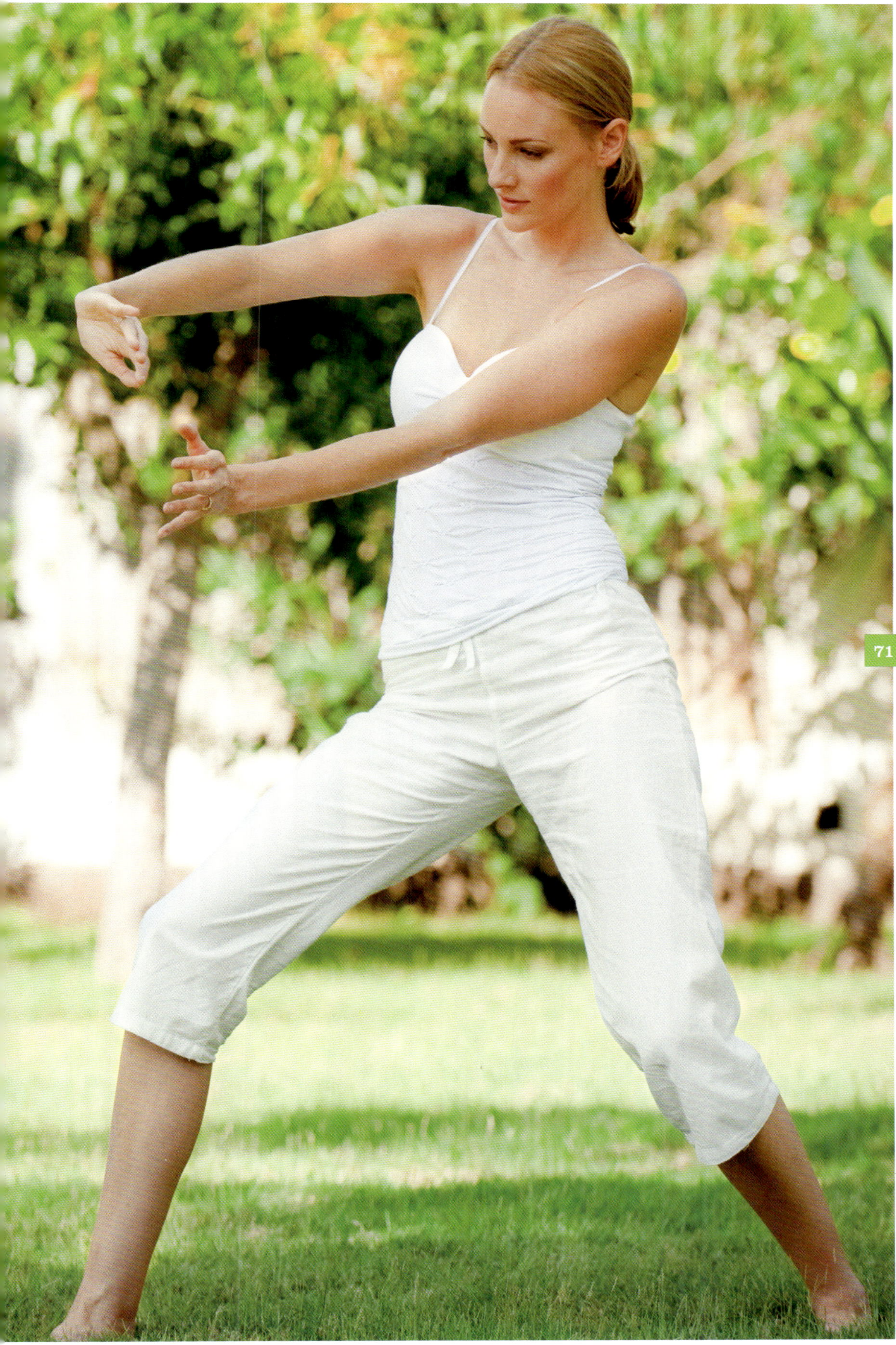

5

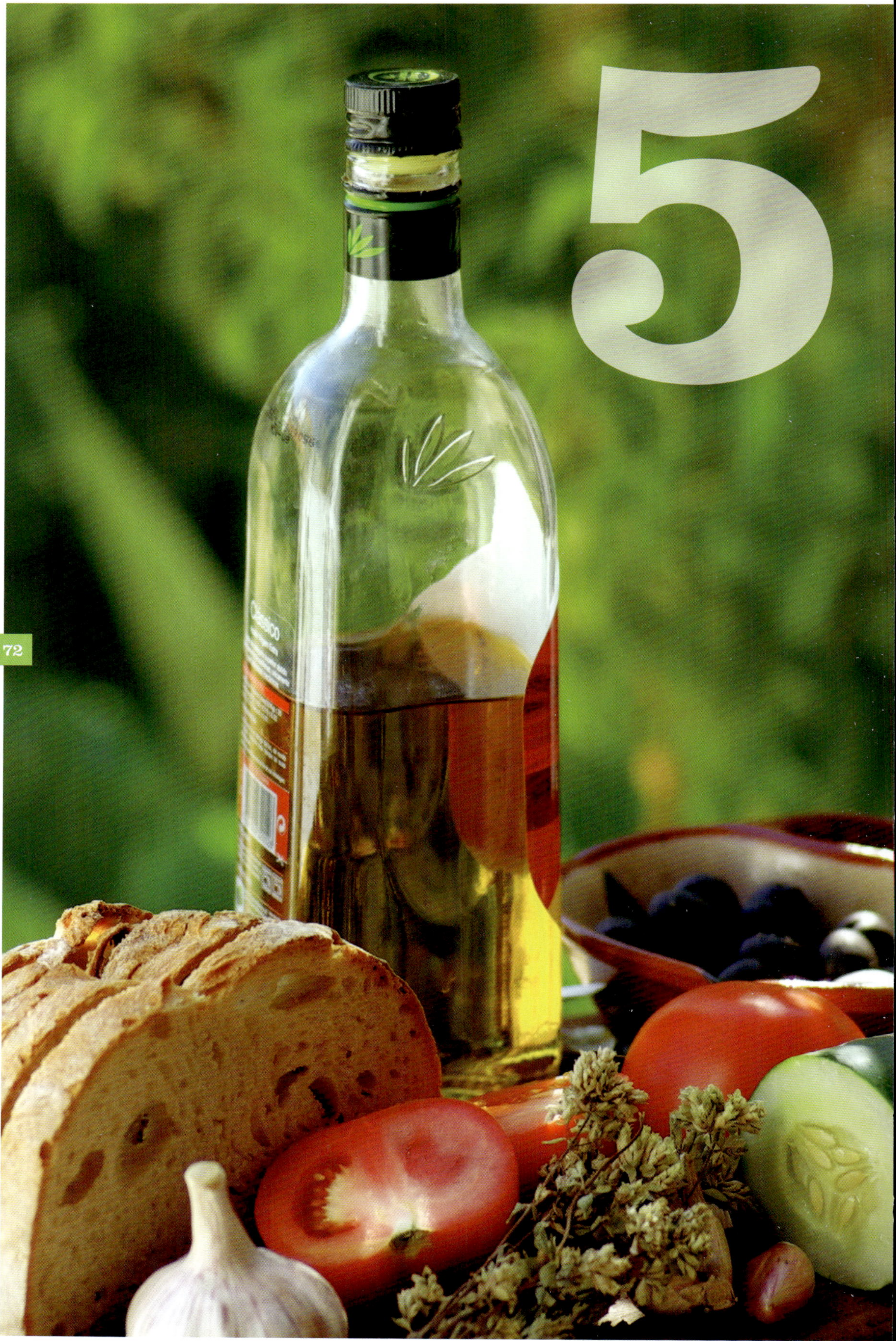

Anti-Krebs-Ernährung

Zweifellos ist eine gesunde und ausgewogene Ernährung einer der Grundpfeiler für ein gesundes Leben. In der Tat gibt es immer mehr wissenschaftliche Erkenntnisse, die die schützende Wirkung bestimmter Nahrungsmittel (wie z. B. Obst und Gemüse) gegen viele Krebsarten bestätigen. Gleichzeitig wurde eingehend nachgewiesen, dass eine kalorienreiche Ernährung mit großen Mengen an schlechten Fetten, Zucker und Proteinen sowie übermäßiger Fleischkonsum oder Alkoholmissbrauch das Risiko für zahlreiche Krankheiten, darunter eben auch Krebs, stark erhöhen. Grund genug also, ihnen aus dem Weg zu gehen. Bereits 1989, im Jahr der Aufklärung gegen Krebs in Europa, bezogen sich bereits fünf der Maßnahmen zur Vorbeugung von Krebs allein auf die Ernährung.

Warten Sie nicht und ergreifen Sie endlich die Initiative!

Im Gespräch mit dem Arzt über eventuelle Maßnahmen zur Krebsprävention erhalten wir meistens keine klaren und konkreten Antworten. Er rät uns nur, mit dem Rauchen aufzuhören (der Zusammenhang zwischen Tabak und Krebs ist eingehend belegt und an die Öffentlichkeit gedrungen). Da er vermutlich keine ernährungswissenschaftliche Ausbildung hat, bleibt die Ernährung als Maßnahme zur Krebsprävention meistens unerwähnt.

Eine genaue Bestimmung des Zusammenhangs zwischen Ernährung und Krebs ist kaum möglich. Die Essgewohnheiten der einzelnen Menschen sind sehr unterschiedlich, ebenso die Art der Zubereitung und der Konservierung von Nahrungsmitteln. Wenn wir zudem berücksichtigen, dass außerdem auch die Erbanlagen, der Tabakkonsum sowie die Einwirkung von Umweltgiften ausschlaggebend sind, ist die Schwierigkeit bei der Bestimmbarkeit nicht weiter verwunderlich.

Dennoch steht eine täglich größer werdende Menge an epidemologischen Daten zur Verfügung, die uns ganz deutliche Hinweise darauf geben, welche Nahrungsmittel die Abwehrkräfte stärken und welche sie schwächen. Bereits seit Tausenden von Jahren greifen die verschiedenen Völker auf die gesundheitsfördernden Eigenschaften bestimmter Nahrungsmittel zurück, weshalb es kein Risiko beinhaltet, ihre Vorteile einfach auszuprobieren.

Ein Tumor entsteht nicht von heute auf morgen. Da er einige Zeit braucht, um sich zu entwickeln, kann die bestehende Ernährungsweise jederzeit

Folgen Sie den Empfehlungen

Täglich mehren sich die Erkenntnisse über eine Ernährungsweise zur Vorbeugung von Krebs. Die darauf basierenden Empfehlungen beruhen auf einer ausgewogenen Ernährung mit reichlich pflanzlichen Lebensmitteln. Wenn wir sie befolgen, schaffen wir es vermutlich, unsere Gesundheit und damit gleichermaßen unsere Lebensqualität grundlegend zu verbessern.

überdacht und mit einer Umstellung begonnen werden. Auch wenn uns unser Arzt bisher noch nicht darauf hingewiesen hat, sollten wir uns dennoch auf gesunde Ernährungsgewohnheiten besinnen, wenn wir uns an den Tisch setzen.

Essen Sie mehr Obst und Gemüse

Die seit 2002 von der EU geförderte Kampagne „Fünf am Tag" unter der Schirmherrschaft des Bundesministeriums für Ernährung, Landwirtschaft und Verbraucherschutz sowie des Bundesministeriums für Gesundheit hat sich zum Ziel gesetzt, den Verzehr von Obst und Gemüse anzuregen. Dabei wird empfohlen, fünfmal am Tag eine Portion (anschaulich als „eine Handvoll" definiert) Obst und Gemüse zu verzehren. Mit Gemüse und Salat zu den Hauptmahlzeiten und drei Stücken Obst über den Tag verteilt ist das Soll bereits erreicht.

Gemüse und Obst sind mit einer großen Anzahl von hilfreichen sekundären Pflanzenstoffen ausgestattet (Kapitel 6 und 7 beschreiben ausführlich die pflanzlichen Schutzstoffe und deren Funktionen). Es überrascht nicht, dass sie im Kampf gegen Tumore als

Das Risiko einer Krebs- oder Herz-Kreislauf-Erkrankung sinkt signifikant durch einen erhöhten Verzehr von Obst und Gemüse: Dafür reichen bereits 600 Gramm pro Tag aus.

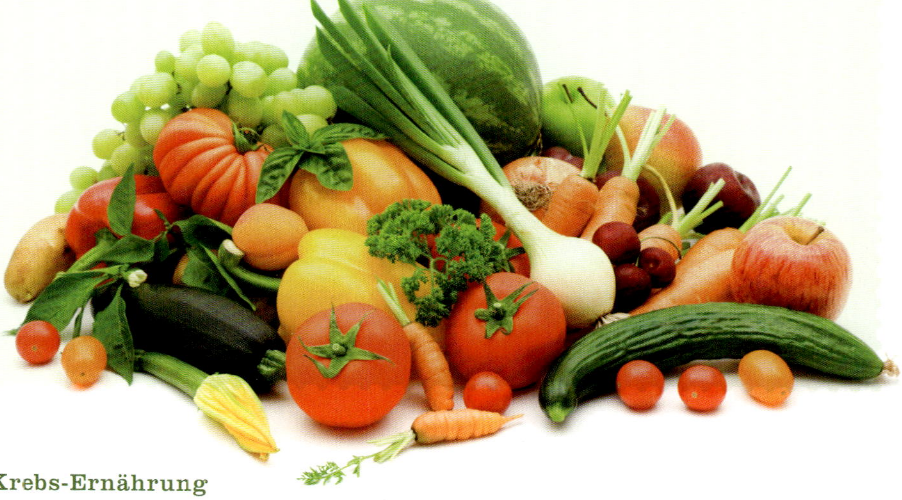

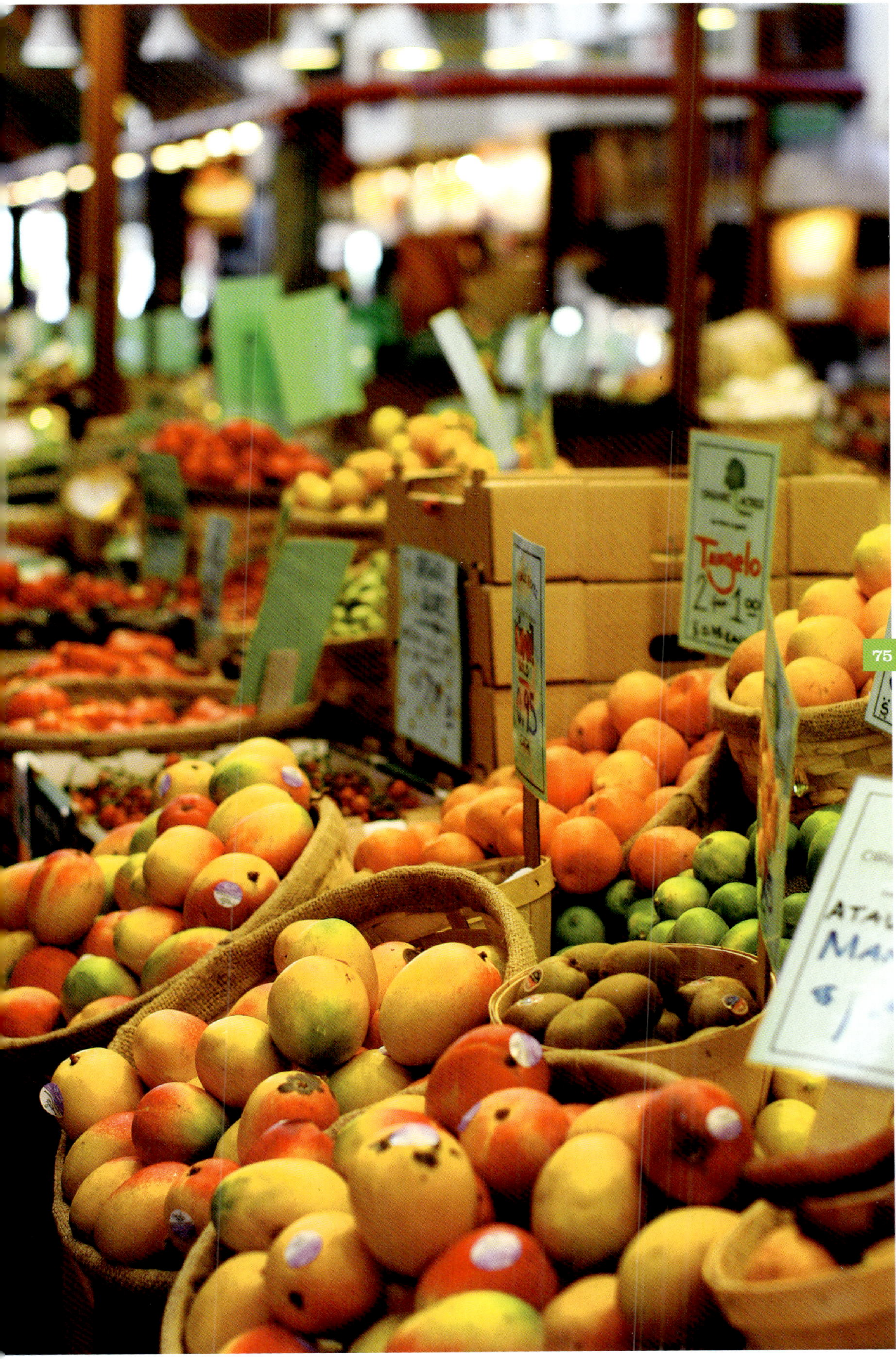
Tangelo

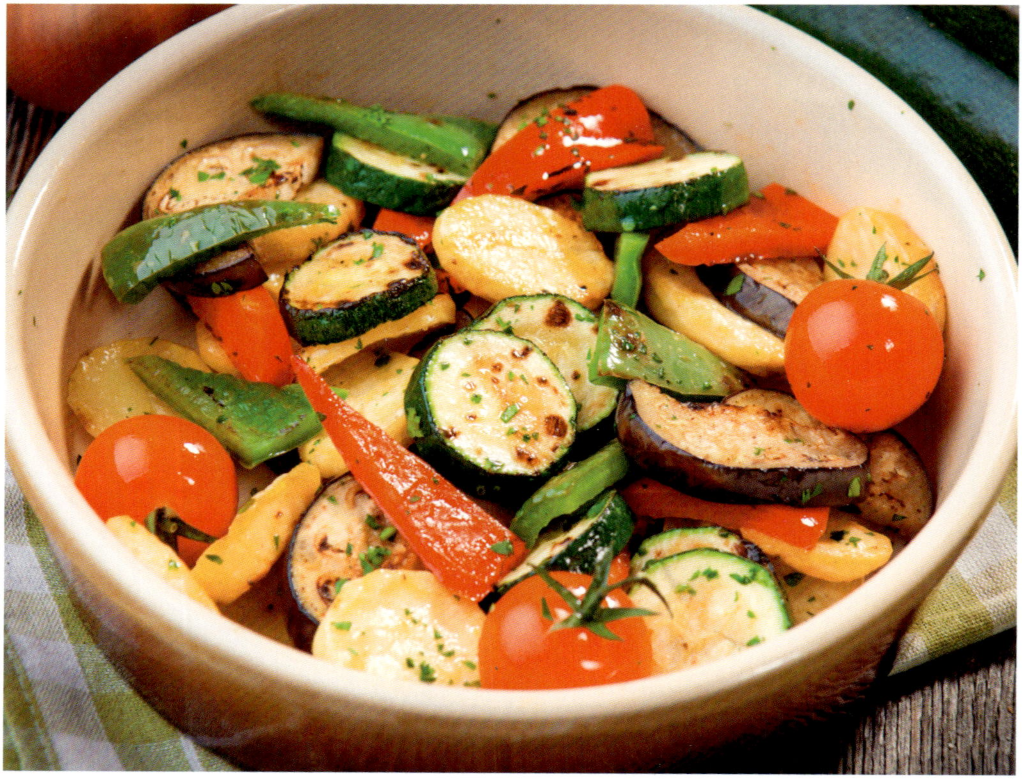

dauerhafte Schutzfaktoren genannt werden. Es wäre aber absurd zu glauben, dass der Verzehr einer einzigen Obst- oder Gemüsesorte mit krebshemmenden Eigenschaften Krebs vorbeugen kann. Äußerst wirksam ist es jedoch, unsere Ernährung so umzustellen, dass sie möglichst vielfältig krebshemmende Nahrungsmittel miteinbezieht. Gleichzeitig sollte man Nahrungsmittel und Schadstoffe meiden, die das Krebsgeschehen fördern. Die Steigerung des Obst- und Gemüseverzehrs auf mindestens fünf Portionen am Tag ist ein echter Schritt in Richtung Gesundheit. Und wenn es noch mehr sind – umso besser!

Obst und Gemüse verleihen allen Gerichten Farbe und Aroma. Zudem haben sie sehr wenig Kalorien.

Gemüse, roh oder gekocht?

Gemüse sollte nicht nur Mahlzeiten ergänzen, sondern den Hauptbestandteil einer gesunden und ausgewogenen Ernährung bilden. Es repräsentiert eine regelrechte Pflanzenapotheke mit einer Fülle an für die Gesundheit wichtigen Mineralstoffen, Vitaminen, Ballaststoffen und sekundären Pflanzenstoffen. Gemüse ernährt uns nicht nur, sondern schützt uns auch vor Krebs und anderen Krankheiten.

Wie man Gemüse kocht

Die Garmethoden, bei der Obst und Gemüse am wenigsten Nährstoffe und sekundäre Pflanzenstoffe verlieren, sind Dämpfen, Garen im Schnellkochtopf und in der Papillote (Pergamentpapier). Wenn Sie das Gemüse lieber sautieren, verwenden Sie immer Olivenöl.

Um den Verlust an bioaktiven Substanzen beim Garen von Gemüse im Wasser gering zu halten, können Sie folgende Tipps befolgen:

- So wenig Wasser wie möglich verwenden.
- Das Gemüse erst dann in den Topf geben, wenn das Wasser anfängt zu kochen und nicht während es erhitzt wird.
- Nur kurz garen. Es ist weitaus besser, das Gemüse nicht vollständig weich zu garen.
- Lassen Sie das Gemüse nie im Wasser nach Beenden des Garvorgangs.
- Nicht zu stark zerkleinern.

Ideal ist es, täglich mindestens zwei Portionen Gemüse zu verzehren, eine davon roh. Greifen Sie dabei auf das Angebot der Saison zurück, denn es ist sowohl geschmacklich als auch im Hinblick auf die höhere Konzentration an bioaktiven Substanzen besonders vorteilhaft. Gemüse hat den Vorzug, dass es roh und gekocht gegessen werden kann, weshalb sich die Gerichte leichter abwandeln lassen. Roh können etliche Eigenschaften besser verwertet werden, da ein Teil der wasserlöslichen Vitamine (Vitamin C und der Vitamin-B-Komplex) und bestimmte sekundäre Pflanzenstoffe beim Kochen verloren gehen oder sich verändern. Die Carotinoide wie das β-Carotin aus Karotten oder das Lycopin aus Tomaten hingegen werden in gekochter Form unter Zugabe von etwas Öl wesentlich besser resorbiert.

Obwohl rohes Gemüse eine wahre Quelle der Gesundheit darstellt, schmeckt und bekommt es dennoch nicht jedem. Auch wenn beim Kochen ein Teil der Nährstoffe verloren geht, ist es immer noch besser, gekochtes als gar kein Gemüse zu essen. Wer Gemüse in seine Ernährung einbezieht, profitiert von seiner Vielfalt an Aromen, Farben und Beschaffenheiten.

Obst und Gemüse, immer auf dem Teller

Sie haben Tausende von Möglichkeiten, Gemüse in Ihre Ernährung einzubauen: als Salat (roh und/oder gekocht), als Beilage, in Suppen, als Pürees, als Eintopf, als Kurzgebratenes, als Saft usw. Damit es köstlich schmeckt und die Geschmackspapillen anregt, sollten Sie es nach Ihren Vorlieben würzen, am besten mit Kräutern, Knoblauch, Zitrone oder asiatischen Gewürzen. Neben

Aroma und Geschmack bieten diese Würzmittel mehrere therapeutische Nutzen. Viele Geschmacksstoffe werden erst durch Fett freigesetzt. Empfehlenswert ist Olivenöl. Ein Esslöffel pro Person und Mahlzeit reicht für einen gesunden Genuss. Nur wer zunehmen möchte, nimmt mehr davon.

Bunte Salate

Im Winter wie im Sommer hilft ein Salat als Vorspeise, um Krankheiten vorzubeugen. Das Geheimnis schmackhafter und gesunder Kompositionen liegt in den Zutaten. Um die richtigen zu wählen, sind Farben eine gute Orientierungshilfe. Je bunter der Salatteller, desto größer die Vielzahl der sekundären Pflanzenstoffe, die jeweils spezifisch vorbeugend wirken können. Denn es sind die im Gemüse enthaltenen bioaktiven Substanzen, die auch farbgebend sind. Chlorophyll z. B. gibt vielen Gemüsesorten die intensive grüne Farbe, während Lycopin Tomaten und Paprika rot färbt.

Gemüse lässt sich mit fast allen Lebensmitteln kombinieren und bietet zahlreiche Dekorationsmöglichkeiten dank seiner vielen Farben, Formen und Aromen. Mit etwas Fantasie und Freude am Zubereiten können Sie einen einfachen Salat in einen Augen- und Gaumenschmaus verwandeln, der sowohl ernährungsphysiologisch als auch präventionsmedizinisch von großem Nutzen ist. Saisonale Gemüse- und Obstsorten entfalten dabei stets die größte Fülle an wertvollen Inhaltsstoffen.

Obst und Gemüse in allen Farben

Die Farben Weiß, Grün, Rot, Orange, Gelb und Violett dürfen in vollständigen und gesunden Salaten nicht fehlen.

- **Weiß:** Knoblauch, Zwiebeln, Frühlingszwiebeln, Schalotten, Lauch, Blumenkohl ...
- **Grün:** Brokkoli, Kresse, Endiviensalat, Kopfsalat, Salatherzen ...
- **Rot:** Tomate, Paprika, Rettich ...
- **Orange:** Kürbis, Karotte, Papaya ...
- **Gelb:** Mais, Zitrone ...
- **Violett:** Heidelbeeren, rote Bete, Rotkohl, Aubergine ...

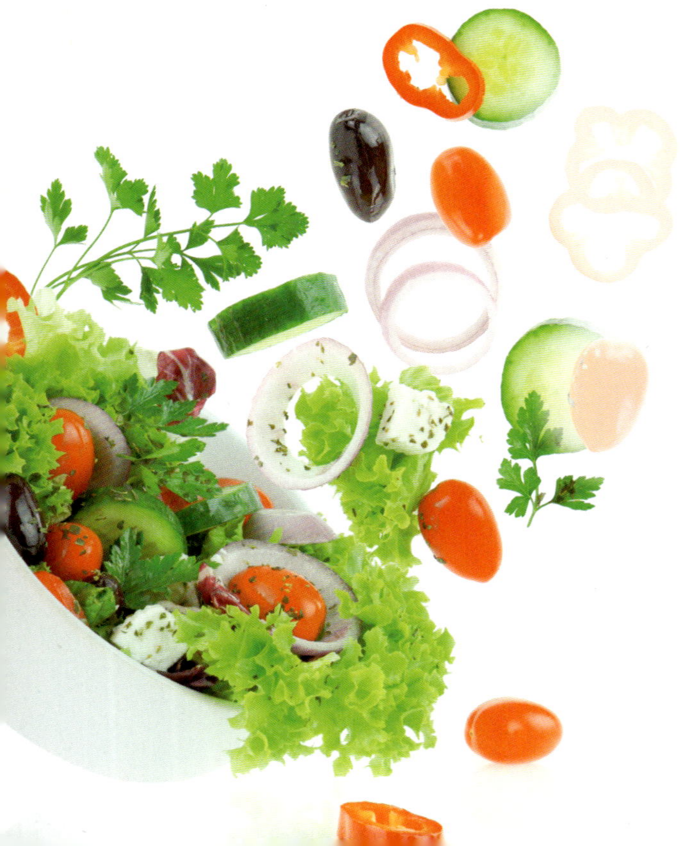

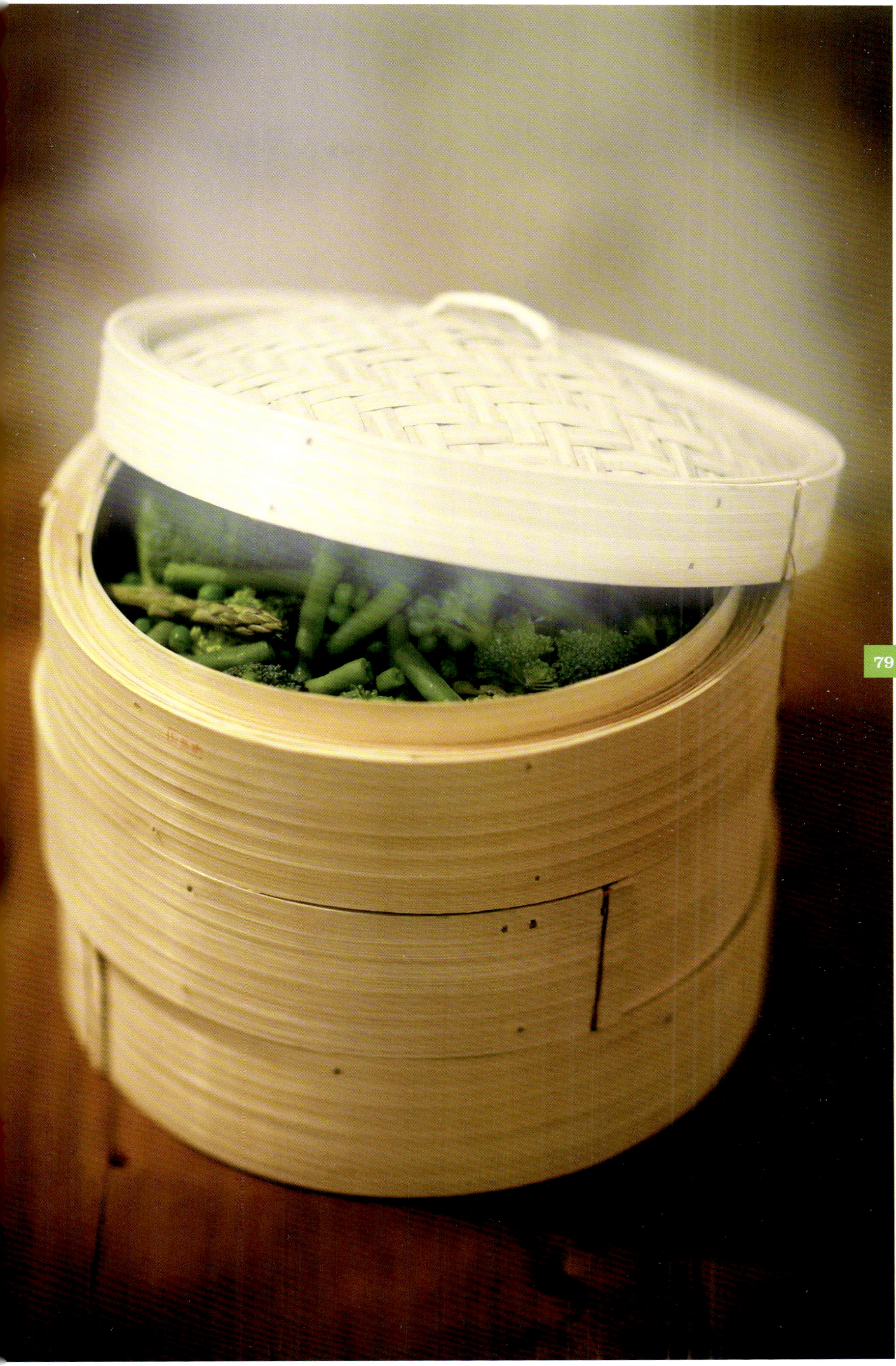

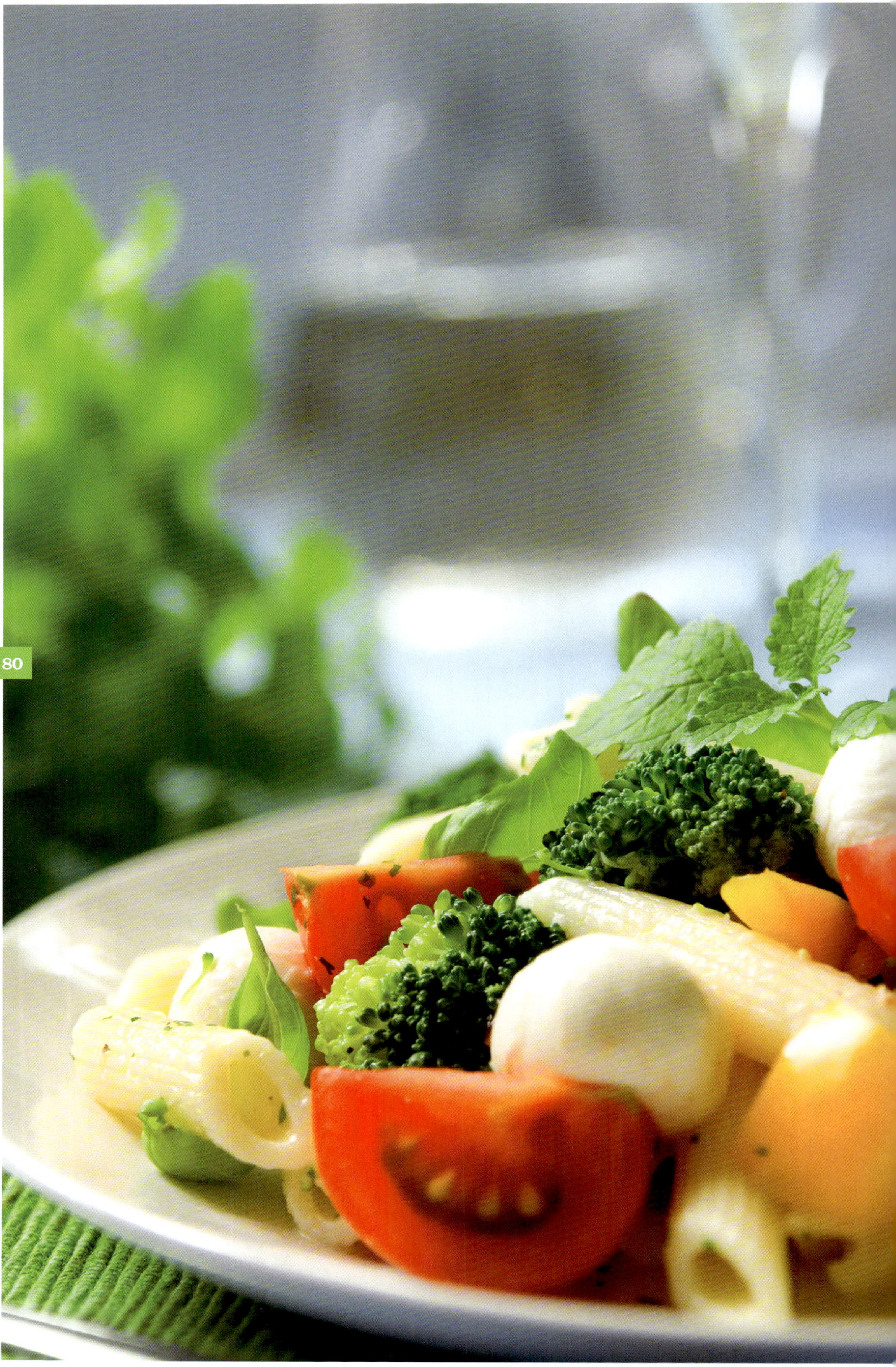

Gemüse schälen

Pflanzliche Nahrungsmittel, die nicht aus Bio-Anbau stammen, enthalten oft Rückstände von Schädlingsbekämpfungsmitteln, die gegen Bakterien, Pilze, Milben oder Würmer eingesetzt werden. Auch wenn diese im Rahmen der gesetzlich erlaubten Grenzwerte vorhanden sind, können sie sich möglicherweise schädigend auswirken. Um sich möglichst gut vor diesen Mitteln zu schützen und dennoch in den Genuss der präventiv wirkenden sekundären Pflanzenstoffe zu kommen, sollten Obst und Gemüse aus konventionellem Anbau sorgfältig gewaschen und möglichst immer geschält werden. Alternativ dazu empfiehlt es sich, Bio-Produkte zu kaufen, die idealerweise weniger schädigende Rückstände enthalten.

Weniger Kalorien

Um ein gesundes Leben zu genießen, ist es wichtig, die Aufnahme von Kalorien auf den Energieverbrauch abzustimmen. Am einfachsten ist es, auf Fast Food voll und ganz zu verzichten. So senken Sie die Kalorienmenge auf gesunde Art.

Chips, Fast Food (Hamburger, Würste, Hähnchenflügel usw.), salziges Knabbergebäck, Fertiggerichte, Erfrischungsgetränke, Kekse, Gebäck sowie Süßigkeiten etc. sind bei regelmäßigem Verzehr das genaue Gegenteil einer gesunden und ausgewogenen Ernährung. Sie führen direkt zu Fettleibigkeit und sind keineswegs empfehlenswert, weder um Krebs noch anderen Krankheiten vorzubeugen. Sie sind schlicht und ergreifend einfach nur ungesund.

Der Verzehr von Kartoffelchips, Fertiggerichten, Gebäck, Softdrinks usw. führt zu Fettleibigkeit.

Für eine gute Gesundheit sollten diese Nahrungsmittel nicht Teil unserer gewohnheitsmäßigen Ernährung sein, weder als Snack geschweige denn als Hauptgericht. Sie enthalten zu viel Zucker, versteckte und unvorteilhafte Fette, Salz sowie Zusatzstoffe. Sie sind also wahre Kalorienbomben, die dem Organismus kaum gesundheitsfördernde Nährstoffe zu bieten haben. Viele von ihnen sind voller „leerer Kalorien" mit viel Zucker und gesättigten Fettsäuren, machen kaum satt und sorgen für zusätzliche Kilos. Noch dazu verdrängen sie die Lebensmittel, deren Nährstoffreichtum uns wirklich zu unserem Vorteil gereicht.

Die Hektik des heutigen Lebens ist dafür verantwortlich, dass viele Menschen abends müde und gestresst nach Hause

Wenn Sie der Versuchung durch Fast Food einfach nicht widerstehen können, genehmigen Sie sich am besten ausnahmsweise und gelegentlich eine Portion. So belasten Sie sich nicht täglich mit zu viel Kalorien und haben nicht das Gefühl, auf etwas verzichten zu müssen.

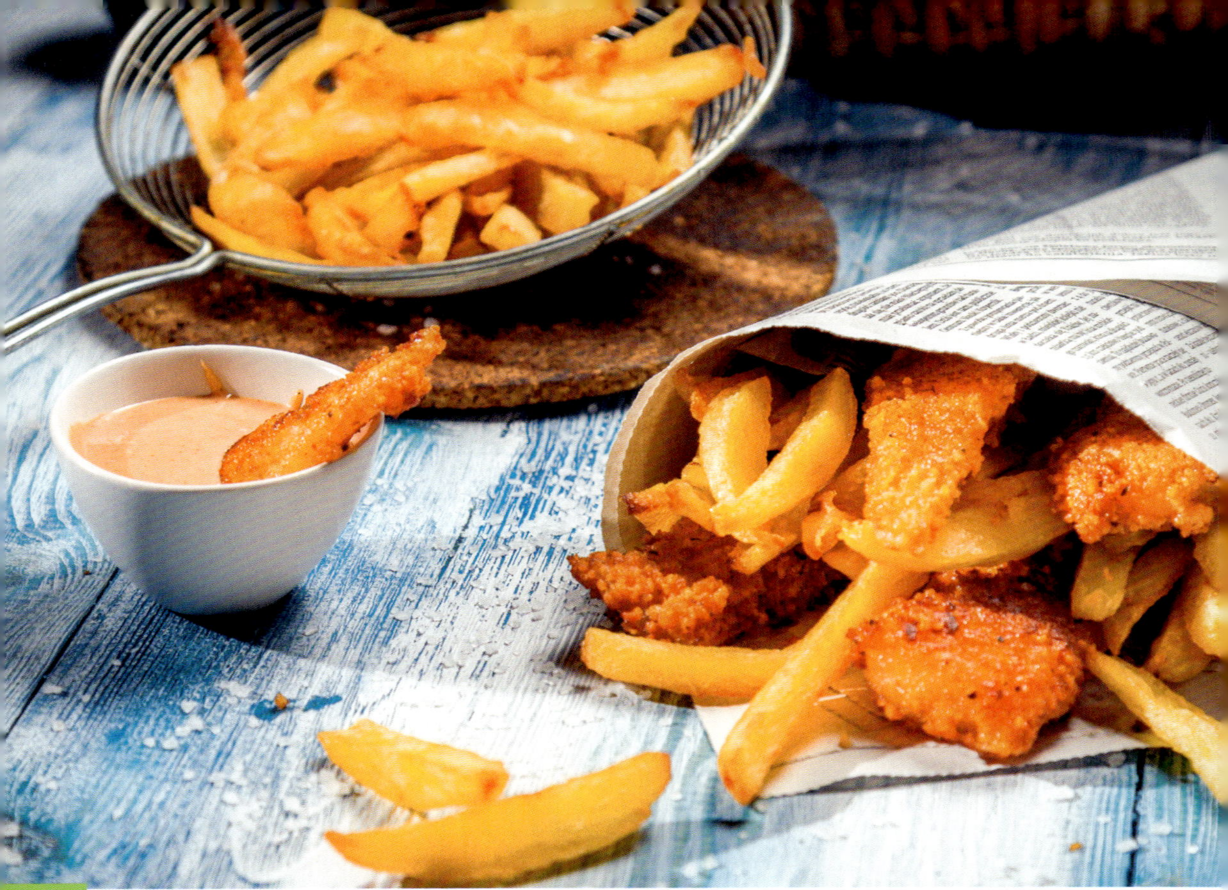

kommen und keine Lust mehr haben, Zeit in der Küche mit Kochen zu verbringen, um sich anschließend an den Tisch zu setzen und in Seelenruhe zu essen. Doch Fast Food ist nicht die Lösung. Der zunehmende Trend, dennoch danach zu greifen, kann unsere Gesundheit ernsthaft schwächen.

Fast Food ist zwar praktisch, billig, dank der vielen darin enthaltenen Zusatzstoffe besonders lecker und erfüllt den Wunsch vieler Menschen, bei der Ernährung Zeit und Geld zu sparen. Außerdem machen Fast Food und Fertiggerichte auch nicht unmittelbar und sofort krank. Gerade deshalb müssen wir uns die negativen Auswirkungen vor Augen führen, die eine solche Ernährung auf unser Wohlbefinden und unsere Gesundheit hat. Auch mit wenig Zeit sollten wir es uns wert sein, Mahlzeiten aus frischen und gesunden Zutaten zuzubereiten. Unser Organismus wird es uns danken.

Versteckter Zucker – nein, danke!

Der enorme Gehalt an Zucker in Erfrischungsgetränken und Fertignahrungsmitteln ist ein echter Alptraum. Softdrinks, die besonders zuckerhaltig sind, Lebensmittel wie Frühstücksflocken, gesüßte Milchprodukte, industriell hergestelltes Gebäck, Desserts für Kleinkinder ... sie alle haben einen absurd hohen Zuckeranteil, der keine ernährungsphysiologischen Vorteile bringt und für die Gesundheit zudem schädlich ist. Zur Vorbeugung von Krebs sollte man Produkte dieser Art grundsätzlich meiden und besser zu Obst greifen, wenn man den Wunsch nach Süßem verspürt.

Sagen Sie *Nein* zu raffiniertem Getreide und Auszugsmehl

In der Geschichte der Menschheit waren die verschiedenen Kulturen auf Vollkorngetreide als wichtigste Energiequelle und wesentliches Grundnahrungsmittel angewiesen. Erst seit etwa hundert Jahren sind wir dazu übergegangen, Getreideerzeugnisse aus Auszugsmehlen zu verzehren.

Früher wurde das Korn beim Mahlen in der Mühle von Kleie und Keimen nicht getrennt. Erst ab 1873, nach der Einführung der Walzmühle, mit der diese Trennung erstmals möglich war, ging der Verzehr von Vollkorngetreide drastisch zurück und es begann die bis heute typisch westliche Ernährung, die durch einen übermäßigen und schädlichen Verzehr von Getreideprodukten und Backwaren aus weißem Mehl charakterisiert ist.

Feinmehlgetreide sind keine vergleichbar energiereichen und vollständigen Nahrungsmittel, wie sie in der Vergangenheit verzehrt wurden. Ihnen fehlen zahlreiche Nährstoffe und sekundäre Pflanzenstoffe, die sie ursprünglich enthielten.

Vollkorngetreide trägt zur Gesundheit bei

Vollkorngetreide enthält Ballaststoffe, Mineralstoffe (Selen, Zink, Kupfer, Eisen, Magnesium und Phosphor), Vitamin E, den Vitamin B-Komplex (ausgenommen B_{12}), ungesättigte Fette und zahlreiche sekundäre Pflanzenstoffe, deren Eigenschaften die Gesundheit schützen. Seit vielen Jahren sind die Vorteile, die uns das volle Korn schenkt, bekannt. Bereits um 1800 empfahlen die Ärzte Vollkorngetreide, um Verstopfung vorzubeugen. Darüber hinaus gibt es heute genügend Studien, die den Verzehr von Vollkornprodukten mit der Prävention von Diabetes Typ 2, Fettleibigkeit und einer Senkung des Herzkreislaufrisikos in Zusammenhang bringen. Das therapeutische Potenzial dieser Nahrungsmittel geht jedoch weit darüber hinaus.

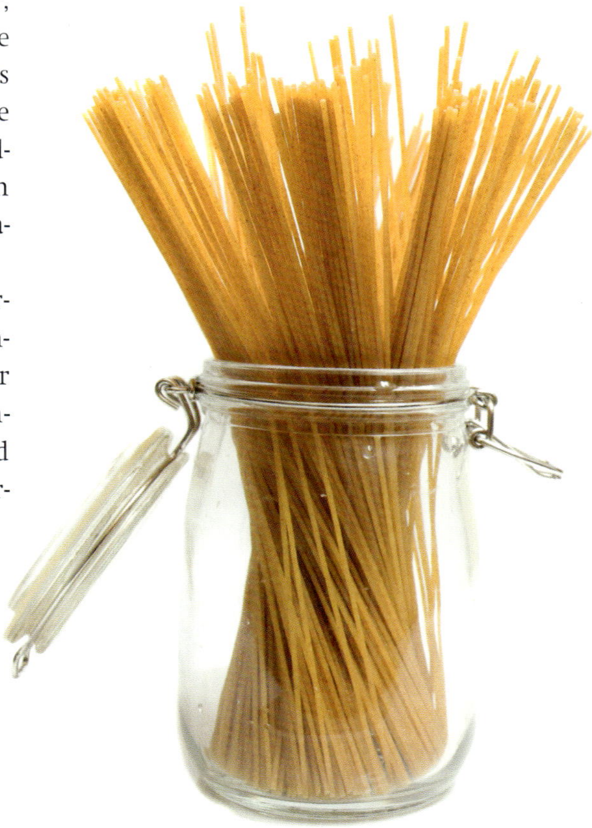

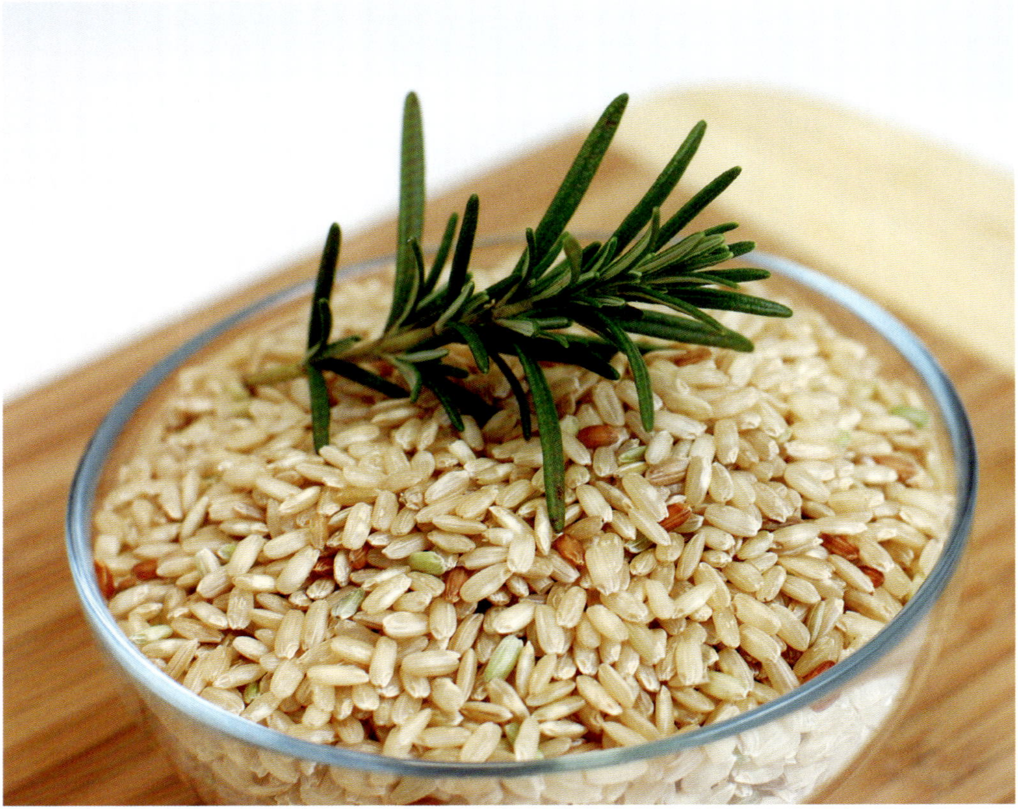

Ganze Körner, um Tumoren vorzubeugen

Verschiedene Studien haben gezeigt, dass der Verzehr von Vollkorngetreide das Risiko bestimmter Krebsarten wie z. B. am Dickdarm, im Magen, im Mund, im Rachen und am oberen Teil des Verdauungstrakts und am Endometrium senkt.

Wie wir bereits in Kapitel 3 erfahren haben, ist auch ein erhöhter Insulinspiegel mit einem gesteigerten Krebsrisiko verbunden. Eine der Ursachen für ein vermindertes Krebsrisiko durch Vollkorngetreide könnte in seiner insulinsenkenden Wirkung zu suchen sein. Außerdem besitzen die darin enthaltenen Phytonährstoffe wie Phytinsäure, verschiedene phenolhaltige Verbindungen und Saponine präventive Eigenschaften. Diese bioaktiven Substanzen haben die Fähigkeit, die Interaktion einiger krebserzeugender Verbindungen mit den Zellen zu blockieren. Auch Lignane, eine Art Phytoöstrogene (Kapitel 13 erläutert die Funktionen dieser phytochemischen Stoffe), spielen möglicherweise eine Rolle beim Schutz gegen jene Krebsarten, die durch Hormone ausgelöst werden.

Angesichts dessen empfiehlt allein schon der gesunde Menschenverstand, Erzeugnisse aus Auszugsmehlen durch höherwertige aus Vollkornmehlen zu ersetzen.

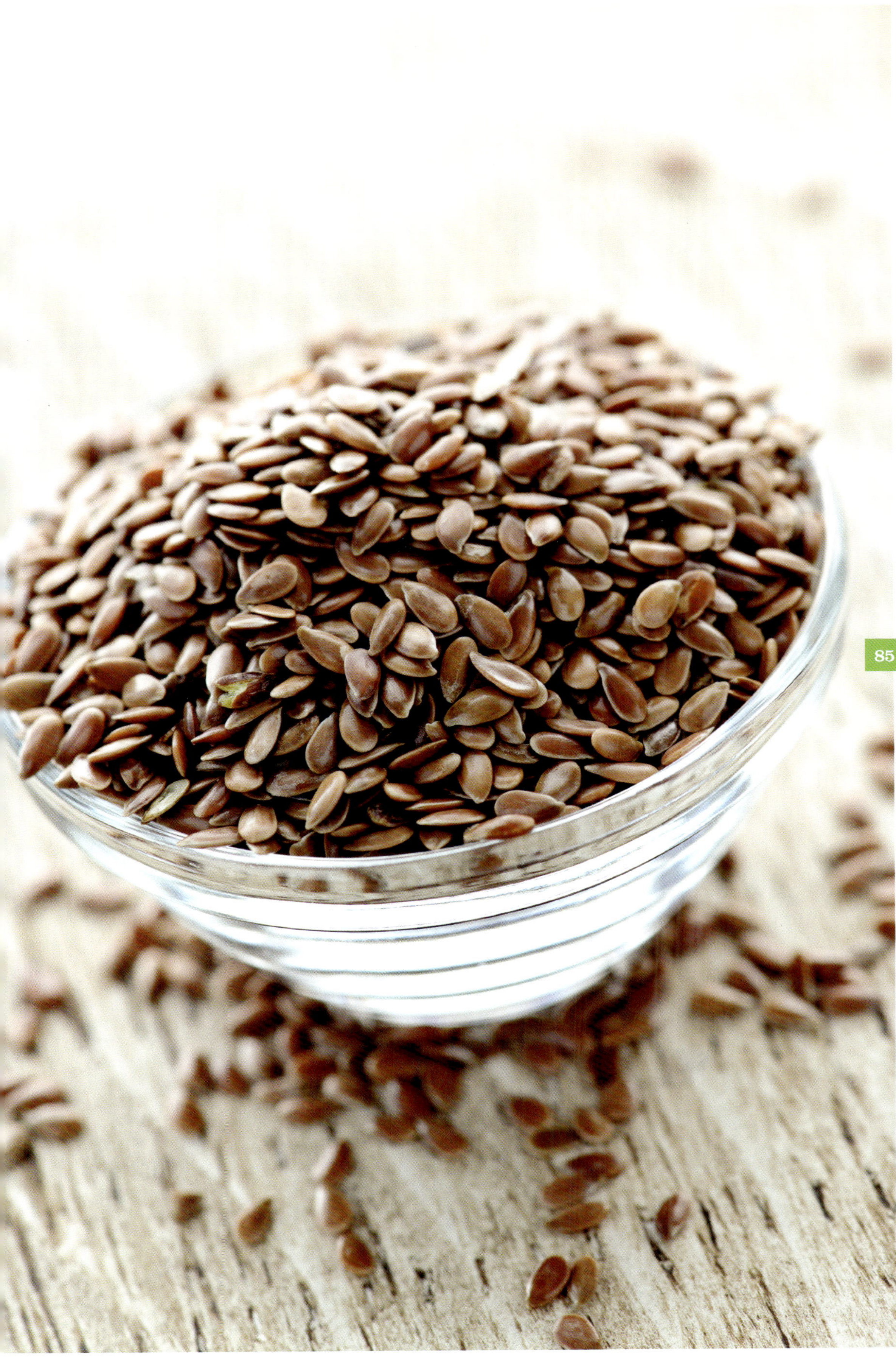

Fette richtig auswählen

Aufgrund ihres hohen Kaloriengehaltes und weil sie im Allgemeinen mit Herz-Kreislauf-Erkrankungen in Verbindung gebracht werden, genießen Fette keinen guten Ruf. Dennoch können und dürfen wir nicht auf sie verzichten, weil sie für die Gesunderhaltung des Organismus von grundlegender Bedeutung sind. Allerdings ist es notwendig, auf eine gute Qualität zu achten und sie behutsam zu dosieren.

Allgemein ist bekannt, dass der Konsum gesättigter Fette und Transfette ungesund ist und daher gesenkt werden sollte. Doch nicht jeder weiß, dass auch der Verbrauch von Omega-6-Fetten kontrolliert werden muss. Sie sind zwar, ebenso wie die Omega-3-Fettsäuren, essenziell für den Organismus, doch muss stets ein Gleichgewicht angestrebt werden.

Wie bereits in Kapitel 3 erwähnt, sollte den Omega-6-Fettsäuren eine ausreichende Menge an Omega-3-Fettsäuren entgegengesetzt werden, um das Verhältnis zwischen diesen Fetten wieder in ein Gleichgewicht zu bringen.

Dadurch könnte das Risiko, an Krebs oder Herz-Kreislauf-Erkrankungen zu erkranken oder an Entzündungen zu leiden, signifikant gesenkt werden.

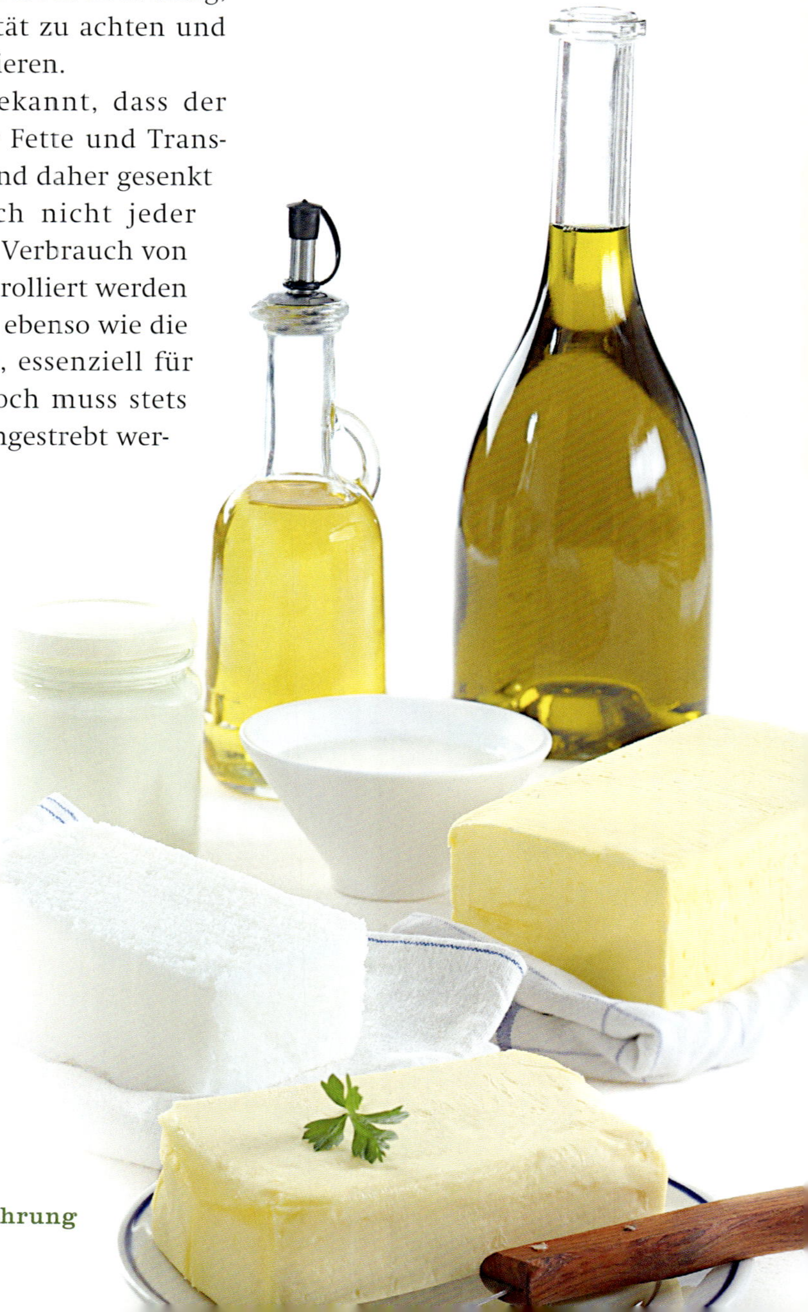

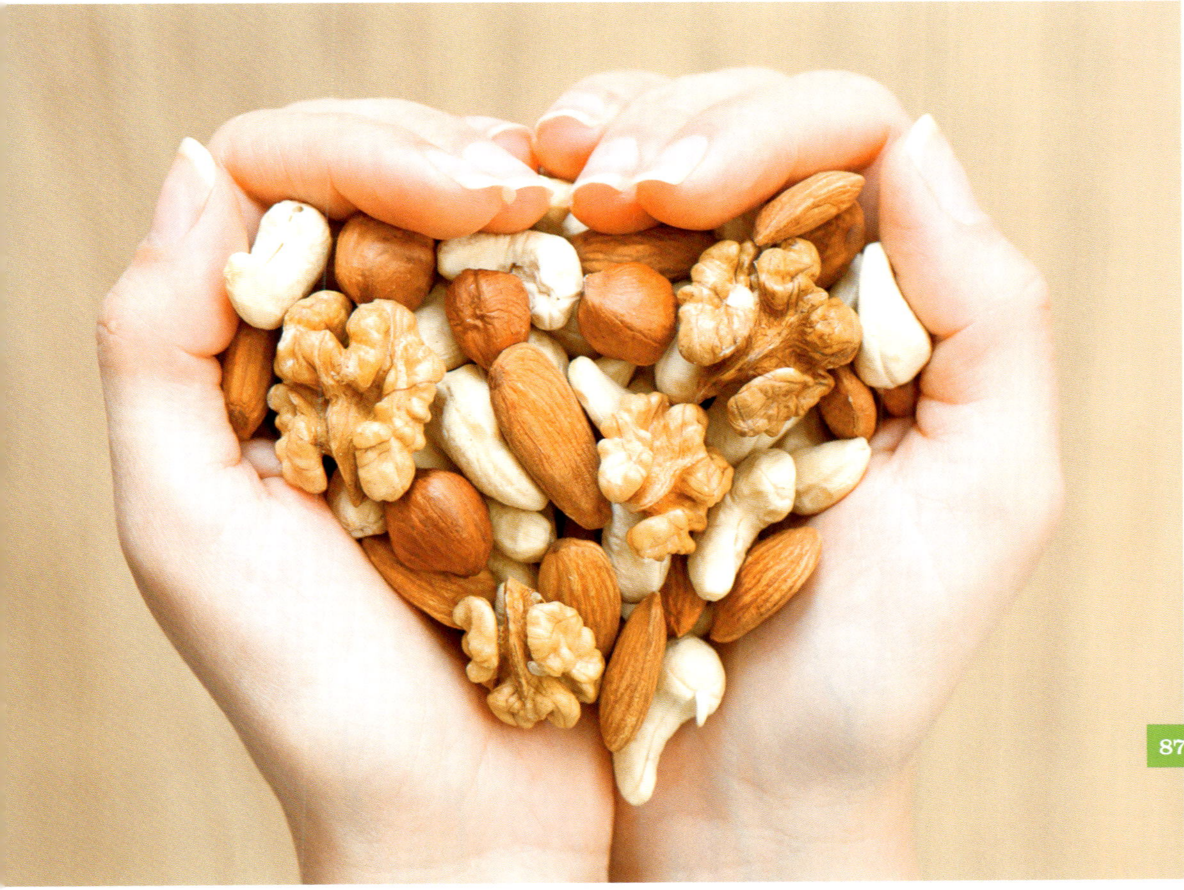

Wie man ein Gleichgewicht schafft

Um die Zufuhr von Omega-6-Fettsäuren zu senken, ist es am einfachsten und am gesündesten, in der Küche kaltgepresstes Olivenöl als Fett zu verwenden, und zwar vom Salatdressing bis hin zum Braten und Kochen von Gerichten aller Art. Darüber hinaus weist Olivenöl unendlich viele wohltuende Eigenschaften auf, die einen wesentlichen Beitrag zum Erhalt unserer Gesundheit leisten – u. a. seine wertvolle Anti-Krebs-Wirkung (Kapitel 10 behandelt die gesunden Eigenschaften dieses Fettes).

Beispielsweise ist es nicht sinnvoll, Butter durch Margarine zu ersetzen. Margarine enthält eine erhöhte Menge an Omega-6-Fettsäuren und Transfetten, weshalb sie keineswegs gesünder ist als Butter, obwohl diese Cholesterin und viele gesättigten Fetten enthält. Kalt gepresstes Olivenöl hingegen ist ein guter Ersatz für Butter. Um das Gleichgewicht von Omega-6- zu Omega-3-Fettsäuren zu verbessern, kann man auch täglich eine Handvoll Nüsse (ca. 25 Gramm) in die Ernährung einbauen. Sie eignen sich als Bestandteil von Salaten, Desserts und Zwischenmahlzeiten. Auch Leinsamen sind gut geeignet.

Gleichermaßen ist es sinnvoll, mindestens drei- bis viermal pro Woche fetthaltigen Fisch wie Sardinen, Sardellen, Anchovis oder Lachs anstelle einer Fleischmahlzeit in den Speiseplan zu integrieren.

Mehr Fisch

Von allen proteinhaltigen tierischen Nahrungsmitteln sind Fisch und Meeresfrüchte zweifellos die beste Wahl für ein Hauptgericht. In puncto Nährwert haben beide eine ähnliche Zusammensetzung: Proteine, Omega-3-Fettsäuren, Mineralstoffe, Vitamine und nicht zu viele Kalorien.

Die ersten Beobachtungen über die Vorteile von Fisch wurden bei Eskimos durchgeführt, die hohe Mengen an Fisch und anderen Meerestieren und praktisch kein Obst und Gemüse verzehren. Dennoch weist dieses Volk eine niedrige Inzidenz koronarer Krankheiten auf, und das trotz der erhöhten Aufnahme von Fetten und Cholesterin.

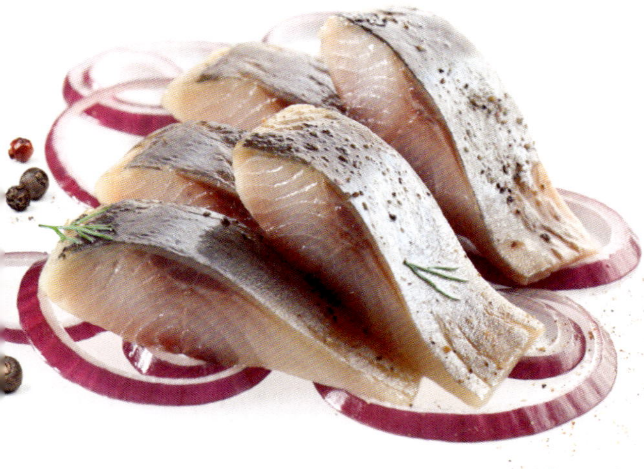

Die Vorzüge der Omega-3-Fettsäuren

Derzeit liegen Nachweise in ausreichender Menge vor, dass die mehrfach ungesättigten Omega-3-Fettsäuren (EPA und DHA) im Fisch für Herz und Kreislauf besonders vorteilhaft sind. Neben der Senkung des LDL-Cholesterinspiegels wirken sie antithrombotisch und gefäßerweiternd und tragen zur Regulierung des Blutdrucks bei. Aus diesem Grund wird Fettfisch zur Vorbeugung von Herz-Kreislauf-Erkrankungen besonders empfohlen.

Doch die Vorzüge der Omega-3-Fettsäuren sind nicht auf die Gesundheit der Herzkranzgefäße beschränkt, sie spielen auch bei der Krebsprävention eine wichtige Rolle – im Gegensatz zu den Omega-6-Fettsäuren, die für die Entwicklung von Tumoren sogar fördernd sein könnten.

Mehrere Studien bestätigen, dass Omega-3-Fettsäuren das Risiko von Brust-, Darm-, Prostata- und Bauchspeicheldrüsenkrebs senken. Zusätzlich verbessern sie die Wirksamkeit der antitumoralen Chemotherapie. In Bezug auf ihre Präventivfunktion gegen Krebs verringern Omega-3-Fettsäuren die Produktion von entzündungsfördernden Stoffen, durch die wiederum die Funktion des Immunsystems beeinträchtigt und die Entwicklung von Tumoren begünstigt wird. Zusätzlich veranlassen sie die Krebszellen durch den Vorgang der Apoptose, sich selbst zu eliminieren und verhindern dadurch die Bildung neuer Blutgefäße (anti-angiogenetische Wirkung).

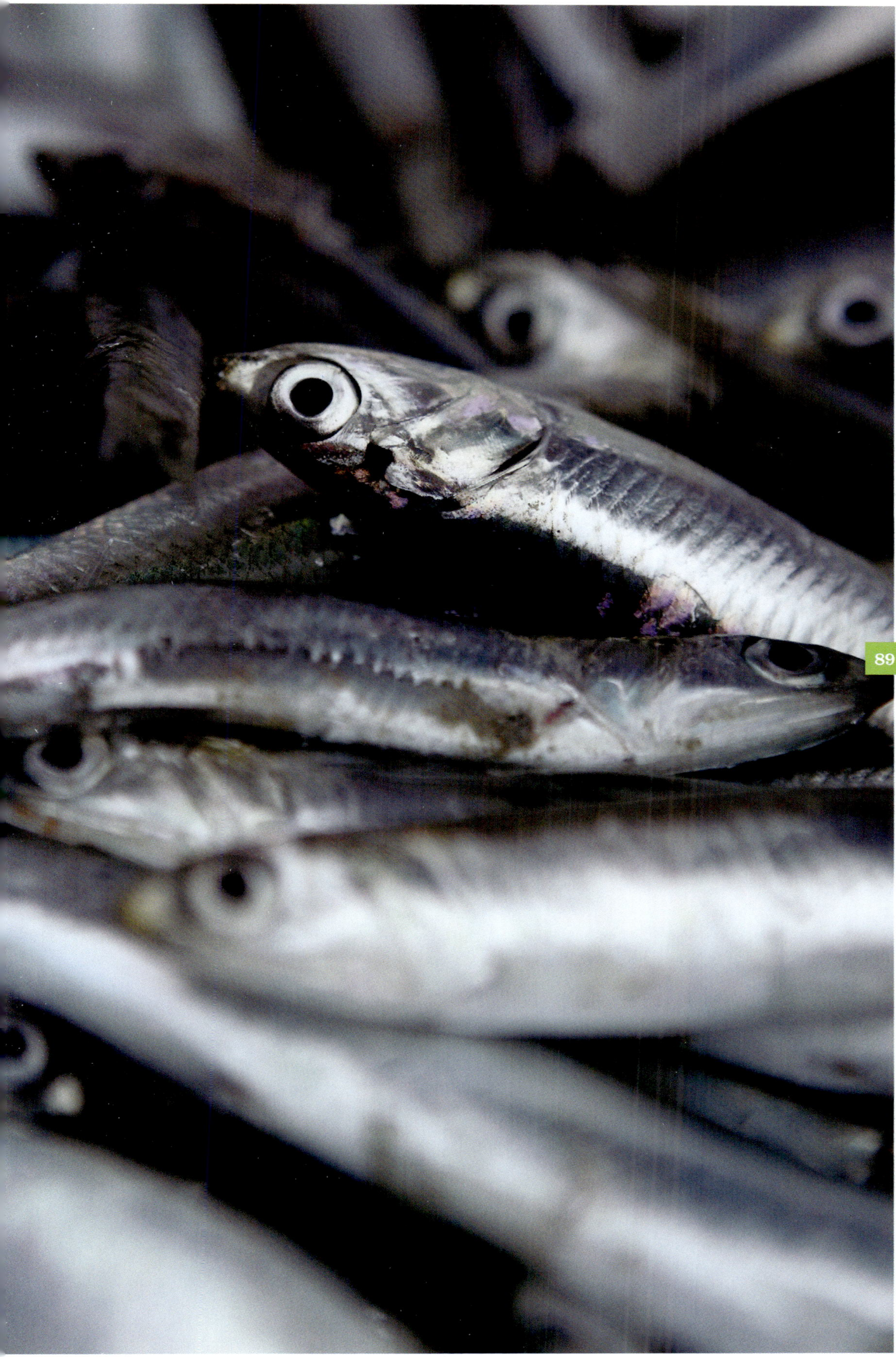

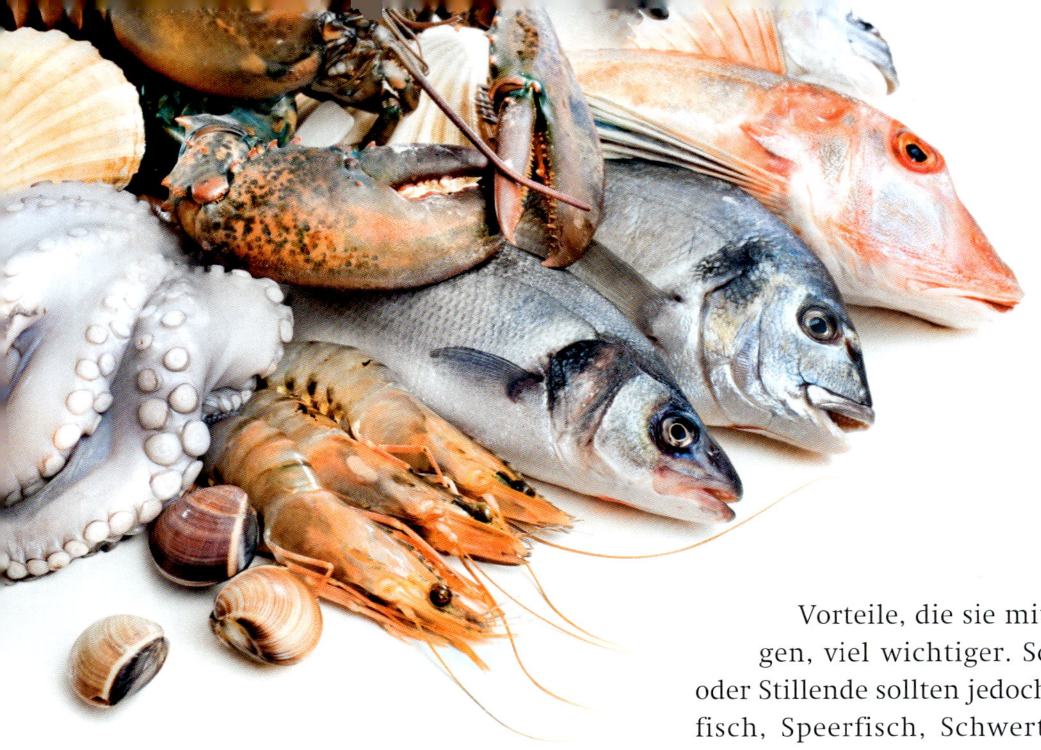

Die kleinsten Fische sind die besten

Als Folge der Umweltverschmutzung durch die Industrie befindet sich im Meer eine sehr giftige Quecksilberverbindung (Methylquecksilber), weshalb Spuren dieser Substanz in fast allen Fischen zu finden sind, in einigen, wie z. B. Haifisch, Schwertfisch oder Thunfisch, sogar besonders viel. Der höhere Gehalt ist dadurch zu erklären, dass diese Fische am Ende der Nahrungskette stehen, sich von kleineren Fischen ernähren und Methylquecksilber deshalb in der Regel in höheren Mengen speichern.

Im Allgemeinen sind größere Fische also mit einem höheren Gehalt an Methylquecksilber belastet. Die meisten anderen Fische, die wir verzehren, enthalten jedoch nur wenig Quecksilber, weshalb sie für die Gesundheit keine Gefahr darstellen. Außerdem sind die Vorteile, die sie mit sich bringen, viel wichtiger. Schwangere oder Stillende sollten jedoch auf Thunfisch, Speerfisch, Schwertfisch und ähnliche Arten verzichten. Auch kleine Kinder sollten sie sicherheitshalber nicht verzehren.

Auch Zuchtlachs ist nicht mit Sicherheit frei von Schadstoffen. Laut einer kürzlich veröffentlichten Studie weisen diese Fische einen erhöhten Gehalt an Dioxinen und anderen giftigen Stoffen auf. Selbst wenn die Belastung

Fisch essen

Dünsten, Dämpfen oder Grillen steigert das Aroma von Fisch. Mit Gemüse kombiniert ergibt er ein gesundes und vollwertiges Gericht, das Ihrer Gesundheit guttut. Wenn Sie sich bei Tisch für eine gesunde Hauptmahlzeit entscheiden wollen, ist es am besten, sich für Fettfisch (sogar Weißfisch) zu entscheiden.

von Zuchtlachsen durch die Behörden in Grenzen gehalten und kontrolliert wird, ist es immer besser, nur selten darauf zurückzugreifen.

Man sollte sich auf jeden Fall stets vor Augen führen, dass die Vorteile des Verzehrs von Fettfischen dessen Nachteile bei weitem übertreffen. Zusammenfassend ist zu sagen, dass der Verzehr von Fettfischen für die Krebsprävention einen wesentlichen Beitrag leistet. Bei der Auswahl sollte man kleinen Fischen den Vorzug geben, wie z.B. Sardellen, Anchovis, Sardinen, Makrelen usw.

Weniger Fleisch verzehren

Bis zur industriellen Revolution des neunzehnten Jahrhunderts wurde Fleisch in den westlichen Ländern nur selten verzehrt – außer in sehr kalten Regionen, in denen praktisch keine Vegetation vorherrschte. Heutzutage gilt Fleisch für viele als tägliches Grundnahrungsmittel. Das geht so weit, dass eine Mahlzeit nicht als nahrhaft bezeichnet wird, wenn der Hauptgang kein Fleisch enthält. Dieses Nahrungsmittel liefert vor allem Eiweiß, B-Vitamine (einschließlich B_{12}) und Eisen. Außerdem ist es auch eine Quelle von gesättigtem Fett, Cholesterin und Kalorien. Folglich führt übermäßiger Fleischkonsum zu einem erhöhten Risiko für kardiovaskuläre Erkrankungen und anderen Krankheiten, wie z.B. Adipositas. Deshalb wird trotz des reichen Nährstoffangebots im Fleisch seit geraumer Zeit zu einem moderaten Fleischkonsum geraten. Zudem wissen wir, dass der Verzehr von Fleisch hinsichtlich bestimmter Krebsarten mit einem erhöhten Risiko in Verbindung gebracht wird.

Fleisch und Krebs

Mittlerweile wurden zahlreiche Untersuchungen durchgeführt, die den Zusammenhang zwischen Fleischkonsum und einigen Krebserkrankungen wie Darm-, Brust-, Prostata- und Pankreaskrebs aufzeigen. Diese Ergebnisse machen die Notwendigkeit deutlich, den Verbrauch von Fleisch, vor allem von rotem und verarbeitetem Fleisch (Würstchen), zu reduzieren. Das bedeutet nicht, dass Fleisch selbst krebserregend ist. Doch fördert ein

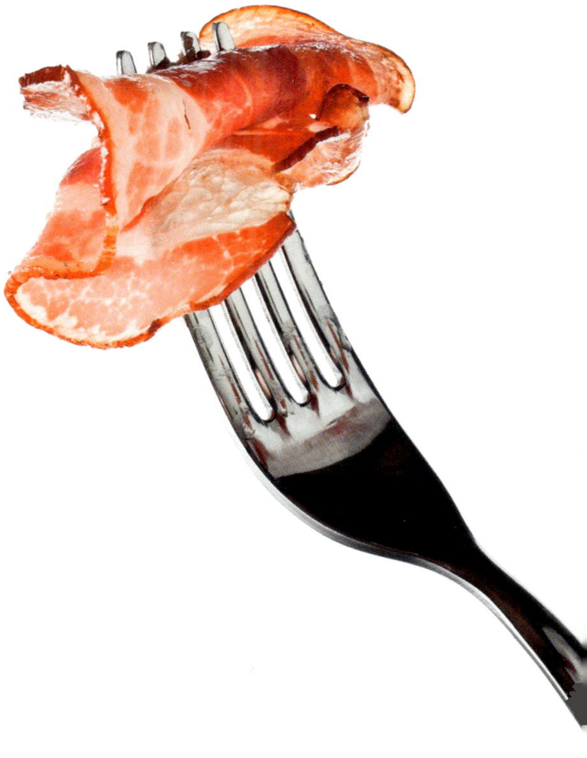

Wenn Sie auf Fleisch nicht gänzlich verzichten möchten, sollten Sie die Mengen dennoch reduzieren und diese mit einer guten Gemüsebeilage kombinieren. Statt z. B. Fleisch mit Kartoffeln zu essen, bereiten Sie lieber ein Pfannengemüse mit kleinen Fleischstückchen zu. Ein Gericht, das 30 bis 40 Gramm reines Eiweiß enthält, egal ob tierischen oder pflanzlichen Ursprungs, deckt perfekt die Bedürfnisse unseres Körpers. Ebenso sollten Sie magerem Fleisch den Vorzug geben und sichtbares Fett zu entfernen. Bei der Zubereitung sollten Sie darauf achten, dass das Fleisch keinen zu hohen Temperaturen ausgesetzt wird oder gar verbrennt.

übermäßiger Fleischkonsum die Entwicklung dieser Krankheit.

Zunächst sollten sich Verbraucher von Lebensmitteln tierischen Ursprungs, wie zum Beispiel von rotem oder weißem Fleisch, Eiern und Milchprodukten, darüber klar sein, dass sie Erzeugnisse von gemästeten Tieren verzehren. Wie bereits in Kapitel 3 erwähnt, werden sie üblicherweise mit Futter aus Getreide gefüttert, die über einen hohen Gehalt an Omega-6-Fettsäuren verfügen. Das hat zur Folge, dass das Fleisch dieser Tiere ebenfalls einen erheblichen Anteil an diesen Fetten vorweist. Mit dem Verzehr dieser Produkte bringen wir das Gleichgewicht der Omega-6-Fettsäuren (die eine Tumor-Entwicklung fördern) in unserem Organismus durcheinander. Aber das ist nicht das einzige Problem.

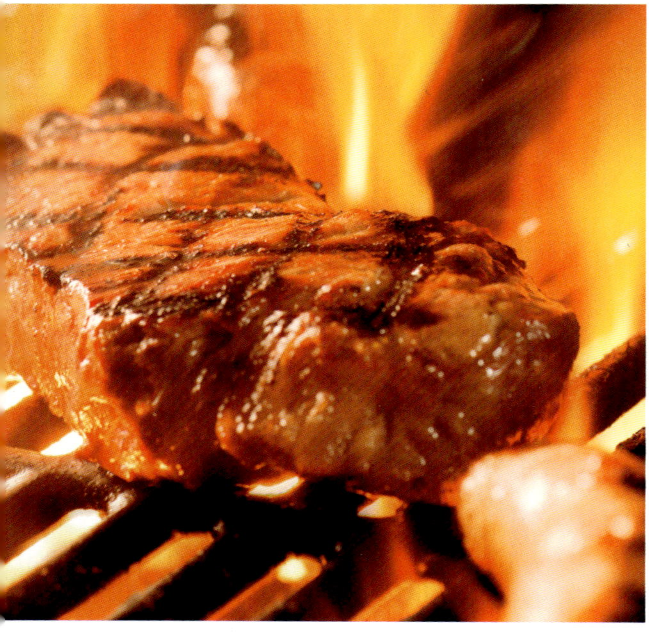

Hormone im Rampenlicht

Es ist ebenfalls bekannt, dass Fleisch und Milchprodukte (mit Ausnahme der Erzeugnisse aus biologischem Anbau) Hormone und Antibiotika enthalten. Sie werden vor allem dazu verwendet, die Wachstumsgeschwindigkeit der Tiere und die Milchproduktion bei Kühen zu stimulieren. Die negativen Auswirkungen diser Form der Tierhaltung auf die Gesundheit der Tiere selbst als auch auf die der Verbraucher liegt nahe. Nicht umsonst sagt man: „Wir sind, was wir essen."

Der Nachweis von Hormonrückständen im Fleisch ist angeblich nicht

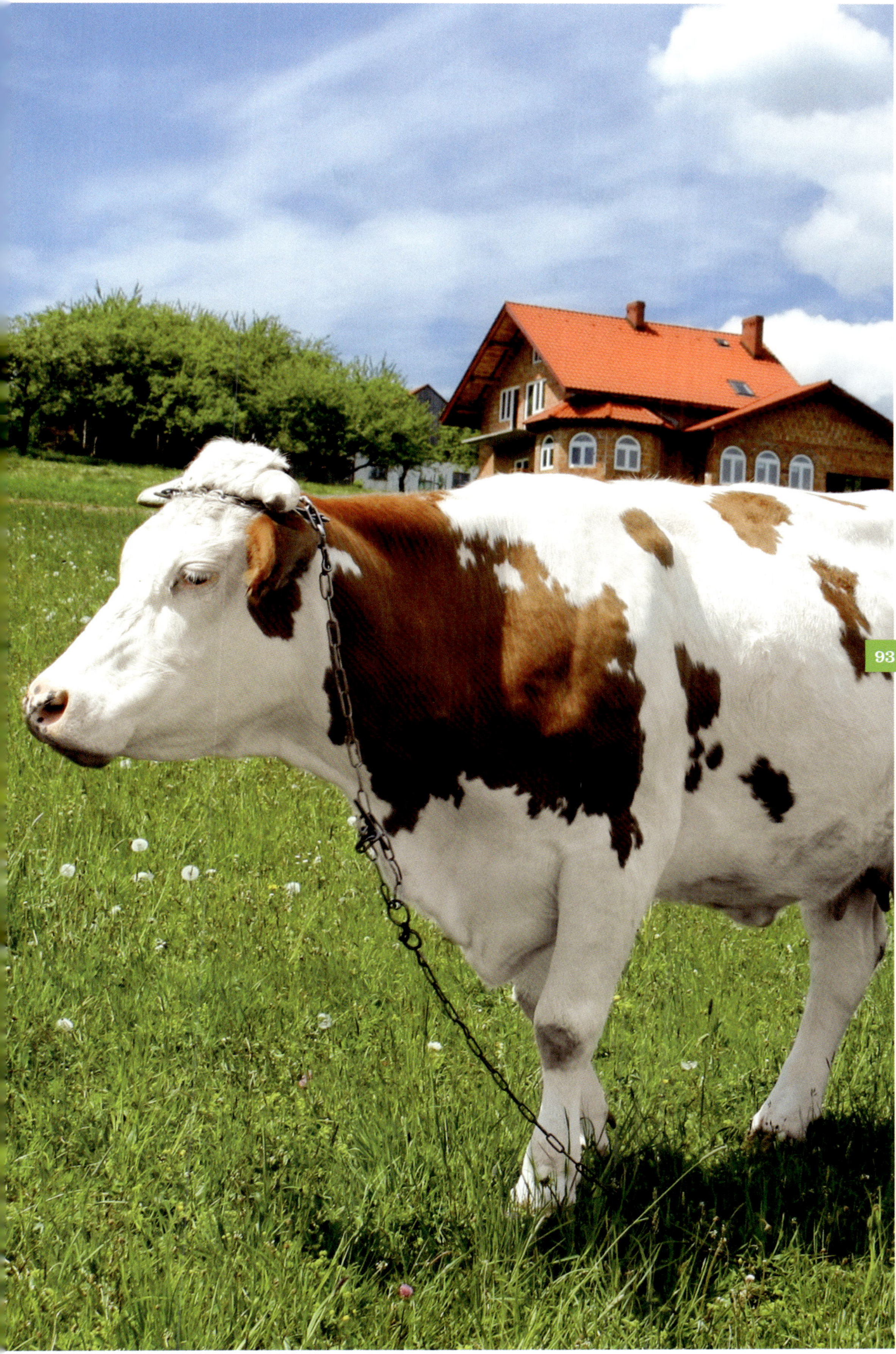

Bio-Fleisch

Der ökologische Landbau respektiert die artgerechte Tierhaltung und vermeidet den Einsatz von synthetischen Chemikalien während des Produktionsprozesses, d. h. den Tieren werden weder Hormone, noch Antibiotika oder andere Substanzen verabreicht. Rinder bekommen darüber hinaus Futter ohne Dünger oder Lebensmittelzusatzstoffe. Bei dieser Art der Tierhaltung wird das Tier während seiner gesamten Lebensdauer, einschließlich Transport, Schlachtung, und Zerlegen, artgerecht gehalten. Folglich bieten Lebensmittel tierischen Ursprungs aus ökologischer Tierhaltung mehr Qualität und Sicherheit für die Gesundheit.

ganz einfach. Tatsächlich liegen nur wenige aussagekräftige Daten über das tatsächliche Ausmaß des Problems vor. Den Verbrauchern wird suggeriert, es läge nicht genügend Interesse vor, um die Auswirkung der konventionellen Tierhaltung auf die menschliche Gesundheit zu erforschen. Immerhin liegen einige – wenn auch nur wenige – Forschungsergebnisse vor, die bestätigen, dass östrogenähnliche Hormone krebserregend sind. Aus diesem Grund ist die Verwendung dieser Stoffe in der Europäischen Union verboten. Darüber hinaus veröffentlichte die Fachzeitschrift *Archives of Internal Medicine* im Jahr 2006 eine Studie, die den Zusammenhang zwischen dem Konsum von rotem Fleisch und einem erhöhten Risiko für die Erkrankung an Brustkrebs aufzeigte. Die Studie machte Fleisch, das bestimmte Hormone enthält, als Auslöser für diese Krankheit verantwortlich. Das alleine reicht nicht aus, um rotes Fleisch notwendigerweise komplett von unserem Ernährungsplan streichen. Dennoch sollte der Verzehr von Fleisch unbedingt gesenkt werden und beim Einkauf dringend auf eine gute Qualität geachtet werden. Das Krebsrisiko lässt sich in jedem Fall erheblich reduzieren, wenn höchstens einmal pro Woche Fleisch konsumiert wird.

Lebensmittel tierischer Herkunft aus biologischer Haltung bieten höhere Qualität und mehr Sicherheit.

Vorsicht beim Grillen

Ein weiterer Risikofaktor liegt in der Zubereitung des Fleisches. Wenn es sehr hohen Temperaturen ausgesetzt wird oder gar anbrennt, kommt es zur Bildung von giftigen Stoffen. Dabei handelt es sich um aromatische Kohlenwasserstoffe, die eine krebserregende Wirkung haben. sind – gebildet. Das gilt im Übrigen auch für die Zubereitung von Gemüse.

Beim Braten von Fleisch ist zu beachten, dass der dabei entstehende

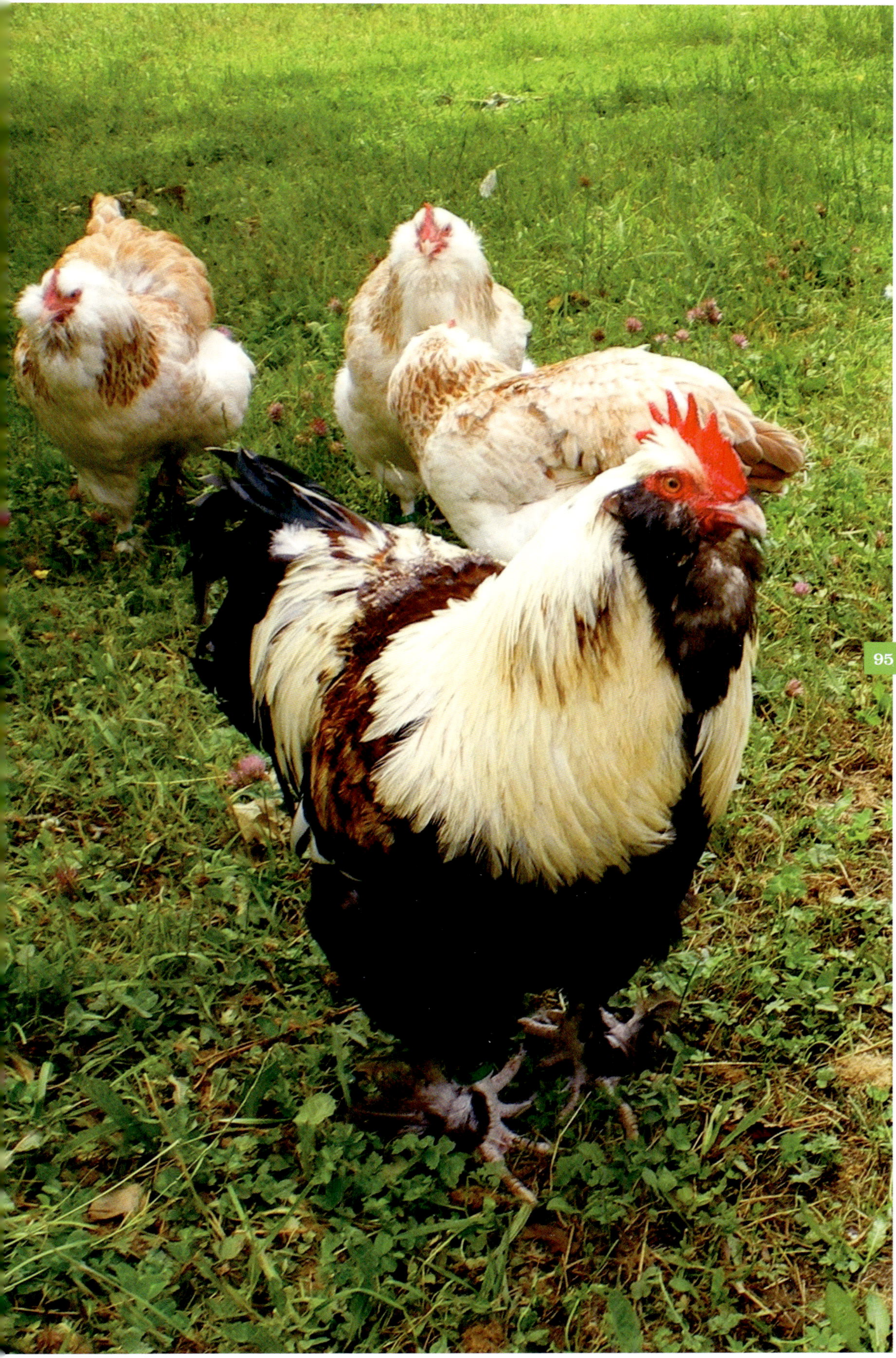

Dampf giftige Stoffe enthalten kann. Meistens handelt es sich hierbei um heterozyklische Amine, die als potenziell krebserregende Verbindungen gelten. Sie befinden sich vor allem in den verbleibenden freischwebenden Ölpartikeln in konzentrierter Form.

Vermeiden Sie ungesunde Lebensmittel

Eine abwechslungsreiche und gesunde Ernährungsweise, die auf krebshemmenden Nahrungsmitteln basiert, ist ein wesentlicher Bestandteil der natürlichen Krebsvorsorge. Andererseits begünstigt eine Ernährung mit zu viel ungesunden Nahrungsmitteln (die krebserregende Stoffe enthalten) die Entwicklung von Tumoren.

Den Verbrauch von geräuchertem, gesalzenem und mariniertem Fleisch reduzieren

In der Krebsprävention wird oft dazu geraten, auf Räucherwaren komplett zu verzichten oder sie zumindest nur in kleinen Mengen zu verzehren. Obwohl die Einwirkung dieser Produkte auf die Ausbildung von Krebserkrankungen noch nicht vollständig geklärt ist, liefern einige epidemologische Studien jedoch den Hinweis, dass es einen ursächlichen Zusammenhang geben muss. Beispielsweise kommt es in Japan, wo Lebensmittel dieser Art in größeren Mengen verzehrt werden, vergleichsweise häufig zu Krebserkrankungen der Speiseröhre oder des Magens. Eine der Ursachen wird in den Karzinogenen gesehen, die in diesen Lebensmitteln enthalten sind, wie z. B. Nitrit. Dieser Zusatzstoff wird als

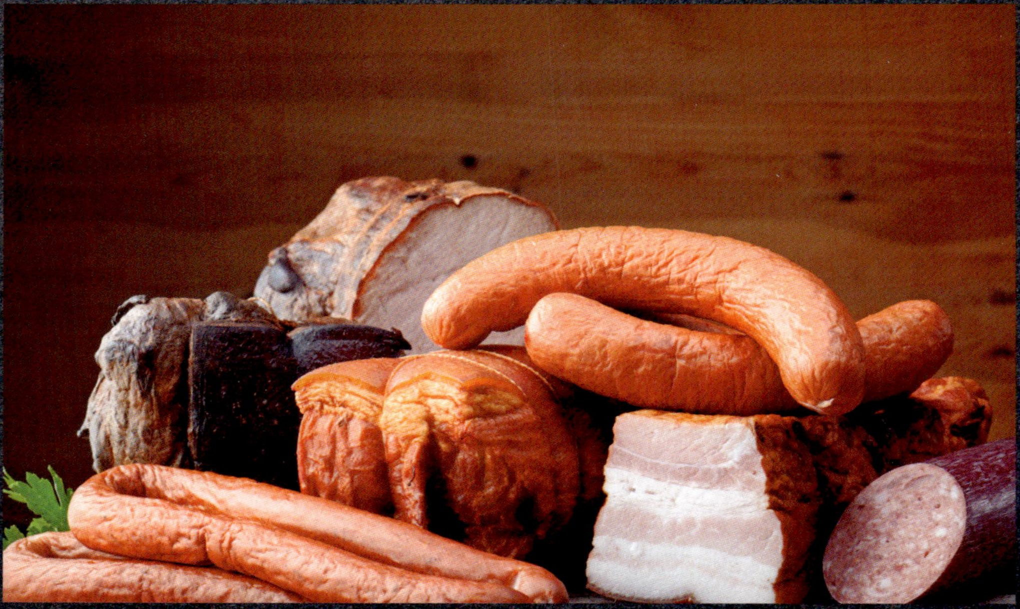

Konservierungsmittel verwendet und in der Regel auch in verschiedenen Prozessen der Lebensmittelindustrie integriert, um dem Fleisch eine rötliche Farbe zu verleihen. Tatsache ist, dass diese Substanz die Entwicklung von Krebs fördert und daher in nur kleinen Dosen eingesetzt und verzehrt werden sollte.

Weitere Beispiele sind geräuchertes Fleisch sowie Pökelfleisch, die einen hohen Gehalt an Benzpyren und anderen unerwünschten Kohlenwasserstoffen enthalten.

Salz unter Verdacht

Geräuchertes Fleisch sowie Pökelfleisch enthalten außerdem sehr viel Salz. Zwar ist Natriumchlorid oder Kochsalz ein notwendiges Element für unseren Körper, aber ohne Zweifel kann es sich dennoch negativ auf unsere Gesundheit auswirken,

Geräuchertes Fleisch sowie Pökelfleisch enthalten oft große Mengen an Salz.

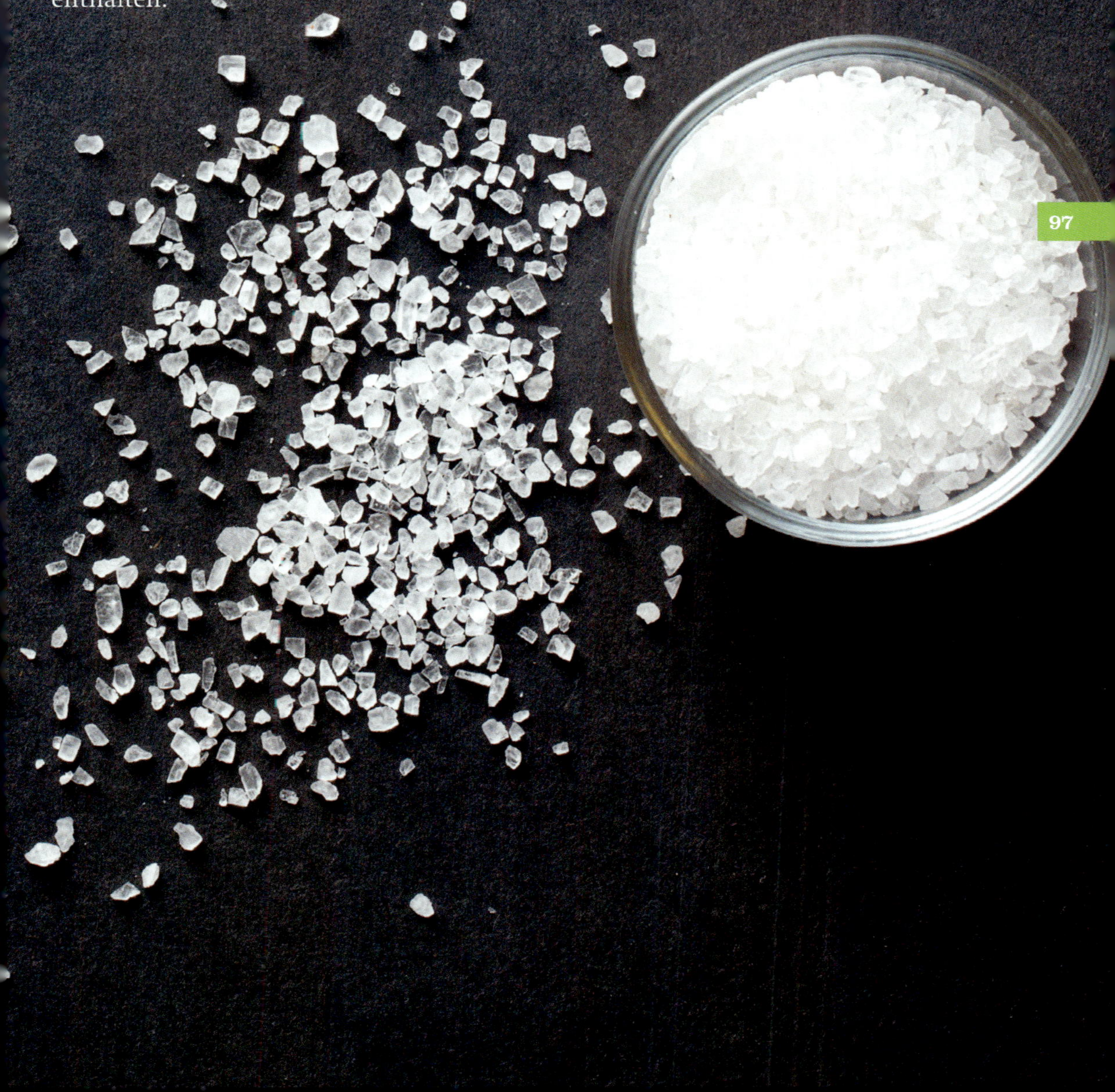

insbesondere hinischtlich der Herz-Kreislauf-Funktionen, wenn die täglich aufgenommene Menge an Kochsalz mehr als fünf Gramm beträgt – wie von der Weltgesundheitsorganisation (WHO) empfohlen. Konkrete Ergebnisse über einen ursächlichen Zusammenhang zwischen einer überhöhten Salzaufnahme und der Entwicklung von Krebs, insbesondere des Magens, liegen jedoch noch nicht vor.

In Sachen Prävention zählen ebenfalls die Zubereitungstechniken

Um Krankheiten, unter anderem Krebs, zu verhindern, sollten einfache Zubereitungsmethoden angewendet werden. Es ist ratsam, die Lebensmittel zu dünsten, zu braten oder zu sautierten.

Frittieren ist keine besonders gesunde Garmethode, obwohl frittierte Lebensmittel zweifellos ein sehr reiches Aroma sowie eine attraktive Bräune vorweisen. Daher stellt sich die Frage: Darf man sich das von Zeit zu Zeit erlauben? Natürlich darf man, vor allem, wenn man einige Dinge beachtet.

Man sollte wissen, dass sich Frittieröl beim Zubereitungsvorgang zersetzt. Da dies bei Olivenöl sehr langsam passiert, ist es als Fett beim Frittieren zu bevorzugen. Und auch wenn Sie mit Olivenöl frittieren, sollten Sie es nicht über 170 Grad Celsius erhitzen, um zu verhindern, dass es verbrennt. Nach dem Frittieren filtern Sie das Öl und entfernen alle Nahrungsmittelrückstände, die im Fett schwimmen. Sie fördern nämlich die Oxidation des Öls und vermindern seine Qualität.

Sollten Farbe, Aroma oder Geschmack des Öls negativ beeinträchtigt werden, sollten Sie es ohne zu zögern entsorgen. Solange Farbe, Geruch und Geschmack des Frittieröls angenehm sind, können Sie das Öl durchaus mehrfach verwenden, ohne dadurch Ihre Gesundheit zu gefährden.

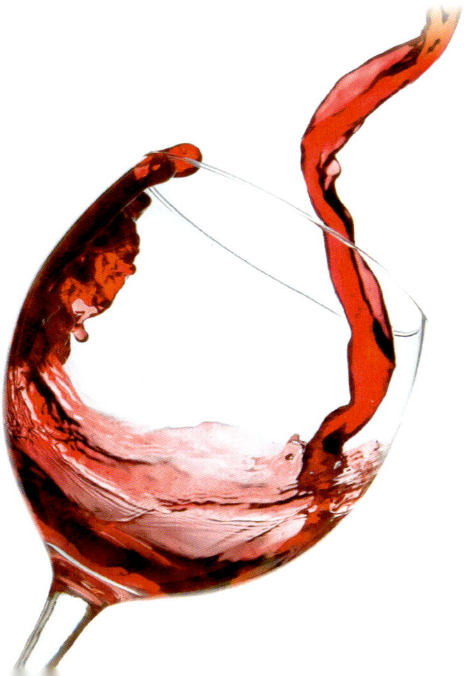

Rotwein in Maßen: ja. Andere alkoholische Getränke: nein.

Mit Ausnahme von Rotwein, der antikarzinogene Substanzen vorweist (Kapitel 14 beschäftigt sich mit den Eigenschaften von Wein), liefern alkoholische Getränke eine beträchtliche Menge an „leeren Kalorien“, weil sie viel Zucker und Alkohol enthalten. Auch wenn manche Menschen Alkohol besser vertragen als andere, sollte man besser darauf verzichten – ob nun aus allgemeinen gesundheitlichen

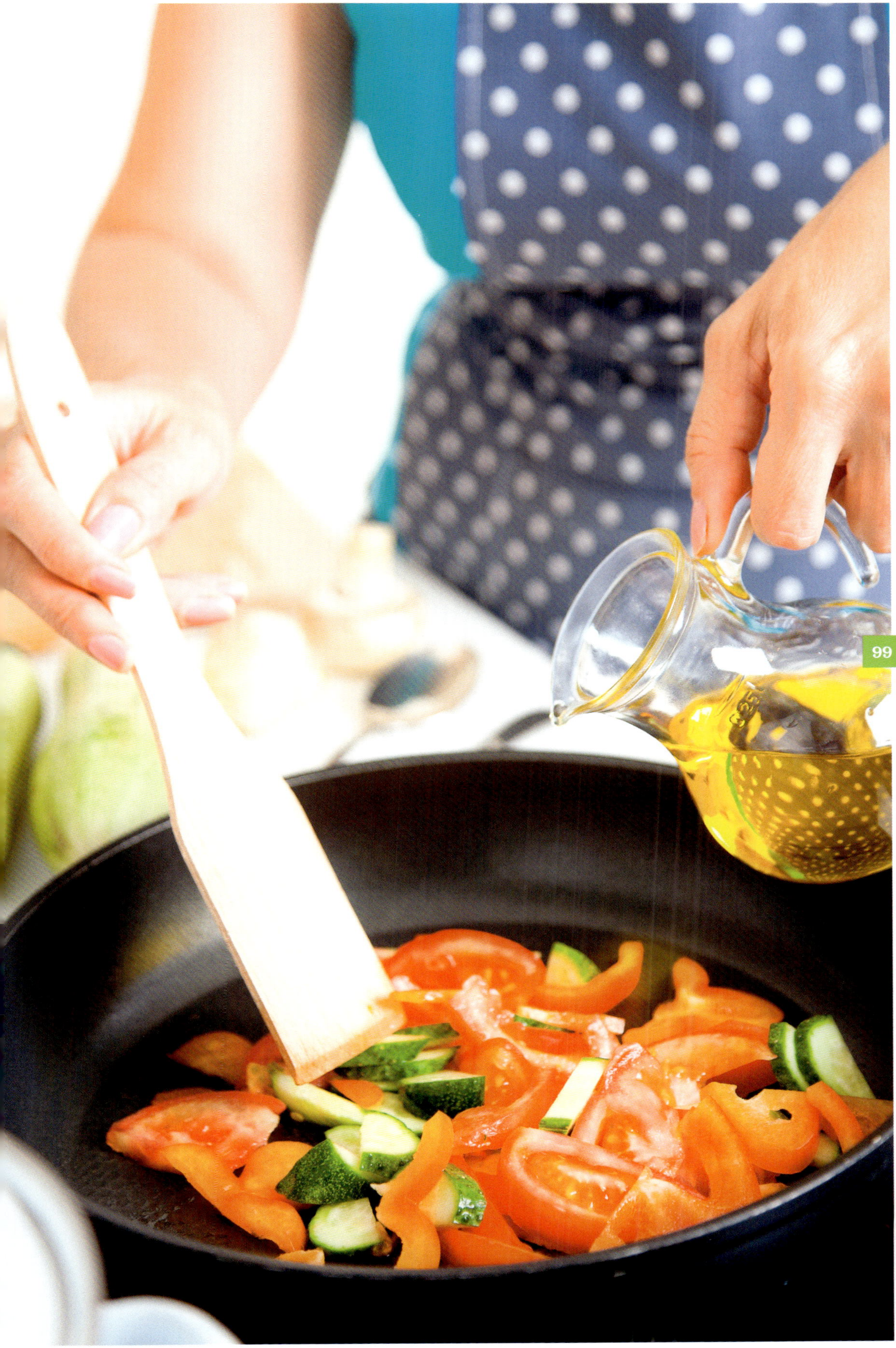

Gründen oder um gezielt Krebs vorzubeugen.

Frauen wird empfohlen, nicht mehr als 2 Gläser Wein am Tag zu trinken (eins zum Mittagessen, eins zum Abendessen) und Männer sollten nicht mehr als 3 Gläser pro Tag konsumieren. Vergessen Sie nicht, dass Frauen Alkohol schlechter vertragen als Männer. Alkoholmissbrauch begünstigt außerdem die Entwicklung von Tumoren und kann zu Alkoholismus führen, eine der häufigsten und gefährlichsten Form von Suchterkrankungen. Zunächst hat es den Anschein, dass Alkohol uns stimuliert und unterhält. Viele glauben auch, dass er das Selbstbewusstsein stärkt. Tatsache ist jedoch, dass Alkohol das zentrale Nervensystem lähmt, den Körper betäubt, ihn in seinen Reaktionen verlangsamt und schwächt.

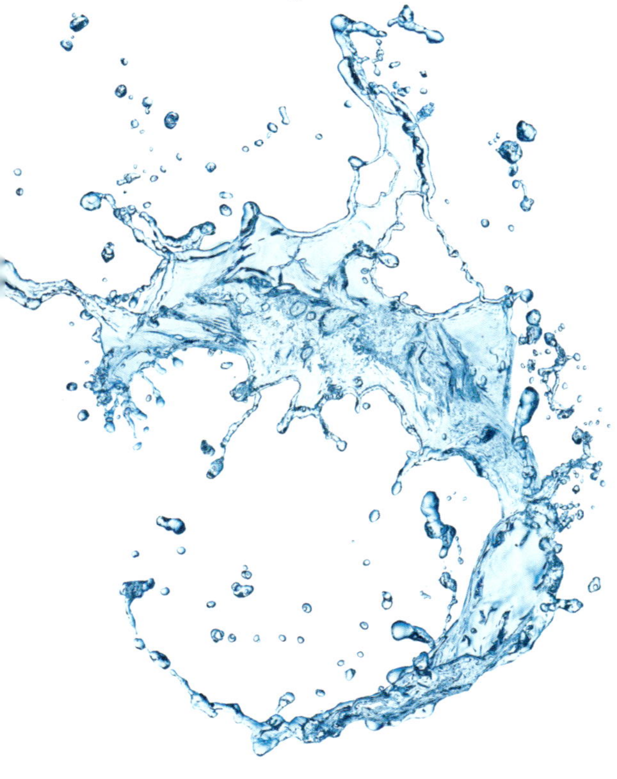

Wasser: das gesündeste Getränk

Wasser ist essenziell für unser Leben und stillt von allen Getränken am besten den Durst. Wasser erfüllt in unserem Organismus viele vitale Funktionen, wie z. B. die Regulierung der Körpertemperatur, den Transport von Nährstoffen sowie die Ausscheidung von Giftstoffen, was bei der Bekämpfung von Krebs ein entscheidender Faktor ist. Es ist unbestritten, dass es der Gesundheit zuliebe notwendig ist, reichlich Flüssigkeit aufzunehmen. Normalerweise benötigen wir täglich zweieinhalb bis drei Liter Wasser, um den Flüssigkeitsverlust durch Atmung, Schwitzen sowie Urinieren wieder auszugleichen. Eine gewisse Wassermenge kann auch über die Lebensmittel aufgenommen werden, beispielsweise über Obst und Gemüse. Doch das alleine reicht nicht aus. Daher ist es ratsam, etwa acht Gläser Wasser pro Tag zu trinken. Neben der ausreichenden Hydration des Organismus unterstützt Wasser zudem den Körper darin, Giftstoffe über den Urin auszuscheiden.

Acht Gläser Wasser pro Tag versorgen uns mit ausreichend Flüssigkeit und schwemmen Giftstoffe aus.

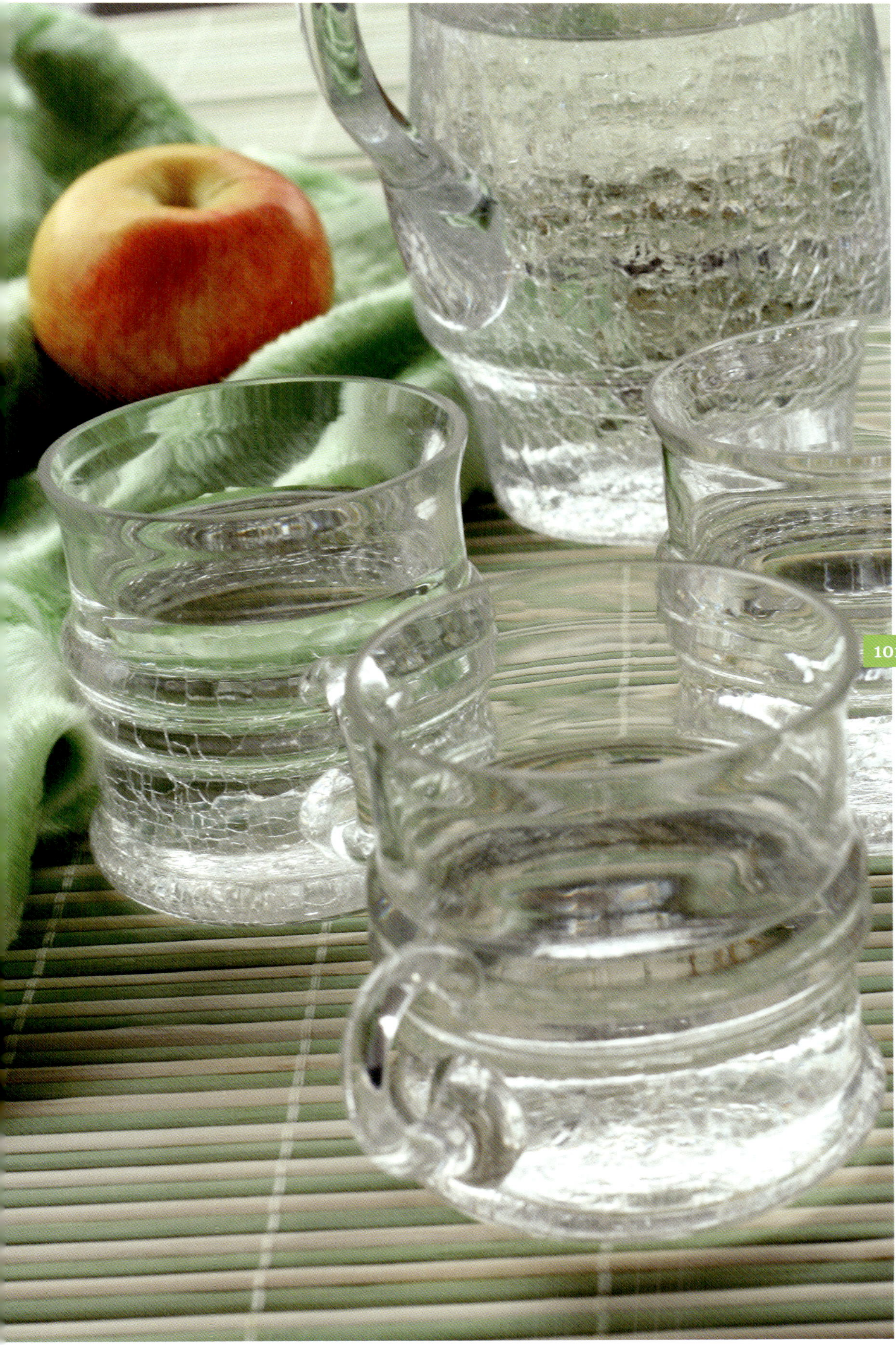

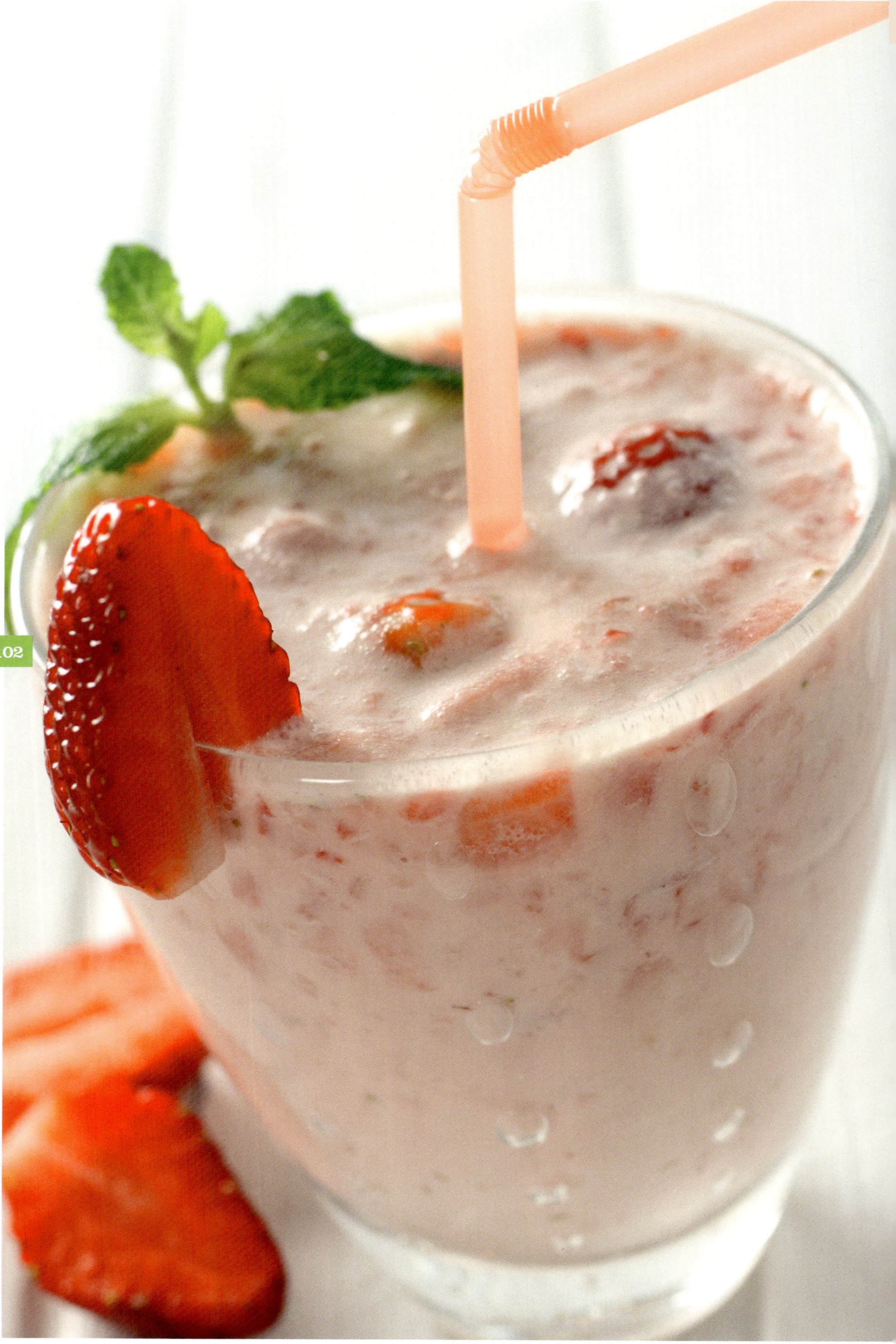

Gesunde Getränke außer Wasser

Normalerweise stillen wir unseren Durst mit kühlem Wasser, denn es ist das beste Getränk, auf das wir zählen können. Das kann auf Dauer jedoch langweilig werden, daher nehmen wir auch gerne andere Getränke zu uns. Gesunde Alternativen zum Wasser sind beispielsweise Tees (egal ob heiß oder kalt), hausgemachte Limonaden (1 Teil Zitronensaft auf 5 Teile Wasser), Frucht- und Gemüsesäfte oder eine hausgemachte Brühe. Tee aus medizinisch wirksamen Pflanzen wie Kamille, Löwenzahn, Minze usw. helfen nicht nur, unerwünschte Stoffe aus dem Körper auszuscheiden, sondern verbessern zudem die Verdauung und bringen noch weitere Vorteile mit sich. Erwähnenswert ist vor allem der grüne Tee (im Kapitel 15 geht es um dieses Getränk), da er zu den effizientesten Nahrungsmitteln im Kampf gegen den Krebs zählt. Frisch gepresste Obst- und Gemüsesäfte dienen nicht nur der reinen Flüssigkeitszufuhr. Wir profitieren auch von ihren wertvollen Inhaltsstoffen und gesunden Eigenschaften. Wird das Fruchtfleisch mitpüriert und getrunken (wie beim Smoothie), werden uns selbst die Ballaststoffe nicht vorenthalten.

Anti-Krebs-Menü

Eine Ernährung, die der Krebsprävention dient, ist also nichts anderes als eine abwechslungsreiche Ernährung, bestehend aus reichlich gesunden Lebensmittel, die mit gesundem Menschenverstand zusammengestellt werden. In den folgenden Kapiteln finden Sie Informationen über alle bisher

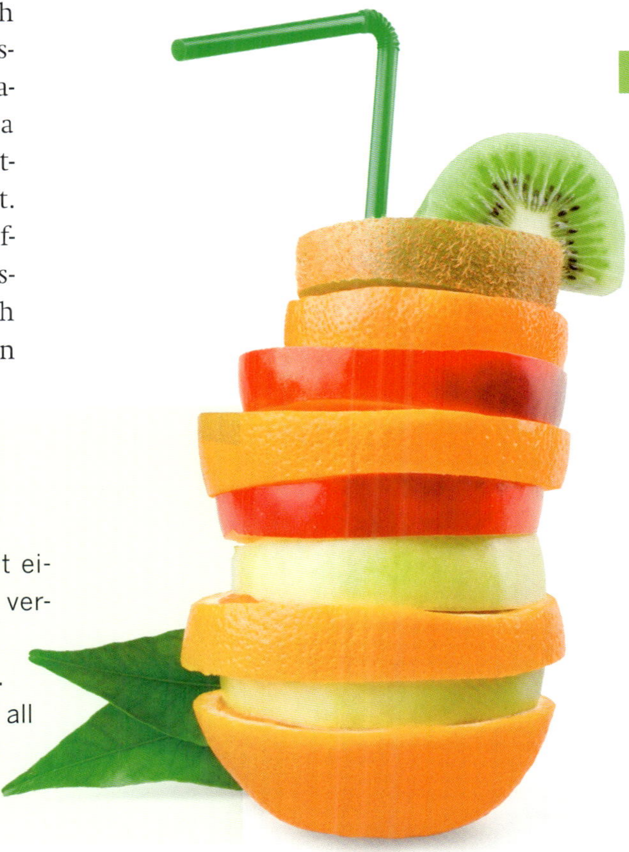

Säfte: am besten als Smoothie

Ein frischer Fruchtsaft ist nicht mit einem Saft aus dem Supermarkt zu vergleichen, vor allem, wenn er gemixt und nicht gepresst wird, d. h. wenn das gesamte Fruchtfleisch mit all seinen Nährstoffen auch mitgetrunken werden kann.

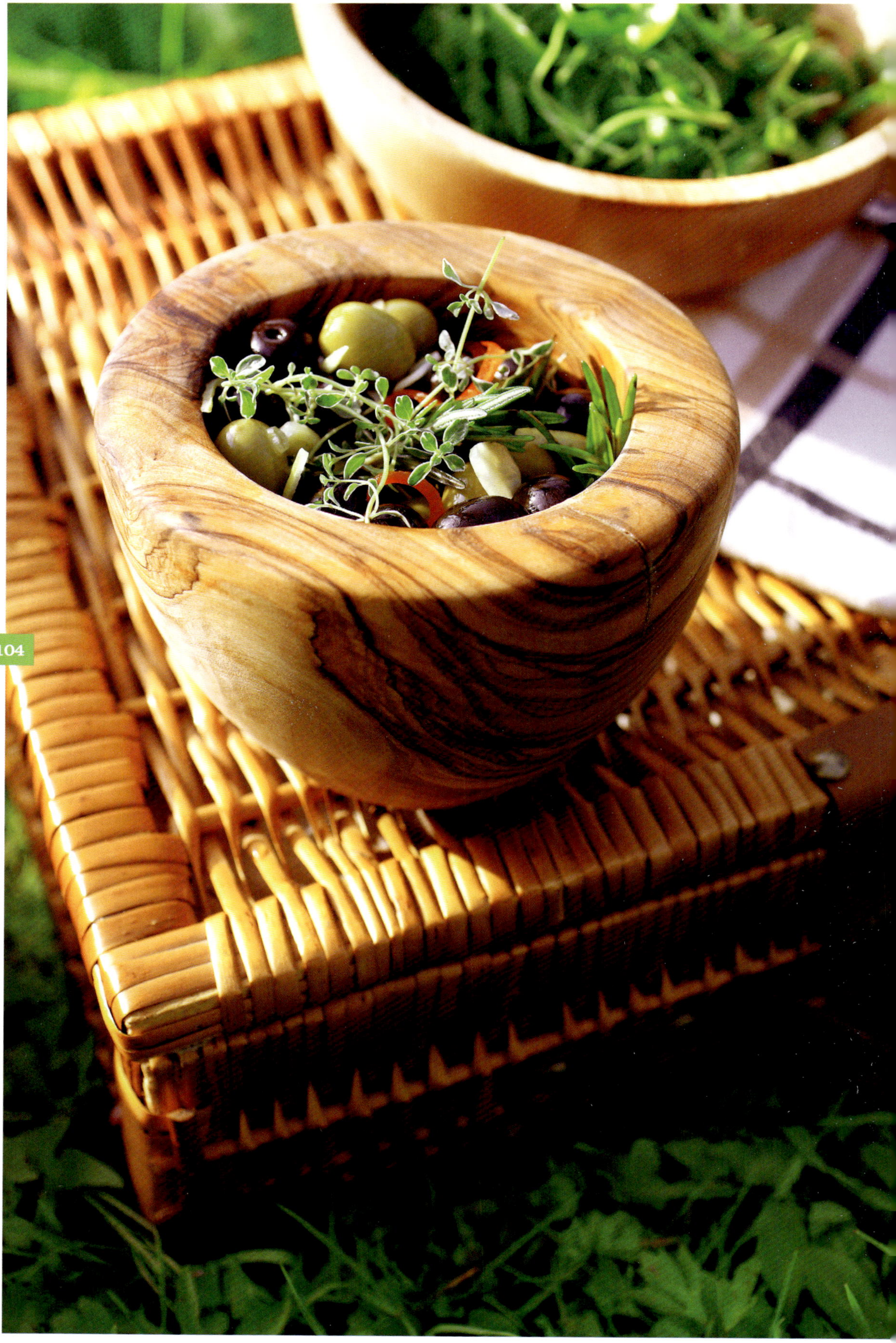

bekannten Nährstoffe und sekundäre Pflanzenstoffe, die bei der Prävention von Krebs sehr wirksam sind. Außerdem erfahren Sie, in welchen Lebensmitteln sie enthalten sind und werden über den aktuellen Forschungsstand hinsichtlich ihrer krebsvorbeugenden Wirkung informiert.

Um den positiven Effekt gesunder Lebensmittel zu optimieren, ist auch eine gesunde Lebensweise unabdingbar. Dazu gehört nicht zu rauchen, sich regelmäßig körperlich zu betätigen und besonderen Belastungen durch Stresssituationen entgegenzuwirken. Versuchen Sie außerdem, positiv zu denken!

Natürlich sind dies nicht die einzigen Faktoren zur Vermeidung dieser Krankheit, dennoch sollte man sie bedenken und bei der täglichen Ernährung berücksichtigen.

Neben den Lebensmitteln, die Sie in diesem Buch finden, gibt es viele weitere, die seit mehr als 5000 Jahren von der Menschheit geschätzt und eingesetzt werden, auch wenn ihre präventive Wirkung noch nicht durch zuverlässige Studien belegt wurde. Doch auch wenn ihre positive Wirkung noch nicht wissenschaftlich nachgewiesen wurde, können wir sie trotzdem in unserem Speiseplan berücksichtigen, denn schaden werden sie uns ganz sicher nicht.

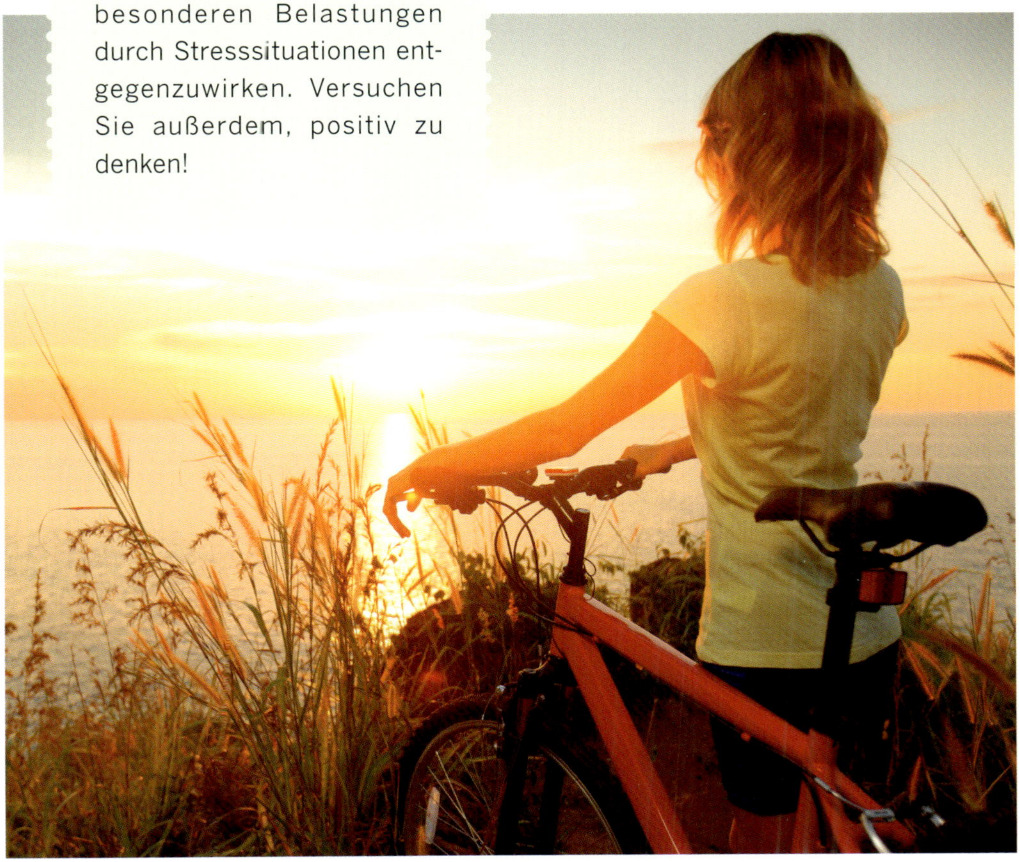

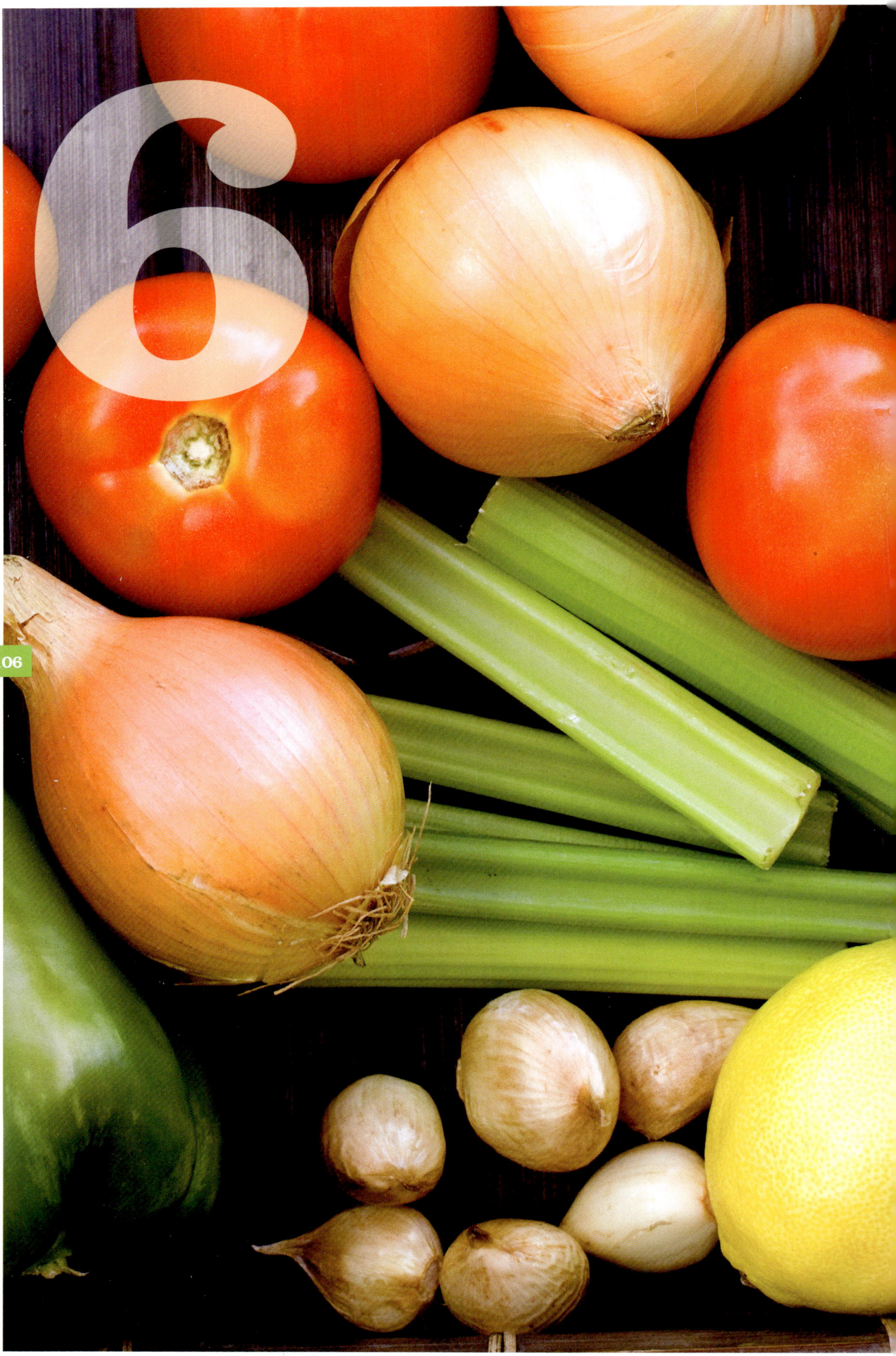
6

Die Macht der Lebensmittel

Die Nahrungsmittel, die wir zu uns nehmen, bestehen vorwiegend aus Makronährstoffen (Kohlenhydraten, Lipiden und Proteinen), Mikronährstoffen (Vitaminen und Mineralien) und Ballaststoffen. Im Falle von pflanzlichen Lebensmitteln ist diese Beschreibung jedoch nicht vollständig, da sich ihre Zusammensetzung nicht nur auf diese Elemente beschränkt. Sie enthalten auch sekundäre Pflanzenstoffe, die eine andere Molekülstruktur vorweisen und eine Vielzahl von Funktionen erfüllen (Kapitel 7 enthält eine umfassende Beschreibung der sekundären Pflanzenstoffe, die bei der Krebsprävention eine bemerkenswerte Wirkung haben).

Bis vor kurzem ging man davon aus, dass die positive Wirkung von Obst und Gemüse im Kampf gegen Krebs ausschließlich auf die darin enthaltenen Vitamine und Mineralien zurückzuführen sei. Es ist zwar zutreffend, dass einige dieser Mikronährstoffe, wie Vitamin A (Retinoide und Beta-Carotin), Vitamin C und Vitamin E sowie Selen eine wichtige Rolle bei der Vorbeugung dieser Erkrankung spielen, doch sind das nicht die einzigen Nährstoffe, die hierbei beteiligt sind. Neben den zuvor erwähnten sekundären Pflanzenstoffen spielen auch Omega-3-Fettsäuren sowie Ballaststoffe bei der Erhaltung unserer Gesundheit und zur Krebsvorbeugung eine wichtige Rolle.

In diesem Kapitel finden Sie eine Beschreibung der wichtigsten Nährstoffe, die im Kampf gegen Krebs aktiv wirksam sind.

Vitamine und Mineralstoffe

Vitamine und Mineralstoffe sind für die Funktionen unseres Organismus essenziell. Da unser Körper sie nicht selbst produzieren kann, müssen sie über die Nahrung aufgenommen werden. Diese Mikronährstoffe liefern keine Energie und es reicht bereits aus, sich ausgewogen mit frischen Lebensmitteln zu ernähren, um von ihren Wirkstoffen zu profitieren.

Vitamine werden in fettlösliche Vitamine (Vitamin A, Vitamin D, Vitamin E, Vitamin K) sowie wasserlösliche

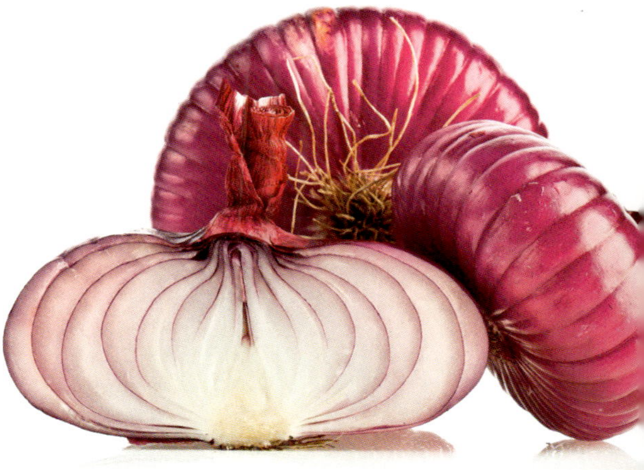

Vitamine (Vitamin C und die Vitamine des B-Komplexes) aufgeteilt. Bei den fettlöslichen Vitaminen sind es die Vitamine A (sowie das Provitamin A) und E, die eine schützende Rolle gegen Krebs übernehmen. Unter den wasserlöslichen Vitaminen ist das Vitamin C für seine präventive Wirkung besonders bekannt. Zudem zählen diese drei Vitamine zu den wichtigsten Antioxidantien, die in Lebensmitteln enthalten sind.

Auch die Mineralstoffe sind für unseren Organismus unverzichtbar, da sie viele Stoffwechselreaktionen unterstützen und regulieren. Einige von ihnen müssen wir in großen Mengen aufnehmen (Mengenelemente), während von anderen (Spurenelemente) kleinere Mengen ausreichend sind. Dazu gehört beispielsweise Selen, das zum Schutz des Körpers gegen Krebs besonders wichtig ist.

Vitamin A und Carotin

Das erste Vitamin, das entdeckt wurde, war das Vitamin A oder Retinol. Sehr schnell wurde bestätigt, dass es sowohl für das Wachstum als auch für die Leistungsfähigkeit der Augen essenziell ist. Da überrascht es nicht, dass ein Mangel an Vitamin A zu Nachtblindheit führen kann. Diese Beeinträchtigung des Sehvermögens tritt bei schlechten

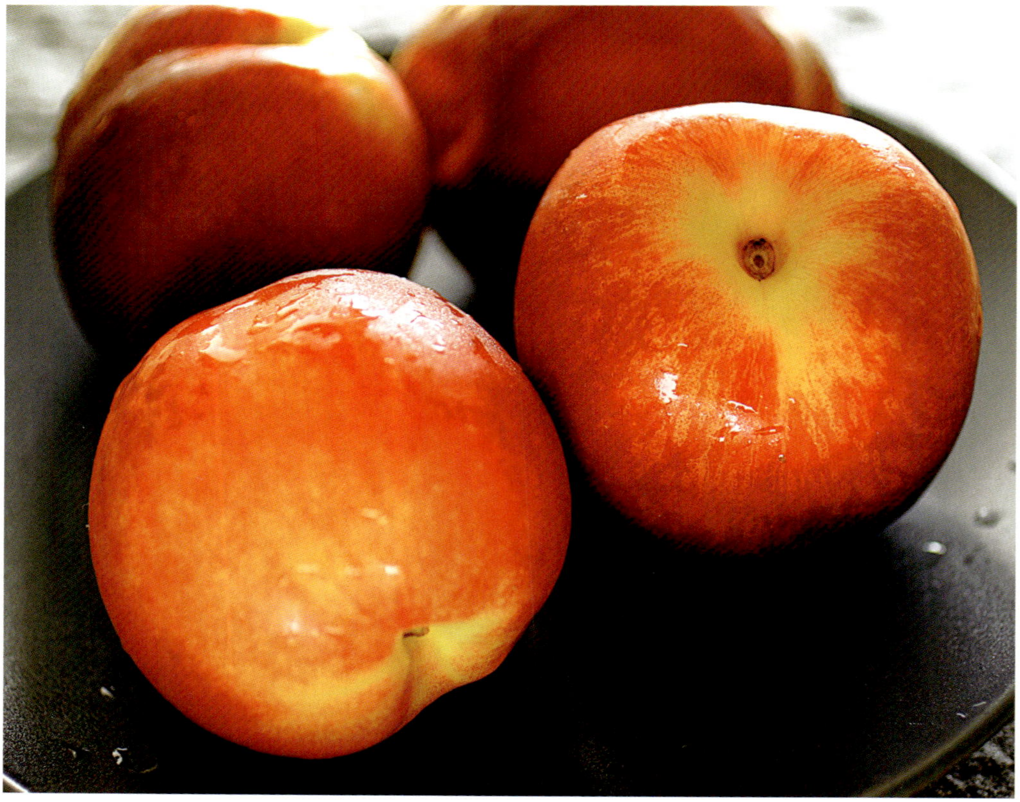

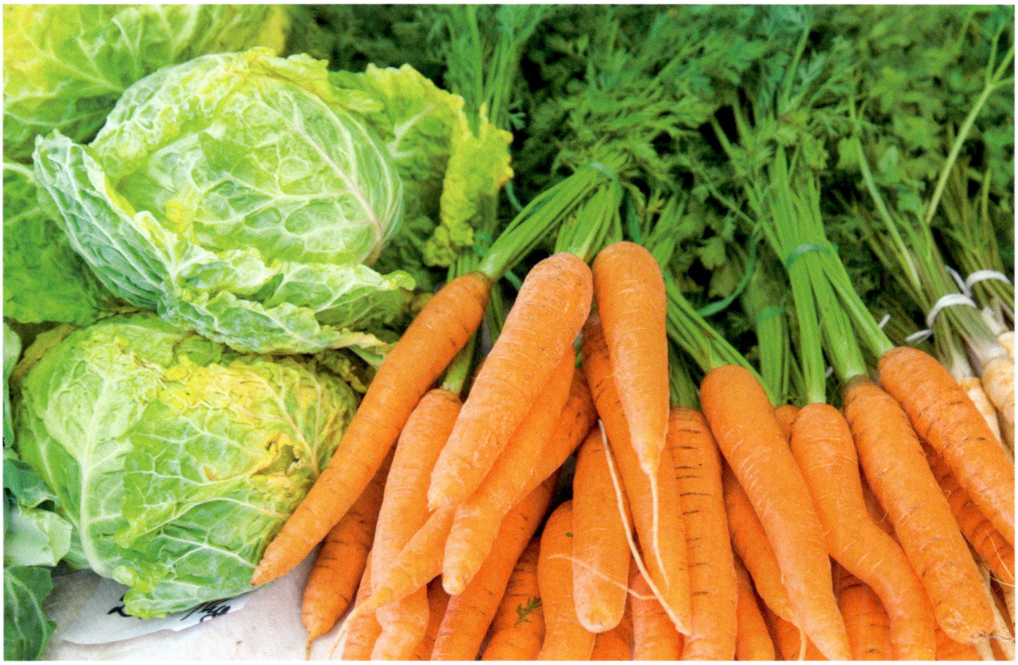

Lichtverhältnissen auf. Personen mit Vitamin-A-Mangel brauchen länger, um auf Lichtstärkenveränderungen zu reagieren (von viel zu wenig Licht).

Vitamin A ist nur in tierischen Lebensmitteln zu finden und wird vor allem in der Leber gespeichert. Eier und Milch gelten ebenfalls als gute Quellen.

Eine Vorstufe des Vitamin A ist Beta-Carotin oder Provitamin A. Es kann durch Stoffwechselvorgänge zu aktivem Vitamin A umgewandelt werden. Die Vorstufe von Vitamin A ist in vielen orangefarbenen Früchten oder Gemüsesorten wie Karotten, Pfirsich oder Kürbis zu finden. Andere Gemüsesorten, wie beispielsweise Kohl, enthalten diesen Nährstoff ebenfalls, auch wenn sie nicht orangefarben sind.

Beide Vorstufen des Vitamin A sind fettlöslich, was bedeutet, dass zu ihrer Resorption im Darm Fett notwendig ist. Im Fall von Vitamin A, das aus tierischen Quellen stammt, ist das kein Problem, da es von tierischen Fetten umgeben ist. Im Falle von pflanzlichen Quellen lässt sich ganz einfach Abhilfe schaffen, indem man der Nahrung ein wenig Olivenöl beigibt. Gleichzeitig kann eine sehr fettarme Ernährung zu einem Vitamin-A-Mangel führen.

Die Macht der Antioxidantien

Sowohl Vitamin A, Beta-Carotin als auch andere Carotinoide wie Lycopin (wie wir im nächsten Kapitel erfahren werden) sind starke Antioxidantien, die uns vor dem Angriff freier Radikale schützen und ihre oxidierende Wirkung verhindern.

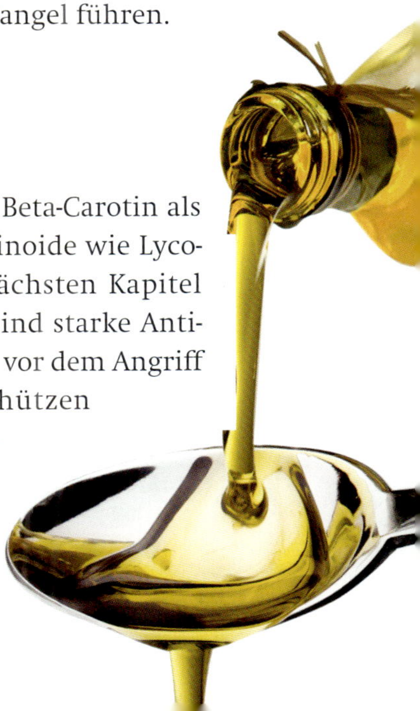

Freie Radikale entstehen durch bestimmte Einwirkungen auf unseren Körper, wie zum Beispiel durch Umweltgifte, Strahlung oder toxische Substanzen. Dabei handelt es sich um reaktive Sauerstoffmoleküle, die bei der Entstehung von Tumoren eine wichtige Rolle spielen. Um sich gegen diese Aggressoren verteidigen zu können, stellt unser Körper eine antioxidative Abwehr durch eine Reihe von Enzymen wie Superoxid-Dismutase, Peroxidase und Katalase bereit. Darüber hinaus trägt der Anteil der antioxidativen Substanzen, die über die Nahrung aufgenommen werden, signifikant zum Schutz vor Schäden durch freie Radikale bei.

Carotinoide und Krebs

Heutzutage geht man davon aus, dass zwischen der geringen Zufuhr an Vitamin A (und Provitamin A) und der Entwicklung bestimmter Krebsarten ein Zusammenhang besteht. Diese Mikronährstoffe spielen beim Kampf gegen Krebs eine große Rolle, weil sie – neben ihrer antioxidativen Wirkung – Zelldifferenzierungen ausgleichen und dadurch die Funktion einer Zelle erhalten können, denn die Zelle verändert sich, sobald sie sich in eine Krebszelle verwandelt.

Sie können Ihre Abwehrkräfte im Kampf gegen Tumore mithilfe von Provitamin A und Vitamin A stärken.

Bei der Krebsbehandlung haben sie vor allem in der fortgeschrittenen Phase der Krankheit eine Schutzfunktion, während Antioxidantien nur in der Anfangsphase wirksam sind. Außerdem regen diese Vitamine das Immunsystem an, sodass sie die natürlichen Abwehrmechanismen gegen eine Tumorinvasion verbessern können.

Welche Mengen benötigen wir?

Für die Krebsprävention wird eine Ernährung empfohlen, die viel Gemüse enthält, vor allem an Carotin reiches Gemüse wie Karotten, Kohl, Brokkoli, Blumenkohl und Rosenkohl. Obwohl Vitamin A als leistungsfähiges Anti-Tumormittel gilt, ist dessen Aufnahme unweigerlich mit dem Konsum von Fleisch verbunden, was wir aber nicht zu häufig verzehren sollten. Auf der anderen Seite kann sich Vitamin A in der Leber ansammeln und zu einer Hypervitaminose

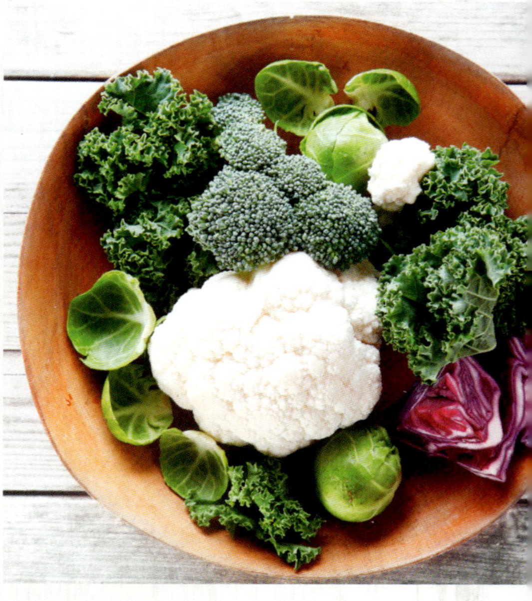

führen, was sich durch Hautprobleme, starke Kopfschmerzen und eine Vergrößerung der Leber bemerkbar macht. Daher sollte man eine übermäßige Zufuhr von Vitamin A vermeiden. Beta-Carotin bietet den Vorteil, dass es auch in großen Mengen nicht zur Hypervitaminose führt.

Vitamin C: der große Verbündete

Obwohl Vitamin C in der Regel mit Orangen und Zitronen assoziiert wird, ist es Bestandteil fast aller Früchte sowie von frischem Gemüse. Dieser Mikronährstoff erfüllt mehrere Funktionen und ist an Prozessen wie der intestinalen Resorption von Eisen sowie an der Bildung von Bindegewebe (man könnte sagen, es fungiert als Kitt, das die Körperzellen bindet) beteiligt.

VItamin C ist wasserlöslich und sehr empfindlich: Durch den Einfluss von Licht und hohen Temperaturen wird seine Wirkung vermindert und kann beim Kochen komplett verloren gehen. Um übermäßigen Verlust dieses Vitamins zu vermeiden, wird empfohlen, Gemüse nur für kurze Zeit dem Garvorgang zu unterziehen.

Viel mehr als nur ein Antioxidans

Zahlreiche wissenschaftliche Studien belegen, dass der regelmäßige Verzehr Vitamin-C-reicher Lebensmittel dem Tumorwachstum entgegenwirkt. Auch für Personen, die bereits an Krebs

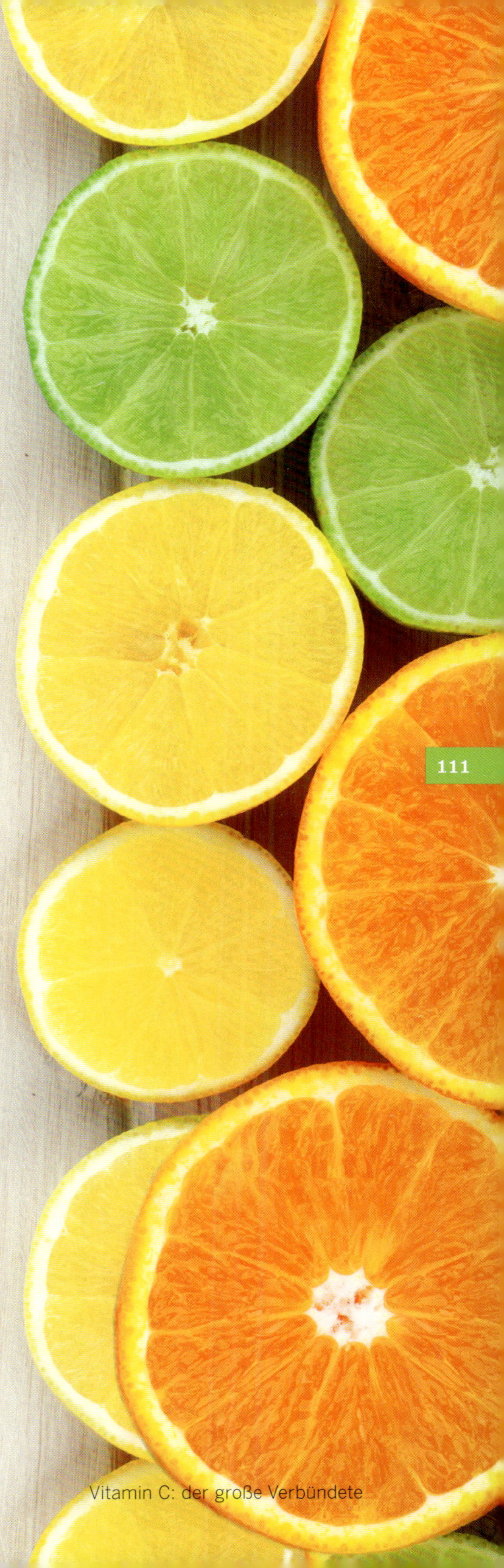

erkrankt sind und einer speziellen Anti-Tumor-Behandlung unterzogen werden, ist eine Vitamin-C-reiche Ernährung empfehlenswert.

In der Tat stellt Vitamin C im Kampf gegen Krebs einen starken Verbündeten dar. Dieses Schutzmittel agiert von verschiedenen Seiten aus. Zum Beispiel blockiert es dank seines starken antioxidativen Effekts die Wirkung von freien Radikalen und ist außerdem dazu in der Lage, die Bildung von Nitrosaminen (krebserregende Stoffe) effizient zu hemmen.

Darüber hinaus stärkt Vitamin C die Funktionen des Immunsystems, das für die Verteidigung unseres Organismus gegen Tumorwachstum von grundlegender Bedeutung ist. Zudem ist Vitamin C an der Synthese von Kollagen beteiligt – ein Protein, das Teil des Bindegewebes ist und somit die Zellen zusammenhält. Diese Funktion ist sehr wichtig, denn wenn der Körper mit ausreichenden Mengen an Kollagen versorgt wird, ist er dazu in der Lage, invasive Krebszellen zu reduzieren. Denken Sie daran: Je höher die Fähigkeit, dass die Zellen sich vermehren und in anderes Gewebe eindringen, desto bösartiger ist ein Tumor. Tumorzellen sondern bei ihrer Vermehrung Kollagenase ab, ein Enzym, das für die interzelluläre Kollagenzerstörung verantwortlich ist.

Welche Menge benötigen wir?

Normalerweise rät man zu einer täglichen Vitamin-C-Aufnahme von 40 bis 60 Milligramm. Einige Experten raten sogar zugunsten der Gesundheit zu einer höheren Aufnahme. So empfahl das Team um den Chemie-Nobelpreisträger Dr. Linus Pauling tägliche Dosen von mehr als einem Gramm.

Wie dem auch sei – es ist ratsam, den Tag mit einem reichhaltigen Frühstück zu beginnen, das diverse an Vitamin C reiche Früchte enthält: ein frischer Orangensaft, Obstsalat aus frischen Früchten oder einige Scheiben Ananas. Dieses Konzept können Sie beim Mittagessen fortsetzen und beispielsweise einen Salat mit rohem Gemüse verzehren, nachmittags einen Snack mit weiteren Früchten einplanen und den Tag mit einem Abendessen beenden, das rohes Gemüse beinhaltet. So nimmt man mit Sicherheit ausreichend Vitamin C auf, um einer Krebserkrankung vorzubeugen.

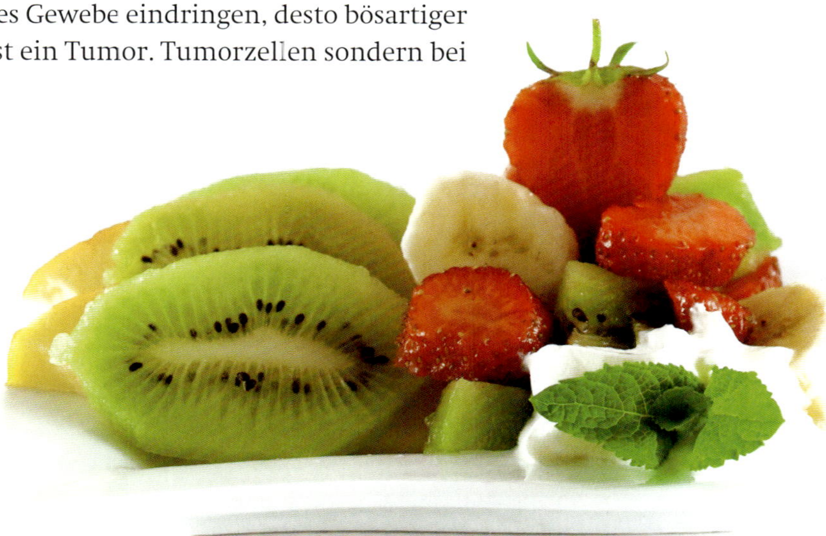

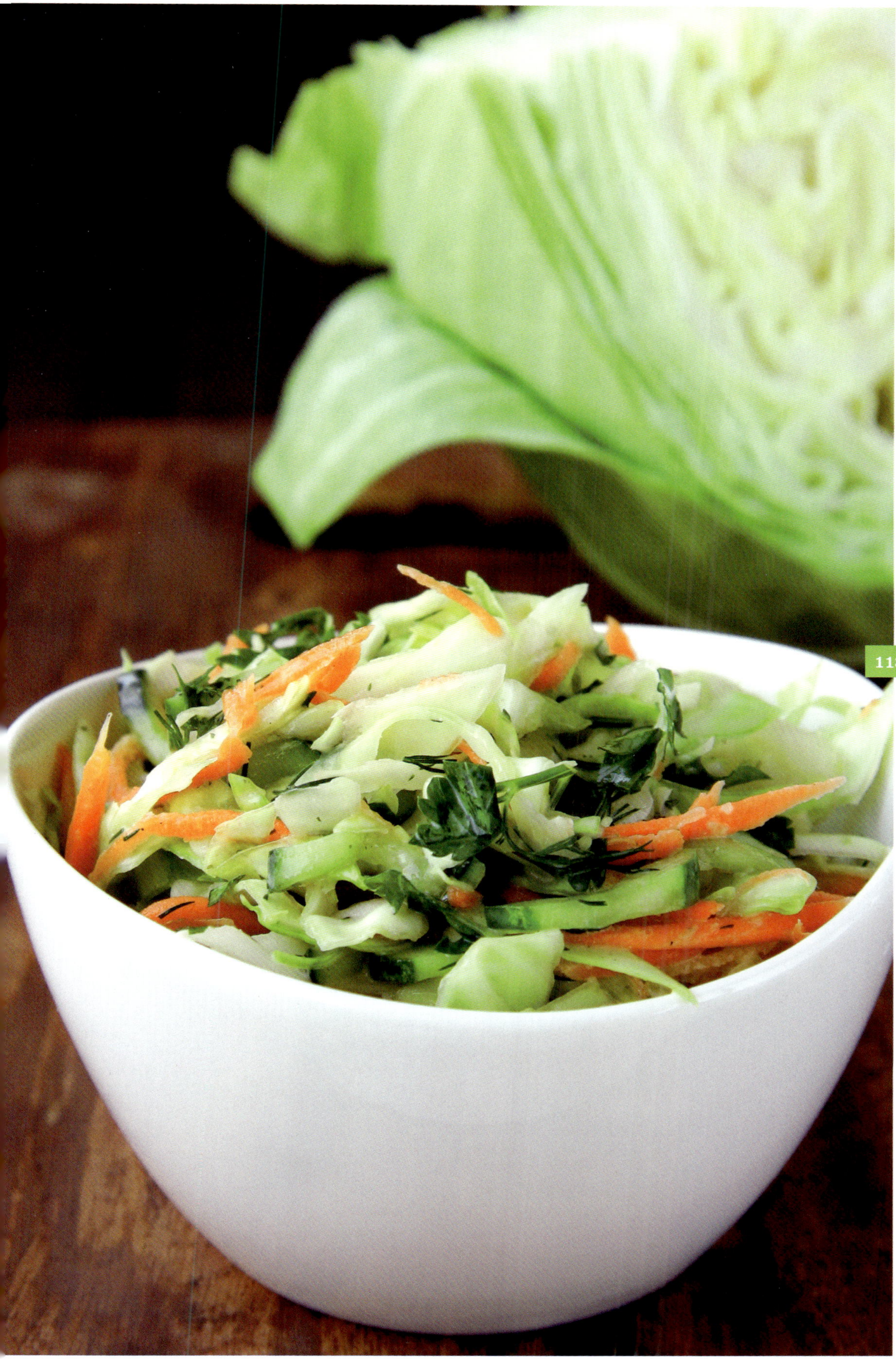

Vitamin E

Vitamin E gehört zusammen mit Vitamin A und den Carotinen zur Gruppe der fettlöslichen Vitamine. Tatsächlich ist keine Krankheit bekannt, die durch einen Vitamin-E-Mangel verursacht wird, obwohl dieses Vitamin sowohl für die Fruchtbarkeit als auch für die Gesundheit des Herz-Kreislauf-Systems von großer Bedeutung ist.

Ein Antioxidans gegen Krebs

Die antioxidative Rolle von Vitamin E ist sehr gut dokumentiert. Diese Substanz neutralisiert freie Radikale und schützt folglich die Zellmembranen im ganzen Körper vor Oxidation, insbesondere die Zellen des Nervensystems sowie des kardiovaskulären Systems, ebenso Blut- und Muskelzellen. Außerdem hemmt es die Bildung von Nitrosaminen.

Es liegen Daten vor, die den Zusammenhang zwischen einer verminderten Vitamin-E-Aufnahme und der Entwicklung bestimmter Krebsarten wie Brust-, Lungen- und Darmkrebs bestätigen. Wahrscheinlich ist sein präventiver Effekt zum einen auf seine leistungsstarke antioxidative Wirkung zurückzuführen, zum anderen auf seine herausragende Eigenschaft, das Immunsystem zu stärken.

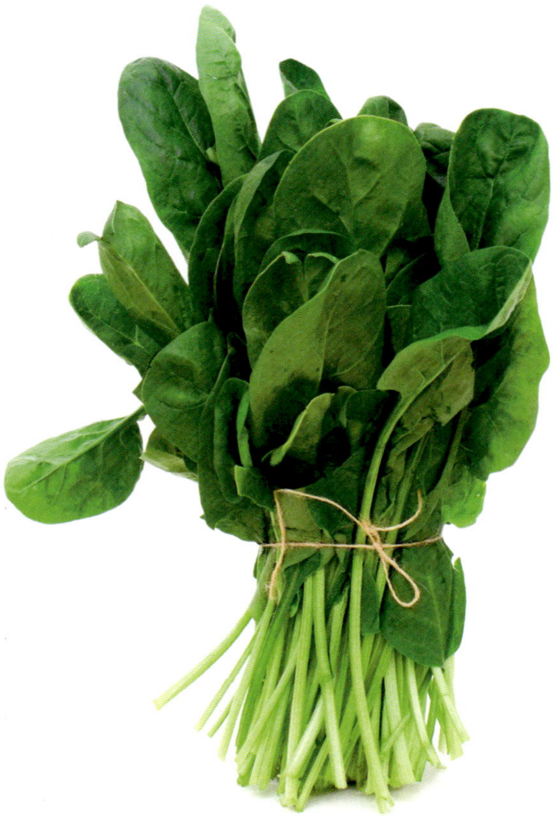

Welche Menge benötigen wir?

Der tägliche Bedarf eines Erwachsenen liegt bei 10 bis 12 Milligramm Vitamin E. Ein eventueller Überschuss kann sich ähnlich wie beim Vitamin A als schädlich erweisen, da es im Körper gespeichert wird. Dieser Mikronährstoff ist vor allem in pflanzlichen Ölen zu finden. Am gesündesten ist es, die erforderliche Menge an Vitamin E über kalt gepresstes Olivenöl aufzunehmen. Grünes Blattgemüse, Nüsse und Weizenkeime gelten ebenfalls als gute Quellen. Nur selten kommt es zu einem Vitamin-E-Mangel. Tritt dieser Fall jedoch ein, kommt es zu einer Zerstörung der roten Blutzellen, zu Fortpflanzungsstörungen und neurologischen Beschwerden. Eine schlechte Fettverdauung kann ebenfalls auf einen Vitamin-E-Mangel deuten.

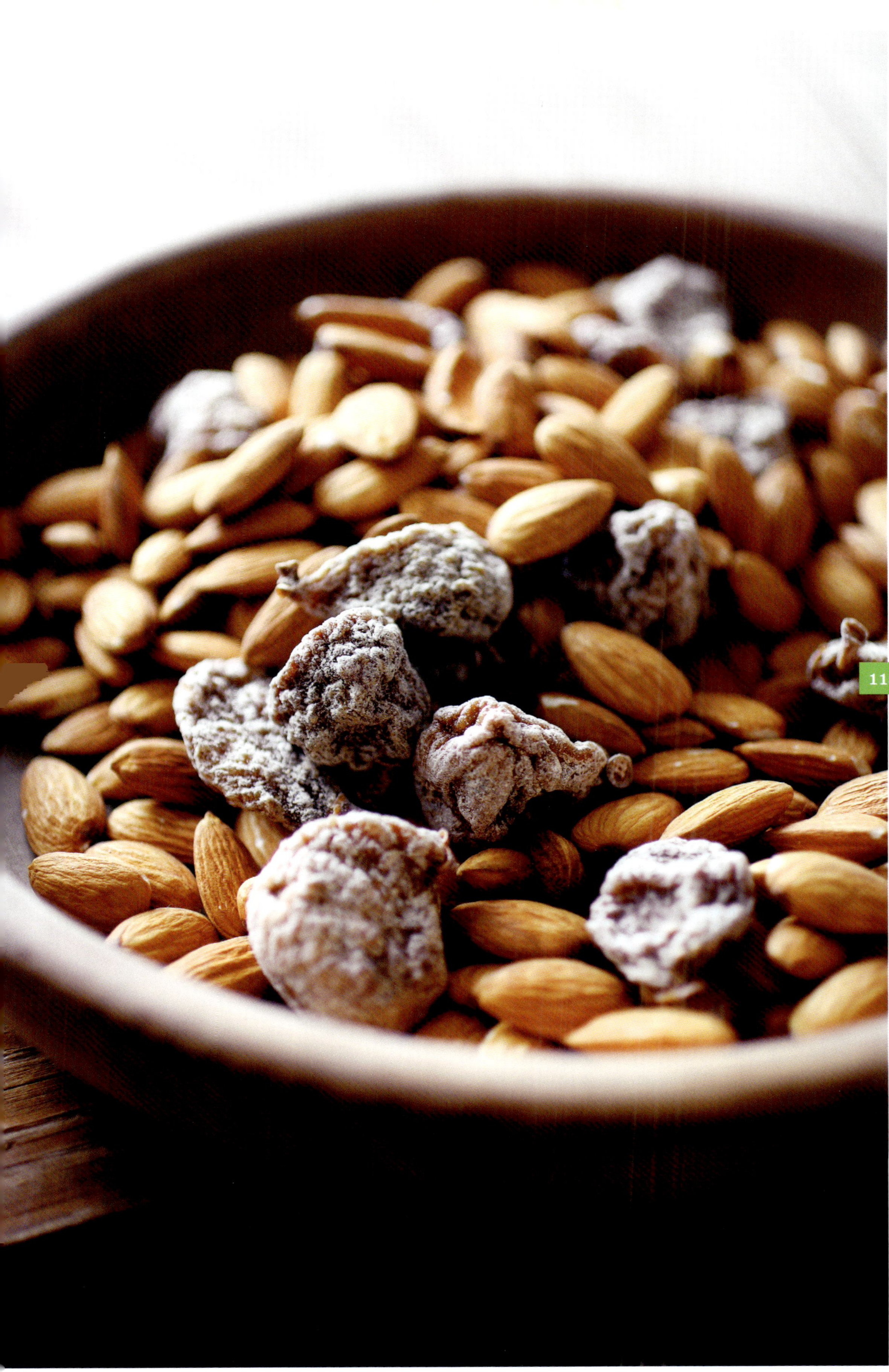

Selen

Obwohl Selen im 19. Jahrhundert entdeckt wurde, war bis 1975 noch nicht offensichtlich, dass es sich dabei um ein essenzielles Spurenelement für unseren Organismus handelt. Dank epidemologischer Studien ist mittlerweile bekannt, dass dieses Mineral ein wichtiges Element im Kampf gegen Krebs ist. Es wurde belegt, dass bei Personen mit einem zu geringen Selengehalt im Blut ein erhöhtes Krebsrisiko besteht.

Selen und Krebs

Selen ist für die Funktionen des Enzyms Glutathionperoxidase essenziell. Es handelt sich hierbei um ein körpereigenes Enzym, das als Antioxidans fungiert und eine wichtige Rolle beim Entgiftungsprozess spielt. Genauer gesagt kann diese Substanz freie Radikale zerstören und ihre schädliche Wirkung ausbremsen. Darüber hinaus besitzt Selen ebenfalls die Fähigkeit, die DNA vor zellulären Läsionen durch Karzinogene zu schützen.

Zudem ist dieses Spurenelement in der Lage, die schädlichen Wirkungen von Schwermetallen zu neutralisieren. Außerdem kommt Selen unserem Immunsystem zugute, da es die Produktion von weißen Blutzellen anregt.

Welche Mengen benötigen wir?

Die empfohlene tägliche Dosis an Selen liegt bei 50 Mikrogramm, was durch eine ausgewogene und abwechslungsreiche Ernährung abgedeckt werden kann. Auch wenn der Körper nur sehr kleine Mengen davon benötigt, ist Selen für uns dennoch von großer Bedeutung. Ein Mangel an Selen tritt zwar nur sehr selten auf, doch wenn er vorliegt, können dadurch Muskelschmerzen und Herz-Kreislauf-Erkrankungen verursacht werden. Die größte Menge an Selen in der Nahrung findet man in der Paranuss. Dem folgen Vollkornprodukte, Gemüse, Meeresfrüchte, Fisch, Fleisch und Milchprodukte. Der Selengehalt in Getreide und Gemüse hängt stets von der Präsenz des Spurenelementes im Ackerland ab. Da die Produkte aber in ihrem Wachstum wiederum auch von einem ausreichenden Selengehalt abhängig sind, kann man davon ausgehen, dass gesundes Getreide und Gemüse auch genügend Selen enthält und wir bei regelmäßigem Verzehr ausreichend damit versorgt werden. Aber selbst bei Anbauprodukten auf selenarmem Ackerland finden sich dennoch in der Regel ausreichend hohe Konzentrationen im geernteten Getreide, Obst und Gemüse, eben weil dieses Spurenelement für das gesunde Wachstum all dieser Nahrungsmittel unabdingbar sind.

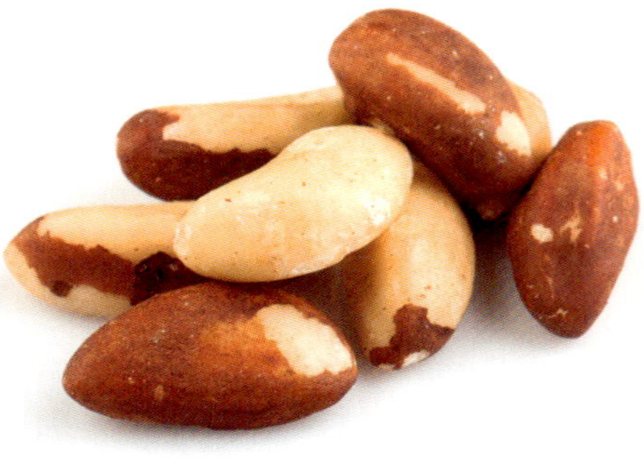

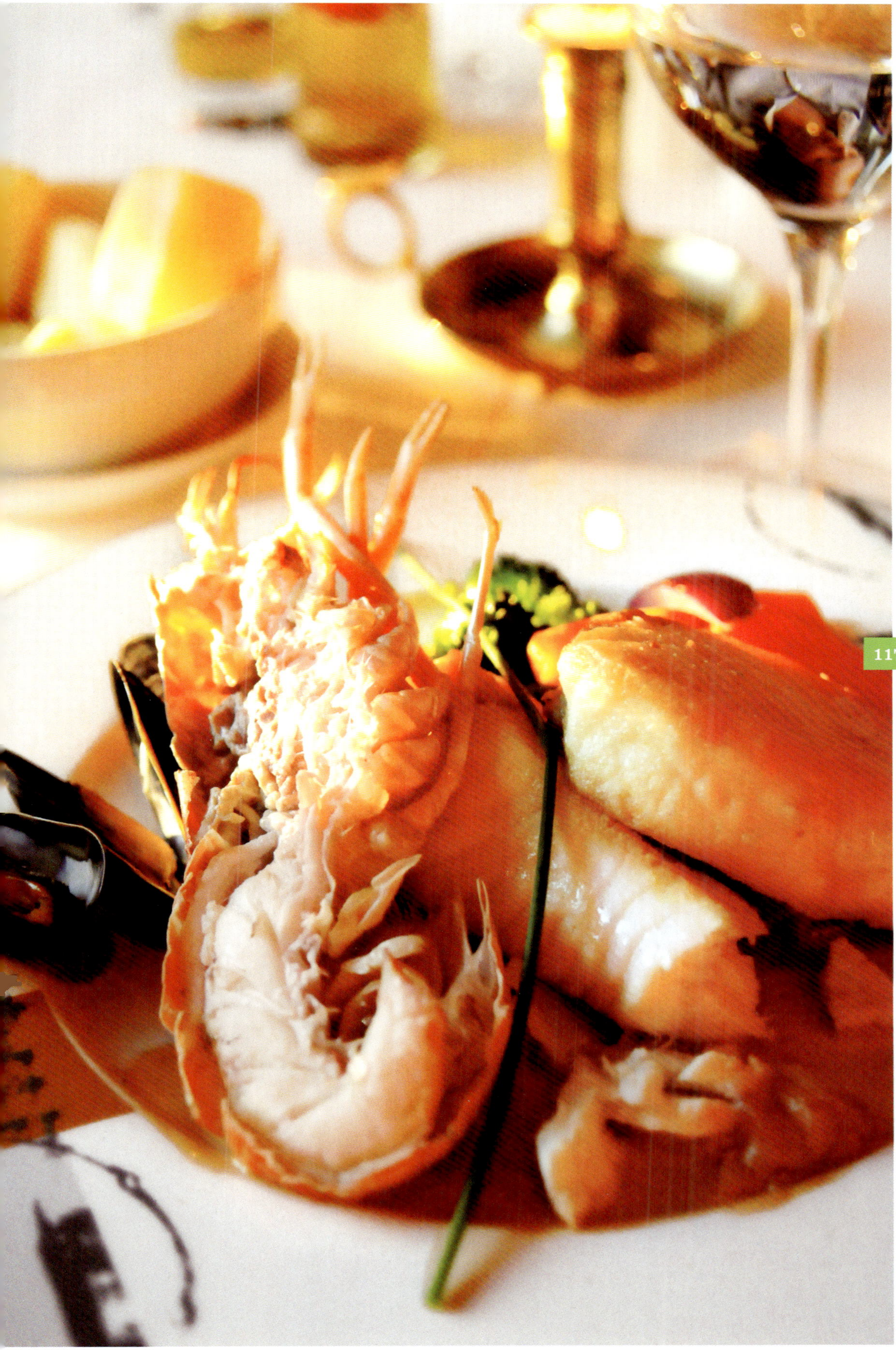

Die Omega-3-Fettsäuren

In den Kapiteln 3 und 5 haben wir bereits über die Omega-3-Fettsäuren gesprochen. Daher soll es in diesem Abschnitt nur darum gehen, die Bedeutung des Gleichgewichts zwischen den Omega-6- und Omega-3-Fettsäuren hervorzuheben.

Seit einigen wenigen Jahren ist bekannt, dass Omega-6-Fettsäuren (in Sonnenblumen, Mais, Soja usw. enthalten) Herz-Kreislauf-Probleme sowie die Entwicklung von Tumoren fördern können. Im Gegensatz dazu sind Omega-3-Fettsäuren aktiv an der Krebsprävention beteiligt (offenbar haben gesättigte Fettsäuren auf die Entwicklung dieser Krankheit keinen Einfluss).

Vor diesem Hintergrund ist es von entscheidender Bedeutung, den Konsum von Omega-3-Fettsäuren (Fettfisch, Algen, Nüsse, Leinsamen) zu erhöhen und den der Omega-6-Fettsäuren radikal zu verringern. Aus diesem Grund sollte Olivenöl andere pflanzlichen Öle (wie auch Margarine) beim Kochen ersetzen.

Die wichtige Rolle der Ballaststoffe

Alle Ballaststoffe sind pflanzlichen Ursprungs und bestehen aus einer heterogenen Gruppe von Komponenten, die in der Regel gegen unsere Verdauungsenzyme resistent sind. Doch können die pflanzlichen Bestandteile durch die

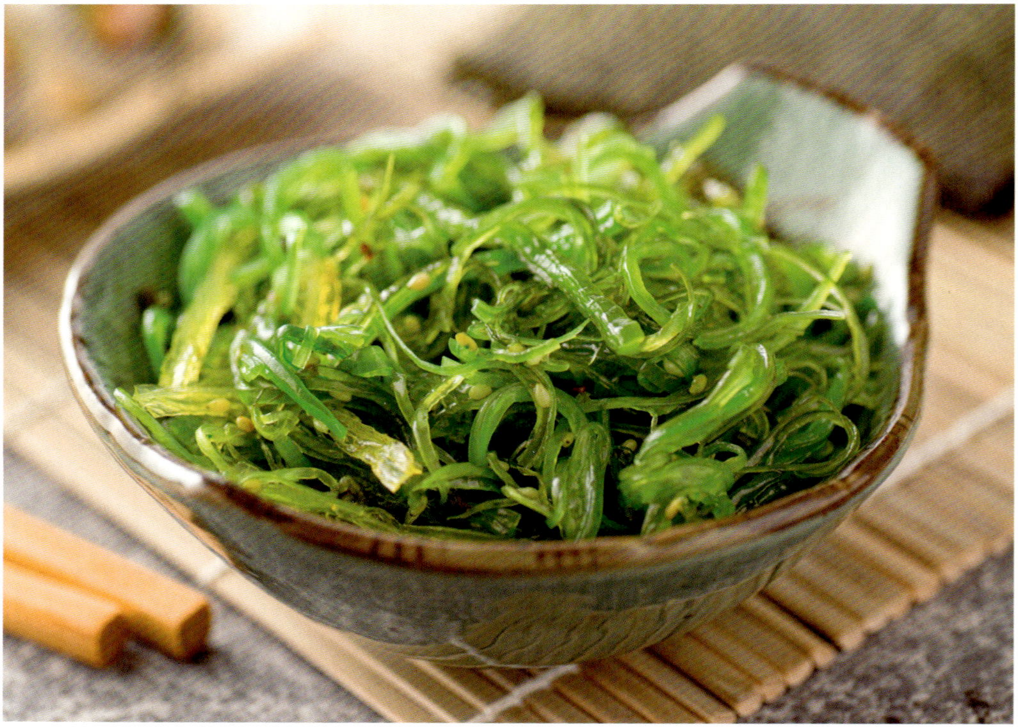

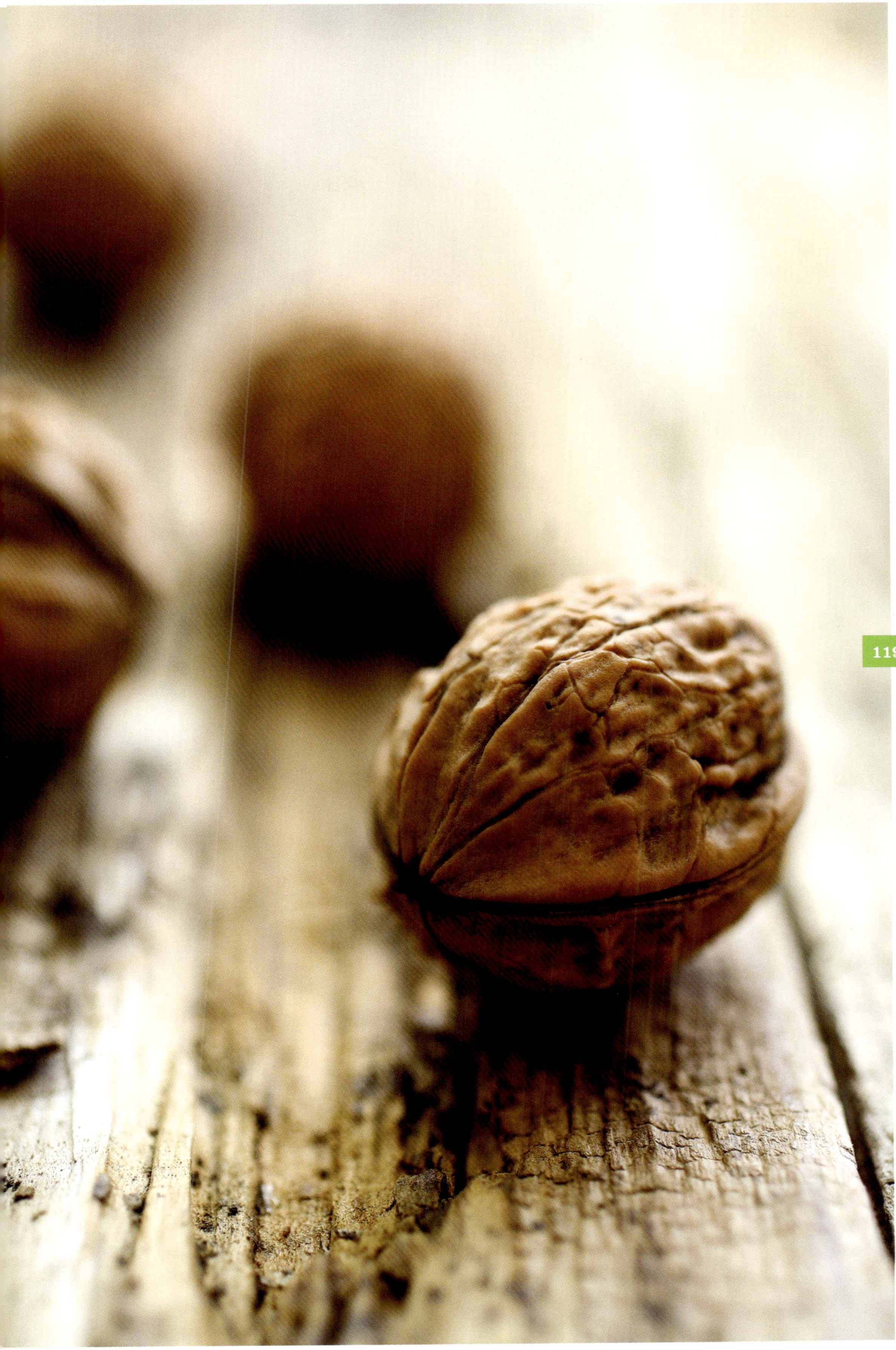

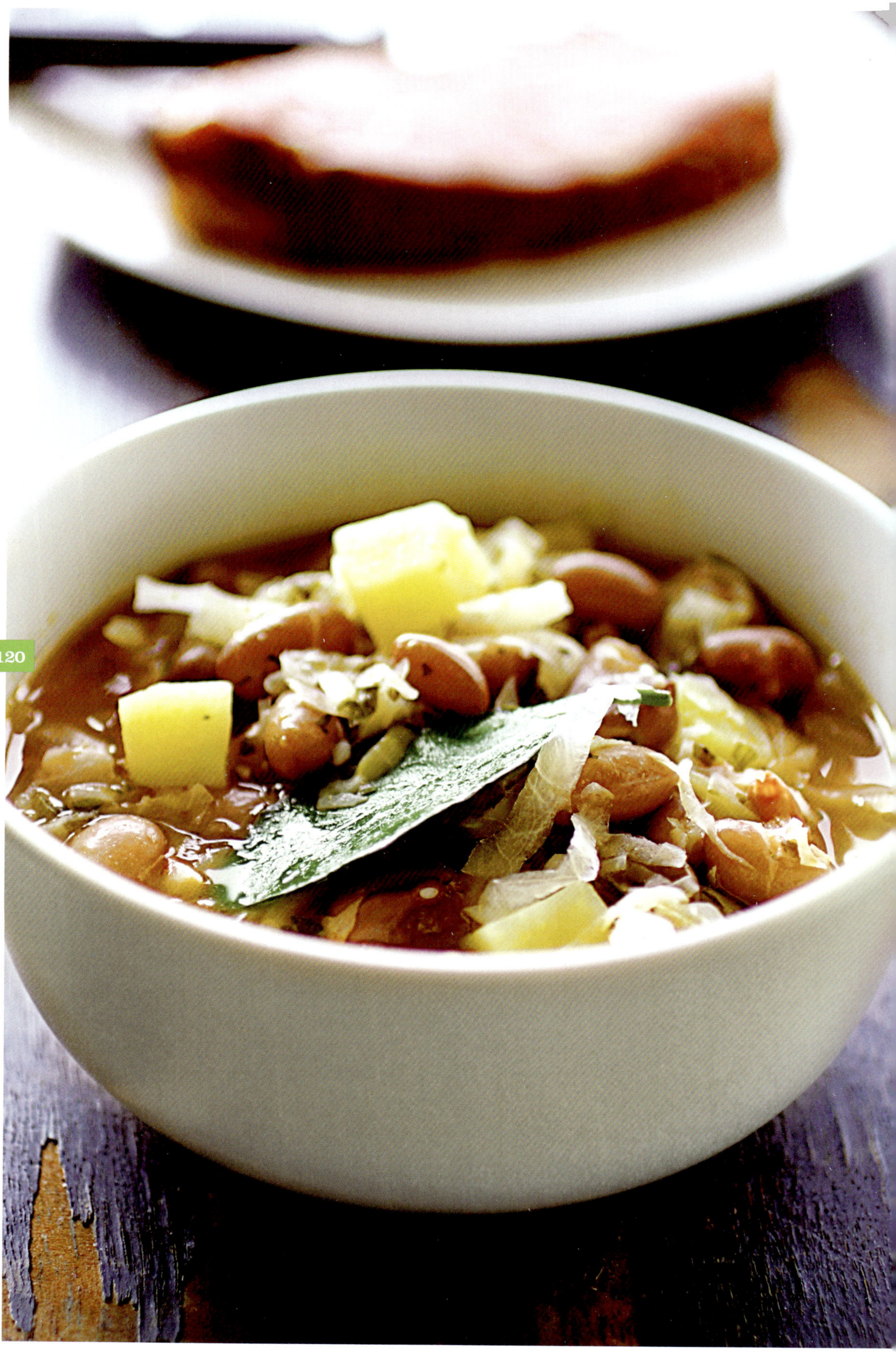

Darmbakterienflora mehr oder weniger stark fermentiert werden.

Man klassifiziert sie in lösliche Ballaststoffe (Pektine, Pflanzenschleim und Fructooligosaccharide) sowie unlösliche Ballaststoffe (Cellulose, Hemicellulose und Lignin). Zu ihren wichtigsten Aufgaben gehören die Verzögerung der Magenentleerung, das Verlangsamen der Glukoseabsorption, die Senkung des Cholesterinspiegels sowie die Vergrößerung des Stuhlvolumens.

Schutz gegen Krebs

Eine erhöhte Ballaststoff-Aufnahme über die Nahrung steht mit einem verminderten Dickdarmkrebs-Risiko in Verbindung, eine der häufigsten Krebserkrankungen in der westlichen Welt. Zudem scheinen Ballaststoffe in Bezug auf die Ausbildung von Brustkrebs eine schützende Rolle zu übernehmen und man geht davon aus, dass sie ebenfalls an der Prävention von Krebserkrankungen der Mundhöhle, im Rachen, in der Speiseröhre, im Magen, in der Gebärmutterschleimhaut sowie in den Eierstöcken beteiligt sind.

In Bezug auf die Entwicklung von Darmkrebs gelten der übermäßige Verzehr von rotem Fleisch, gesättigten Fettsäuren sowie eine hohe Kalorienaufnahme als Risikofaktoren. Mithilfe von Ballaststoffen kann jedoch offenbar das Wachstum von Dickdarmtumoren gehemmt werden. Wodurch genau die präventive und wachstumshemmende Wirkung zustande kommt, ist noch nicht bekannt. Man geht jedoch davon aus, dass Ballaststoffe den Verbleib von toxischen Substanzen in den Darmzellen zeitlich stark begrenzen. Außerdem entwickeln die Darmbakterien bei der Verdauung von Ballaststoffen im Dickdarm verschiedene krebshemmende Substanzen wie z.B. Buttersäure, die ebenfalls an der Hemmung der Tumorentwicklung beteiligt sein könnte. Schließlich sollte man bedenken, dass der Verzehr von Ballaststoffen meist mit der Aufnahme weiterer pflanzlicher Substanzen einhergeht, die ebenfalls präventiv wirken können.

Welche Mengen benötigen wir?

Obwohl der mit den Ballaststoffen verbundene Wirkungsmechanismus noch nicht vollständig bekannt ist, wird eine tägliche Aufnahme von 25 bis 35 Gramm empfohlen. Um diesen Wert zu erreichen, kann der tägliche Speiseplan mit Hülsenfrüchten, Getreideprodukten, Früchten und Gemüse zusammengestellt werden. Neben der präventiven Wirkung in Bezug auf Krebs sind Ballaststoffe außerdem in der Lage, Verstopfungen zu verhindern, die Magenentleerung zu verlangsamen und ein Sättigungsgefühl zu erzeugen. Diese Eigenschaft ist besonders bei der Behandlung von Übergewicht und Adipositas nützlich.

Gelbkörpersäure besitzt eine krebshemmende Wirkung und entsteht mithilfe von Ballaststoffen.

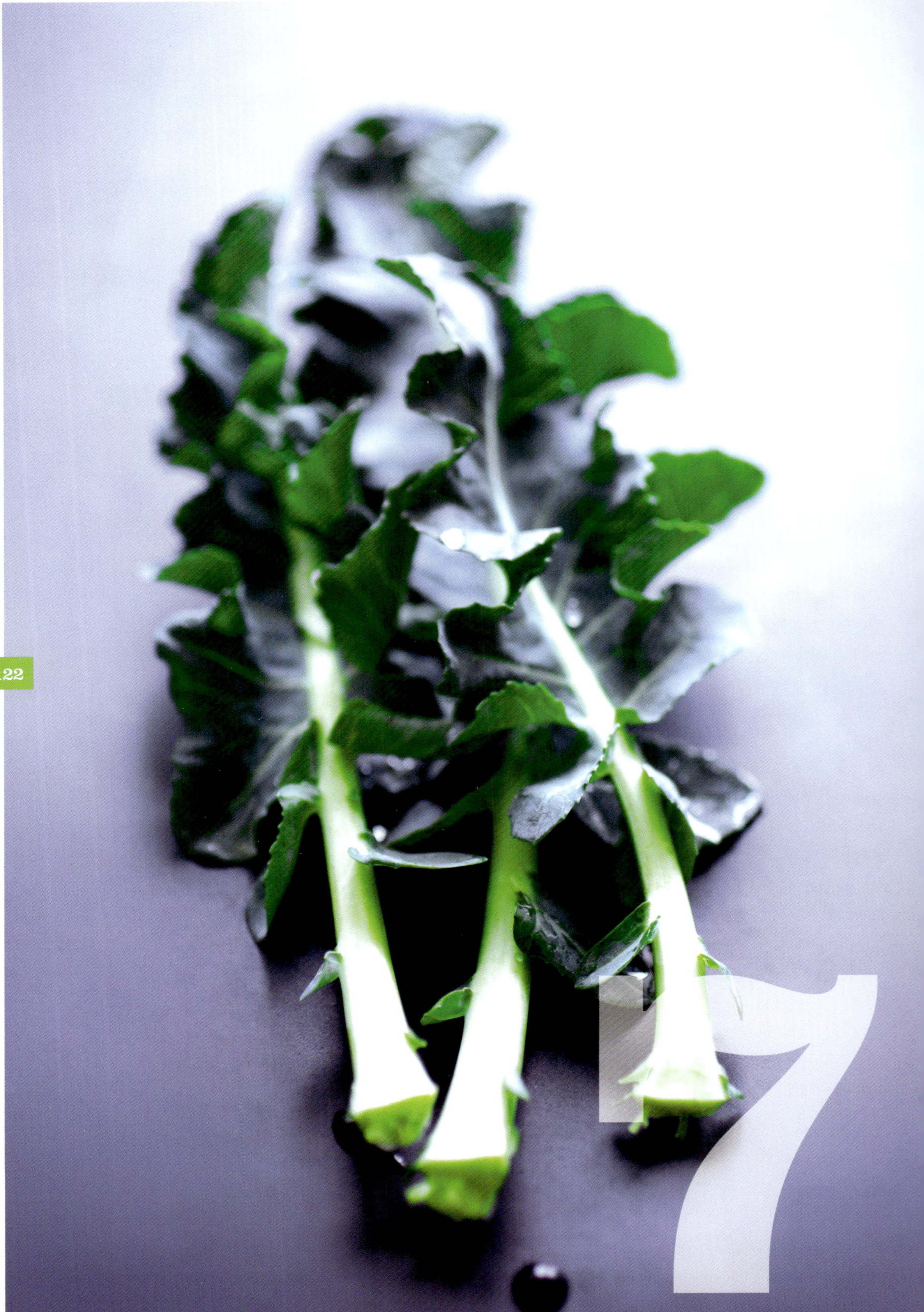
7

Sekundäre Pflanzenstoffe: unentbehrlich für die Gesundheit

Neben den in Lebensmitteln enthaltenen Nährstoffen, die im vorherigen Kapitel beschrieben wurden, verfügen auch viele Pflanzen über verschiedene Substanzen, die man noch nicht im Detail kennt. Über einige von ihnen liegen Studienergebnisse vor, die ihre Wirkung auf den Organismus belegen. Doch sicher gibt es noch viele hilfreiche Inhaltsstoffe, deren Wirkung noch nicht wissenschaftlich untersucht wurde oder von deren Existenz wir womöglich noch gar nichts ahnen. Bis heute konnte bestätigt werden, dass bestimmte Nahrungsmittel die Entwicklung von Tumoren fördern, während andere, insbesondere in pflanzlichen Lebensmitteln (Obst, Gemüse, Getreide und Hülsenfrüchte) in der Lage sind, dieses Risiko zu verringern. Aus diesem Grund ist es einfach, zu folgern, dass pflanzliche Lebensmittel ein wahres Arsenal an wertvollen Anti-Krebs-Molekülen bereithalten, dessen immenses therapeutisches Potenzial täglich mehr und mehr erschlossen wird. Hier geht es nicht nur um die üblichen Vitamine, Mineralstoffe und Ballaststoffe, über die wir im vorherigen Kapitel gelesen haben, sondern um andere Substanzen: die sekundären Pflanzenstoffe.

„Beschützer“ aus dem Pflanzenreich

Sekundäre Pflanzenstoffe können auf verschiedene Weise aufgenommen werden: als Nahrungsergänzungsmittel, als pflanzliche Nahrungsmittel, in Form von pflanzlichen Medikamenten ...

Viele dieser Substanzen wirken als pflanzliches Enzym oder Hormon, andere sprechen für ihre organoleptischen Eigenschaften, d. h. sie wirken über ihre Aromen, ihre Farben, ihren Geschmack usw. Und wiederum andere besitzen eine antibakterielle Wirkung, wirken antimykotisch oder wie ein Insektizid, wenn es um die Abwehr

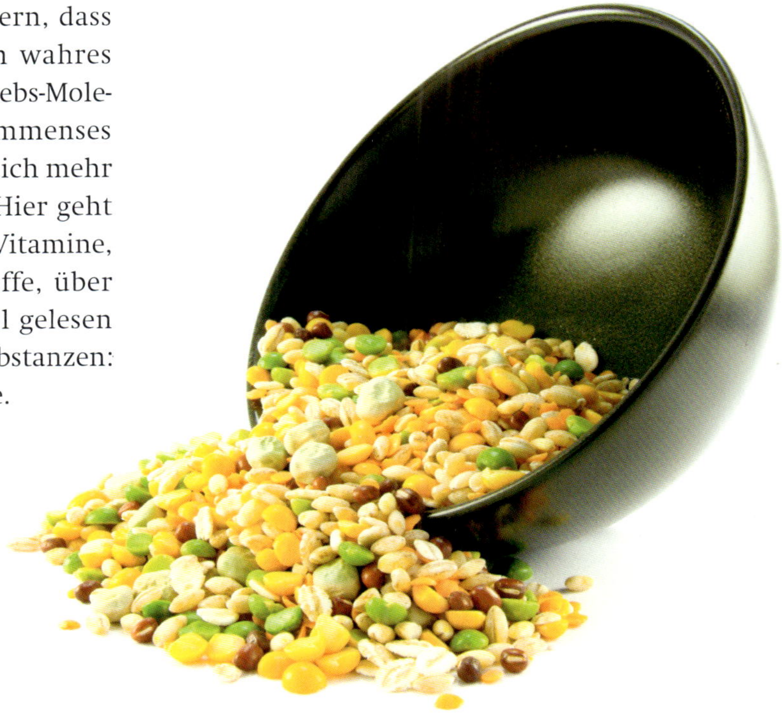

von möglichen Angreifern (freie Radikale, Insekten, Parasiten, Pilze ...) geht. Die Grundfunktion dieser pflanzlichen Inhaltsstoffe ist, Pflanzen vor Beschädigungen und Verletzungen zu schützen und ihr Überleben zu sichern. Obwohl die Untersuchung der Pflanzeninhaltsstoffe relativ neu ist und die Forschung bisher nur bei 10% ihre Wirkung wissenschaftlich belegen konnte, scheint ihre Wirksamkeit nicht auf die Pflanzenwelt begrenzt zu sein, sondern ist gleichermaßen zum Schutz des menschlichen Körpers nutzbar. So spielen sie auch in Bezug auf unsere Gesundheit und zur Prävention von Krankheiten, insbesondere von Krebs, eine wichtige Rolle. Pflanzliche Lebensmittel aus biologischem Anbau, die nicht mit Düngemitteln oder synthetischen Pflanzenschutzmitteln behandelt wurden, weisen einen höheren Anteil an sekundären Pflanzenstoffen auf.

Sind Nährstoffe essenziell?

Substanzen, die man heute als sekundäre Pflanzenstoffe kennt, wurden in der Vergangenheit oft als Vitamine klassifiziert – schließlich wissen wir, dass diese Mikronährstoffe für den Körper sehr wichtig sind. Zum Beispiel bezeichnete man einige Flavonoide als Vitamin P und einigen Substanzen von Kohl gab man den Namen Vitamin U. Schon bald wurden neue Verbindungen entdeckt, die man dann nicht mehr so bezeichnete. Der Grund dafür war, dass man bei den entdeckten Substanzen keine wissenschaftlich belegte Wirkung nachweisen konnte und so wurden sie auch nicht als essenzielle Nährstoffe eingestuft.

Doch heute weiß man, dass einige Nährstoffe, die bisher nicht als essenziell galten, eine überraschend große Rolle bei der Gesundhaltung unseres

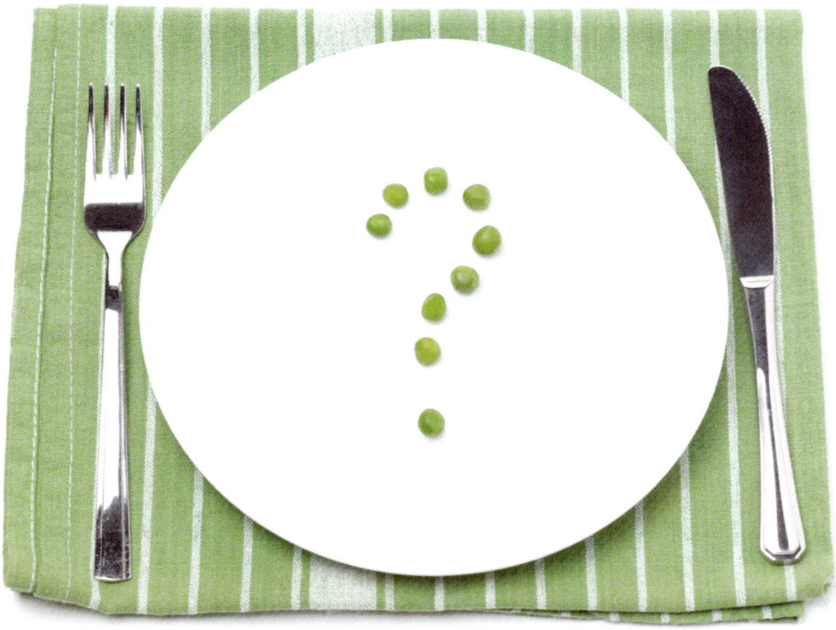

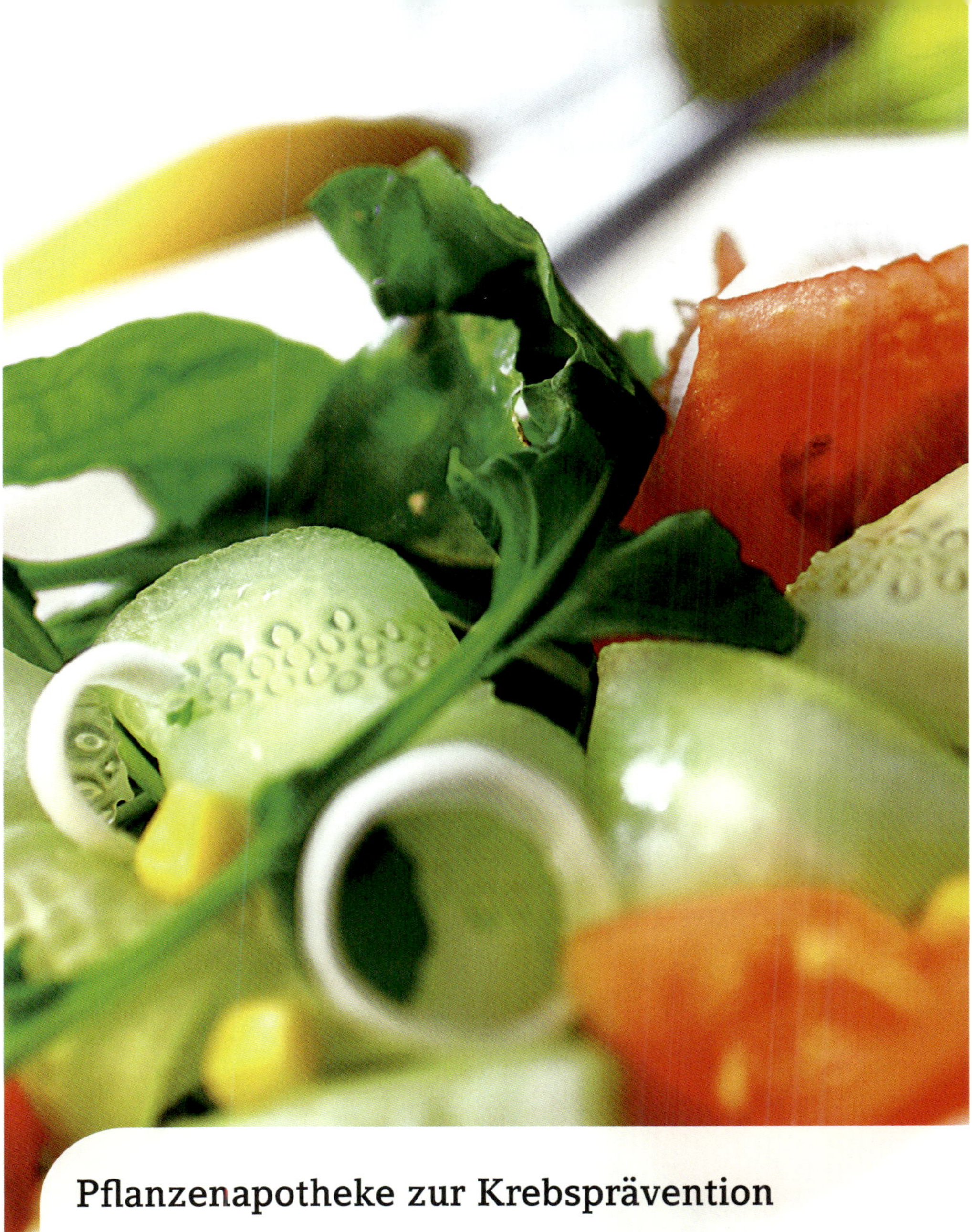

Pflanzenapotheke zur Krebsprävention

Zur Krebsprävention werden meist Stoffe mit geringer Toxizität verwendet, die zum einen einen Nährwert erfüllen und zum anderen den Entwicklungsprozess von Krebs aufhalten sollen. Zahlreiche Studien beschäftigen sich damit, wie sich unsere Nahrungsmittel und Getränke auf die Krebsprävention auswirken. Und obwohl es vielfach noch an Studien fehlt, die das vorbeugende und heilende Potenzial von Lebensmitteln genauer unter die Lupe nehmen, werden sekundäre Pflanzenstoffe bereits als eine leicht anwendbare und erschwingliche Methode akzeptiert, um Krebs zu kontrollieren und zu behandeln.

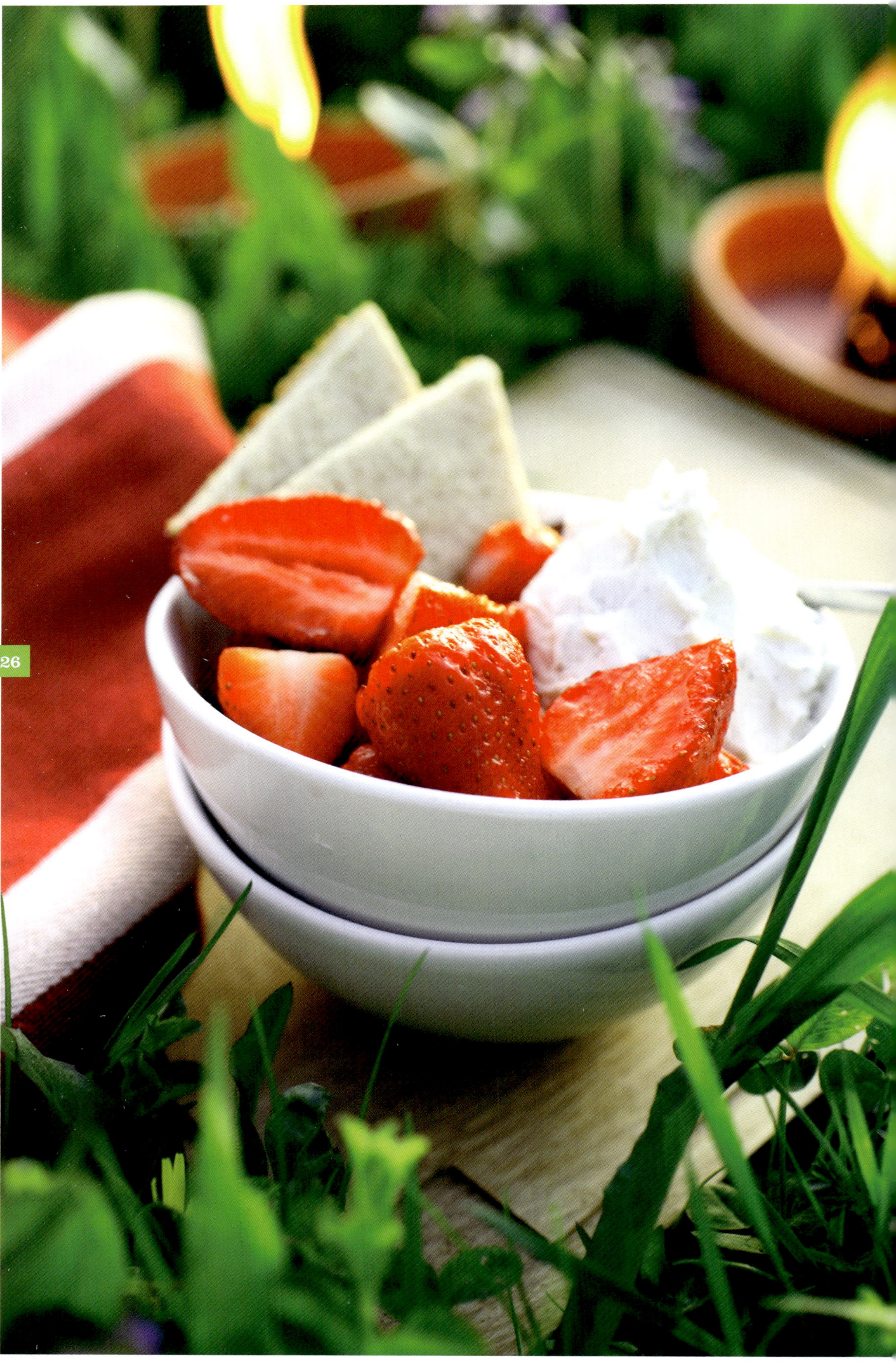

Körpers sowie bei der Prävention und Behandlung bestimmter Krankheiten (dazu gehört auch Krebs) spielen. Daher wird auch in Zukunft untersucht werden, welche Pflanzenstoffe besonders hilfreich sind und wie sie am besten eingesetzt werden können. Wie dem auch sei – sicher ist, dass eine gesunde und intelligent zusammengestellte Ernährung unserem Leben mehr Qualität verleiht. Es ist sinnlos, darüber zu spekulieren, ob wir sie zum Überleben benötigen.

Sekundäre Pflanzenstoffe, die Krebs vorbeugen

Forscher haben die sekundären Pflanzenstoffe entsprechend ihrer Schutzfunktionen, ihrer chemischen Struktur und ihrer biologischen Aktivität gruppiert. Diese Substanzen weisen eine ganze Reihe an positiven Eigenschaften auf, doch in diesem Abschnitt werden wir uns nur mit ihren herausragenden Qualitäten beschäftigen – wie z.B. ihre krebsvorbeugende Wirkung. Die krebshemmenden Pflanzenstoffe sind bis heute vergleichsweise gut erforscht, das heißt jedoch nicht, dass nur sie zur Prävention dienen und dass es nicht noch weitere Substanzen gibt, die bisher nur noch nicht identifiziert wurden.

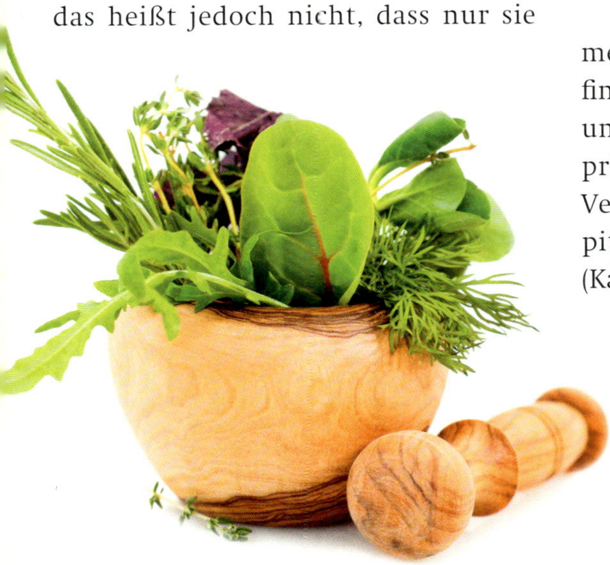

Frische Kräuter, die einem Gericht Geschmack und Aroma verleihen, sind gute Polyphenol-Quellen.

Polyphenole

Die meisten der bunten Früchte wie lilafarbene Beeren, Trauben und Blaubeeren oder rote Himbeeren sowie Erdbeeren gelten als gute Quelle für Polyphenole. Diese Stoffe schützen die Pflanzen vor Oxidationsschäden und ihre antioxidative Wirkung wird auch auf unseren Körper übertragen, wenn wir diese sekundären Pflanzenstoffe verzehren. In der Tat weisen diese Substanzen eine starke Schutzwirkung vor den schädlichen Auswirkungen der freien Radikale auf das genetische Zellmaterial auf und können so DNA-Schäden vermeiden. Weiterhin sind sie aufgrund eines anderen Mechanismus in der Lage, die Entstehung und Entwicklung von Tumoren zu hemmen.

Sie formen eine große Familie mit mehr als 4500 Mitgliedern, darunter findet man Phenolsäuren wie Ellagsäure und Flavonoide. Andere für die Krebsprävention interessante phenolische Verbindungen sind Curcuminoide (Kapitel 17) in Kurkuma und Resveratrol (Kapitel 14), das in Trauben, Erdnüssen, Heidelbeeren und anderen Beeren enthalten ist. Die Kräuter, die wir in der Küche verwenden, enthalten ebenfalls viele Polyphenole.

Ellagsäure

Ellagsäure ist eine Phenolsäure, die in einigen Früchten, vor allem Erdbeeren, Himbeeren, Granatäpfeln, Brombeeren, blauen Trauben, Heidelbeeren, Johannisbeeren und Nüssen enthalten ist. Ihre Funktion ist es, die Pflanze vor ultraviolettem Licht sowie dem Befall durch Viren, Bakterien und Parasiten zu schützen. In zahlreichen Studien wurde belegt, dass diese Substanz ein potentes Anti-Krebs-Mittel ist, denn es schützt die DNA vor dem Angriff krebserregender Substanzen, wie beispielsweise vor Benzopyren.

Flavonoide

In der Vergangenheit waren Flavonoide auch als Bioflavonoide bekannt, die gemeinsam unter der Bezeichnung Vitamin P zusammengefasst wurden. Bis heute kennt man davon über 1500 verschiedene Formen. Da gibt es unter anderem zum Beispiel das Quercetin, eines der wichtigsten Flavonoide. Man findet es in Äpfeln, Birnen, Kirschen, Zwiebeln, Brokkoli, Knoblauch, grünem Tee, Trauben und Rotwein.

Diese Pflanzeninhaltsstoffe weisen eine starke antioxidative Wirkung auf und spielen bei der Hemmung des Lipoxygenase-Enzym, das im Wesentlichen an Entzündungsprozessen beteiligt ist, eine große Rolle. Daher sind diese Stoffe in der Lage, allergische Reaktionen und Entzündungen zu reduzieren. Zudem stimulieren die sekundären Pflanzenstoffe das Immunsystem, schützen die Lungen vor Schadstoffen aus der Umwelt sowie vor Zigarettenrauch und besitzen eine

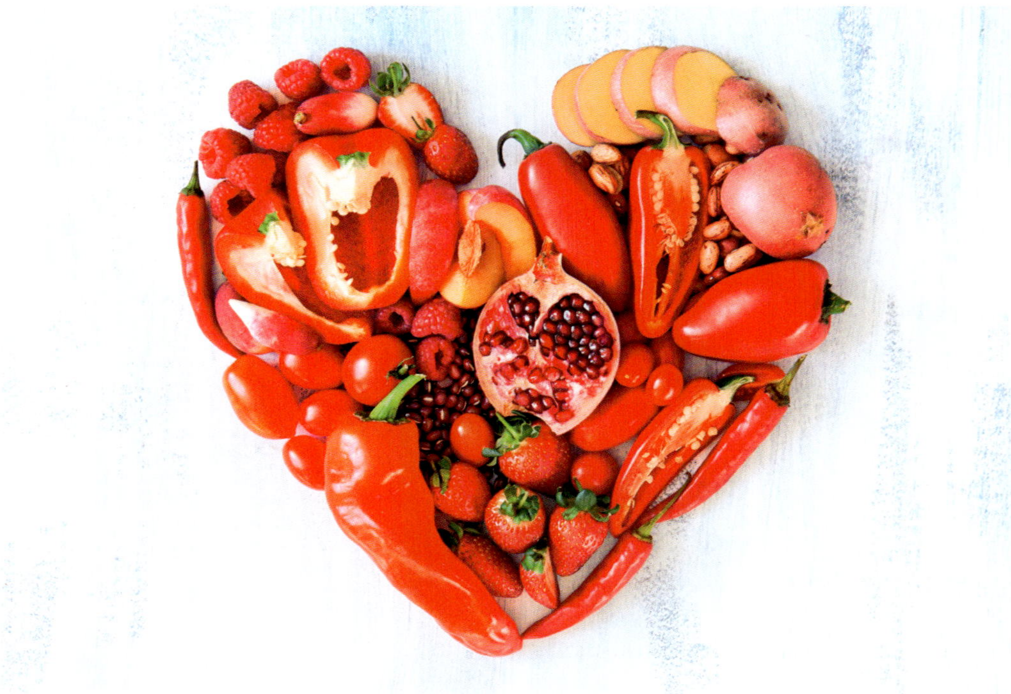

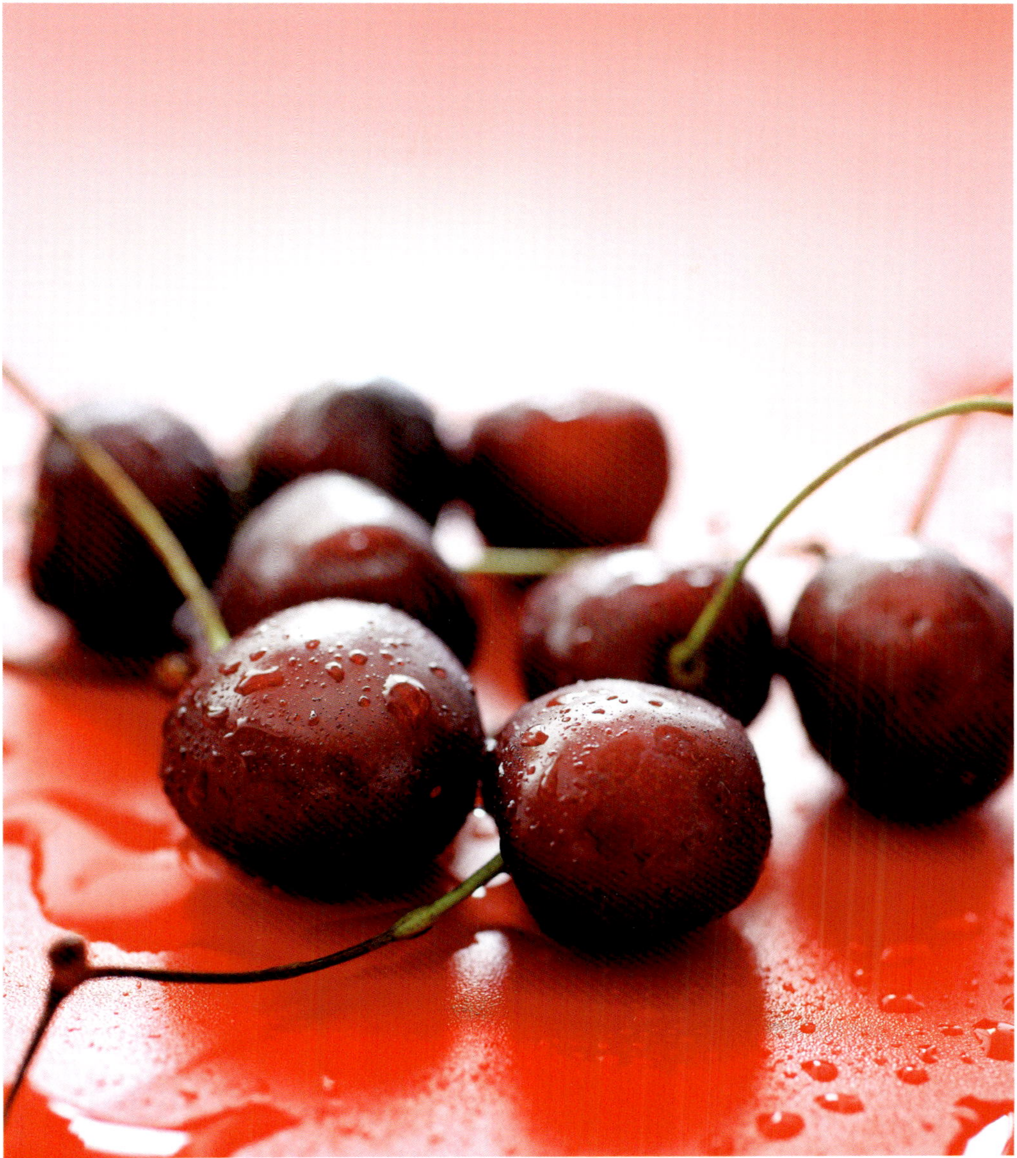

Isoflavone

Die in Soja enthaltenen Isoflavone (Kapitel 13) sind die am häufigsten untersuchten. Studien belegen, dass sie – neben etlichen anderen Eigenschaften – in der Lage sind, die Produktion bestimmter Enzyme, die für die Entstehung von Tumoren verantwortlich sind, zu bremsen. Zudem können diese Pflanzenstoffe die Bildung neuer Blutgefäße (Angiogenese) verhindern.

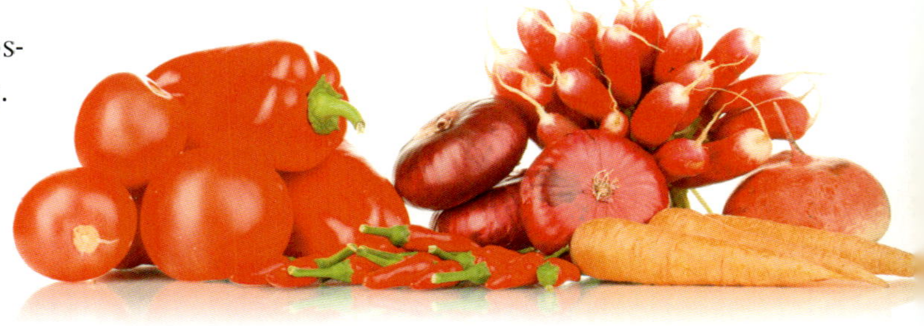

nachgewiesene krebshemmende Wirkung. Sie verhindern die Bildung von Nitrosaminen, erhöhen die Aktivität der Glutathion-Peroxidase (womit sie den Entgiftungsprozess in unserem Organismus unterstützen) und reduzieren entzündliche Prozesse.

Andere Verbindungen, die mit Flavonoiden in Zusammenhang gebracht werden, sind Anthocyane (Kapitel 16) und Catechine (Kapitel 15). Die Erstgenannten sind für die blau-violette Färbung einiger Früchte, vor allem in blauen Trauben, Heidelbeeren und Johannisbeeren, verantwortlich. Catechine sind hauptsächlich im grünen Tee und in geringerer Konzentration auch in Rotwein zu finden.

Terpene

Genauso wie die Polyphenole bilden die Terpene eine Familie mit zahlreichen Substanzen. Unter ihnen sind die Carotinoide und Limonoide die für die Krebsprävention relevantesten Vertreter. Die Pflanzeninhaltsstoffe wirken auch als Antioxidationsmittel und spielen bei der Krebsprävention eine große Rolle, auch wenn der Mechanismus noch nicht genau geklärt werden konnte.

Carotinoide

Carotinoide sind Pigmente, die in vielen pflanzlichen Lebensmitteln für die gelbe, orangene oder rote Farbe verantwortlich sind. Sie bilden eine Familie von etwa 600 löslichen Substanzen. Wie wir im vorigen Kapitel erfahren haben, befinden sich Beta-Carotin oder Provitamin A sowie Lycopin in dieser Gruppe.

Lycopin kommt hauptsächlich in Tomaten vor (Kapitel 11) und wurde in geringeren Konzentration auch in roter Paprika, in rosa Grapefruits und in der Wassermelone gefunden. Dieser Pflanzenstoff weist keine Provitamin-A-Aktivität auf, ist in seiner Wirkung als Antioxidans und krebsvorbeugendes Mittel jedoch stärker als das Beta-Carotin.

Limonoide

Limonoide (Kapitel 12) sind in den Schalen von Zitrusfrüchten zu finden. Diese bioaktiven Substanzen werden nicht nur als Biopestizide verwendet, sondern sind auch zur Prävention von Brustkrebs wirksam. Zudem stimulieren sie bestimmte Enzyme, die für die Entgiftung der Leber von großer Bedeutung sind.

Zitrusfrüchte gelten als gute Quelle von Limonoiden, einer bioaktiven Substanz in der Krebsprävention.

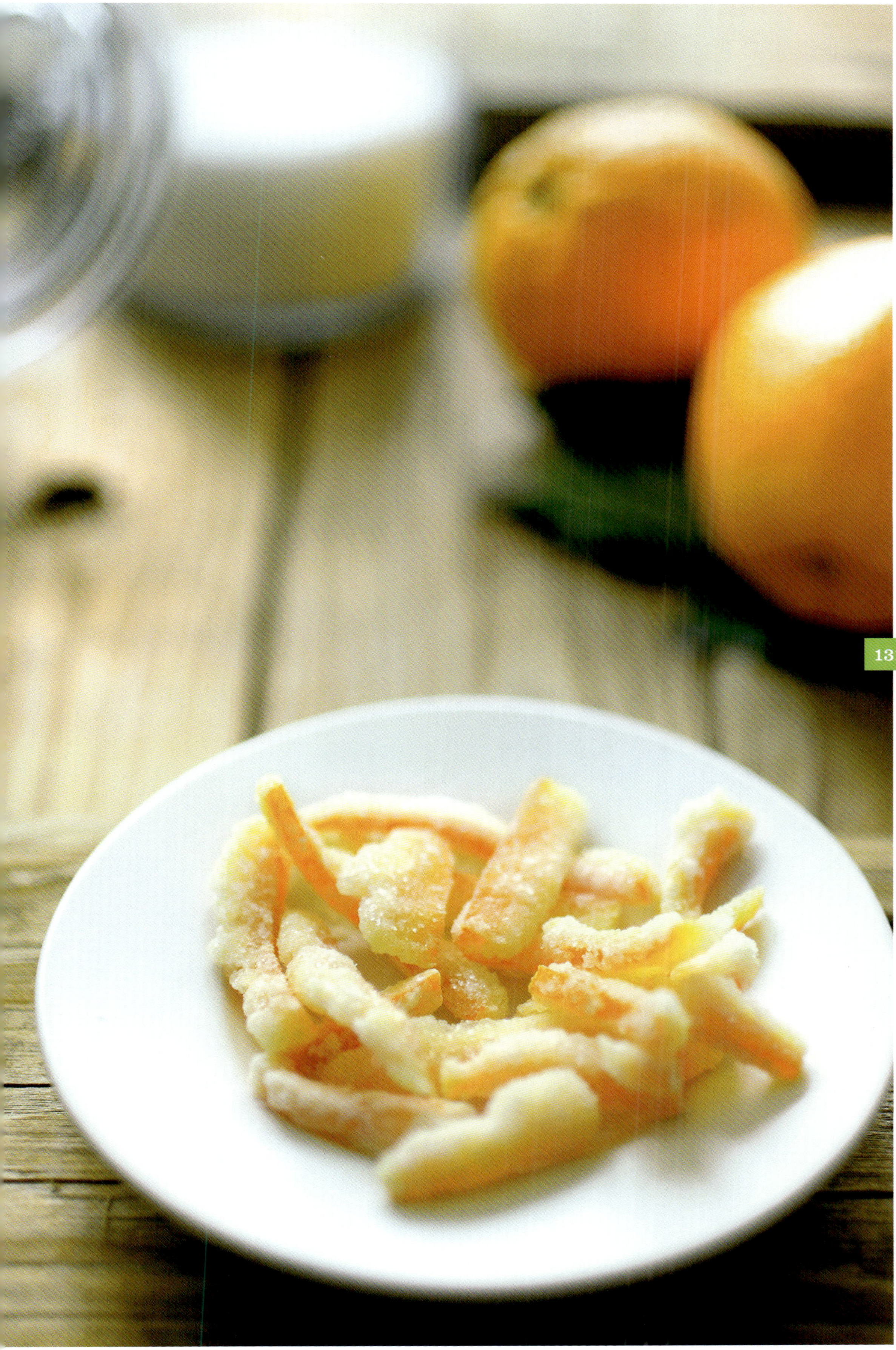

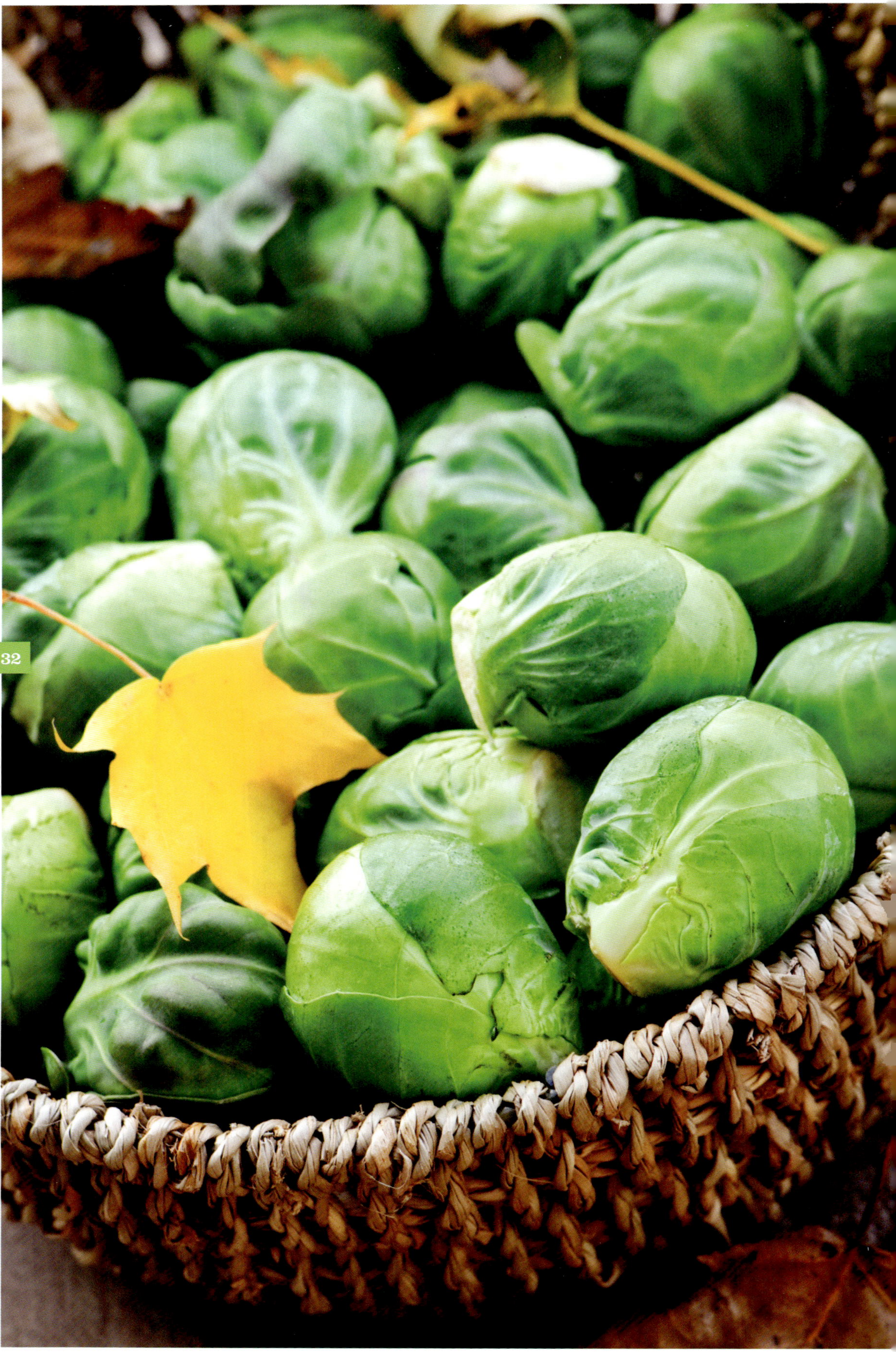

Schwefelverbindungen

Alle Schwefelverbindungen sind für ihren besonders intensiven Geruch charakteristisch. Glucosinolate oder Schwefel-Glykoside (Isothiocyanate und Indole) sind unter den Anti-Krebs-Mitteln als besonders wirksam hervorzuheben.

Glucosinolate

Glucosinolate sind in Lebensmitteln nur in geringen Konzentrationen zu finden. Meist kommen sie in der Familie der Kreuzblütler (Kohl, Brokkoli, Blumenkohl, Rosenkohl, Kohlrabi) sowie in Senf vor. Ihr starker Geruch sowie ihr scharfer Geschmack, der für diese Lebensmittel charakteristisch ist und die Pflanzen vor Insektenbefall schützt, ist auf die darin enthaltenen Glucosinolate zurückzuführen.

Beim Zerkauen von Gemüse, das Glucosinolate enthält, können zwei verschiedene Substanzen freigesetzt werden, die der Krebsprävention dienen: Indole und Isothiocyanate.

Die Isothiocyanate

Neueste epidemologische Studien haben gezeigt, dass Isothiocyanate einen natürlichen Schutz gegen krebserregende Stoffe bieten. Ihre krebsvorbeugende Wirkung beruht auf der Fähigkeit, verschiedene Enzyme zu aktivieren, die für den Entgiftungsprozess in der Leber verantwortlich sind. Gleichzeitig hemmen sie die Entstehung bestimmter Substanzen, die das Wachstum von Tumoren fördern. Weiterhin bewirken sie in Krebszellen das Phänomen der Apoptose (programmierter Zelltod).

Die Indole

Die Indole besitzen die Besonderheit, dass sie keinen Schwefel enthalten, obwohl sie zu den Glucosinolaten gehören. Diese Stoffe besitzen ähnlich krebshemmende Eigenschaften wie die Isothiocyanate. Aber darüber hinaus hat sich gezeigt, dass sie bei einer zu hohen Östrogenkonzentration (Östrogene sind weibliche Hormone) Abhilfe schaffen können. Experimentelle Studien beweisen, dass diese Pflanzeninhaltsstoffe eine krebsvorbeugende Wirkung bei Brust- und Darmkrebs haben.

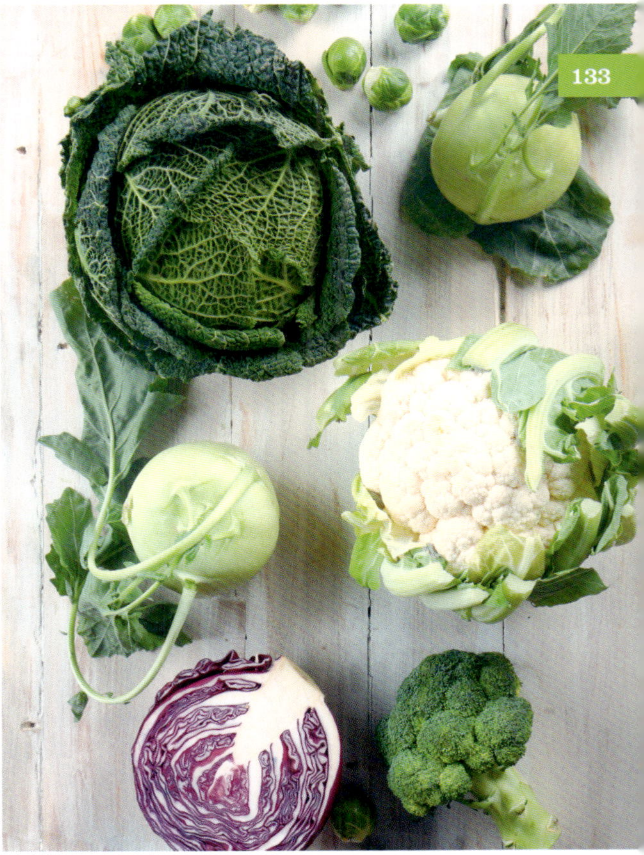

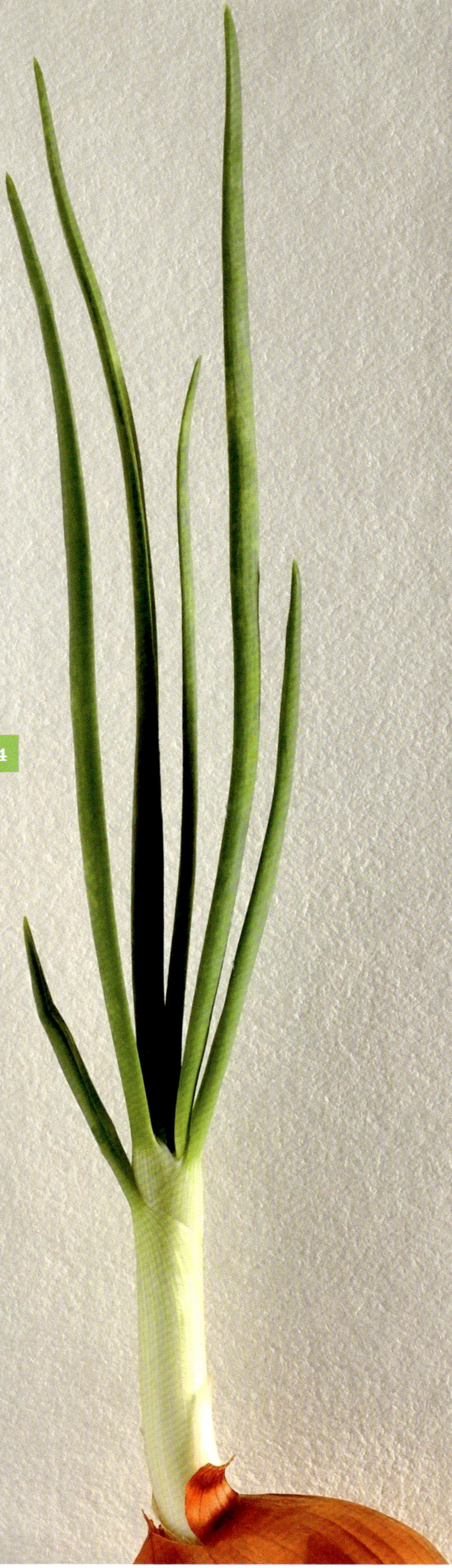

Thiosulfat

Thiosulfat findet man in Knoblauch, Zwiebeln, Schnittlauch, Lauch sowie Schalotten. Es wurde bewiesen, dass Knoblauch – neben vielen anderen positiven Effekten – in der Lage ist, die Bildung von Nitrosaminen zu hemmen. Zudem stimulieren diese bioaktiven Substanzen die Funktionen des Immunsystems und sind am Entgiftungsprozess in der Leber beteiligt.

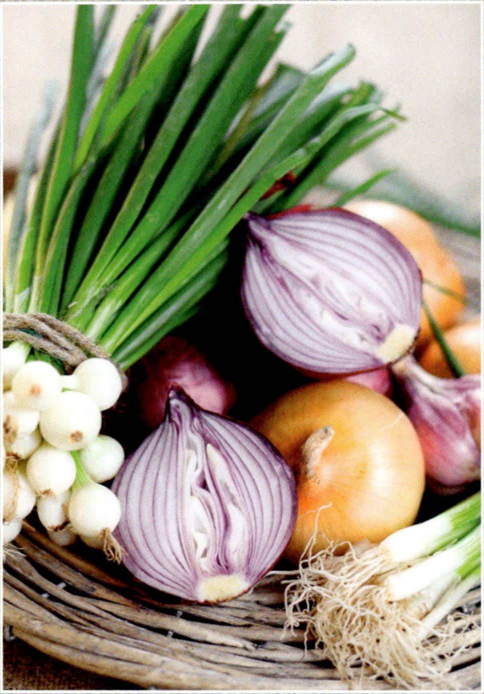

Nahrungsmittel: ja. Nahrungsergänzungsmittel: nein.

Einmal zusammengefasst: Es steht fest, dass viele Nahrungsmittel dank einer Reihe von biologisch aktiven Substanzen eine krebshemmende Wirkung

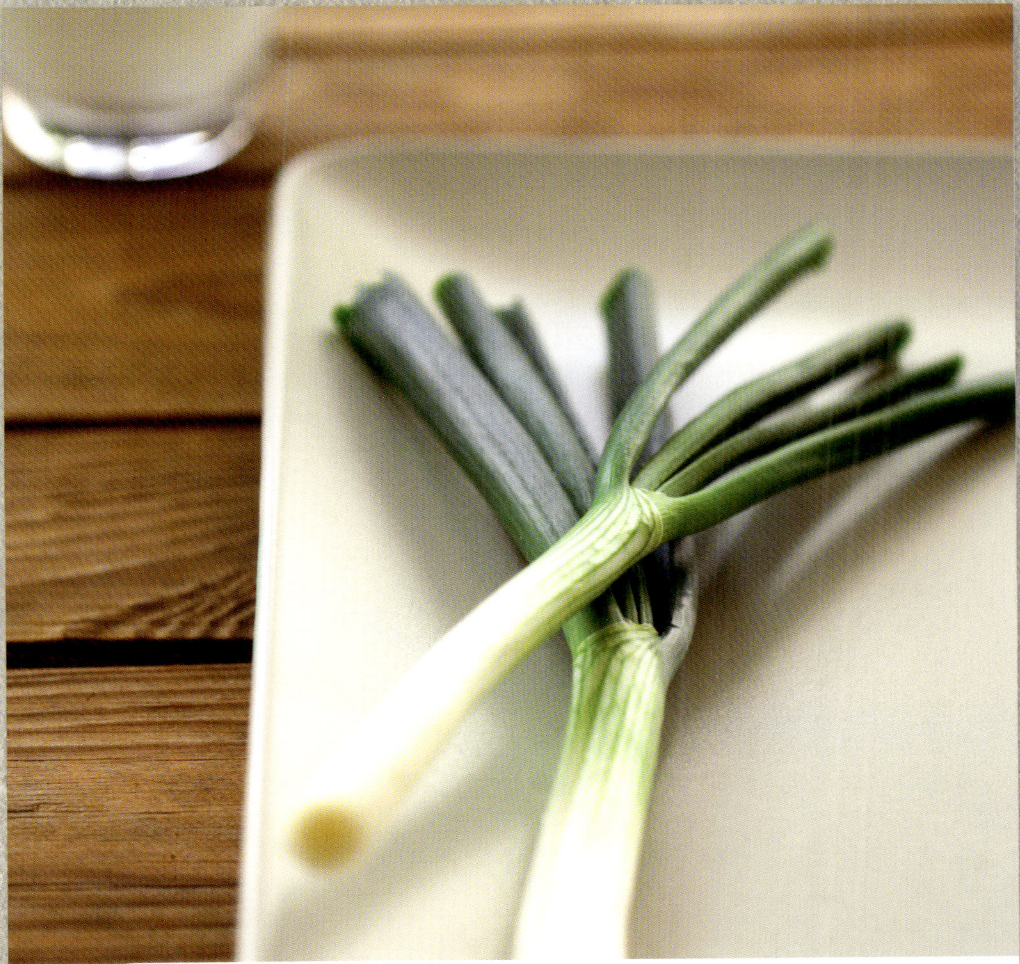

Über die antioxidative Wirkung hinaus

Viele sekundäre Pflanzenstoffe haben außer ihren antioxidativen Eigenschaften noch weitere Vorzüge. Wiederum andere erfüllen ebenfalls viele Funktionen, fungieren jedoch nicht als Antioxidantien. Das bedeutet jedoch nicht, dass sie dadurch weniger wertvoll sind – schließlich ist es in der Krebsprävention erforderlich, auf verschiedenen Ebenen zu handeln. Denken Sie daran, dass Antioxidantien den Angriff von freien Radikalen abwehren und somit Zellschäden an der DNA verhindern können. Aus diesem Grund setzt ihre Wirkung bereits in der Entstehungsphase eines Tumors ein. Zudem fördern diese Substanzen die Stabilität der Zellmembran sowie die Funktion des Immunsystems.

vorweisen. Sie unterscheiden sich darin, in welchen Phasen der Entwicklung des Tumors sie zum Einsatz kommen. Auch wenn es noch viele unentdeckte sekundäre Pflanzenstoffe gibt, so wurden doch einige bereits wissenschaftlich beleuchtet, um ihren Effekt auf den Organismus besser verstehen zu können.

Dieses Wissen führte dazu, dass die Pharmaindustrie Nahrungsergänzungsmittel mit hochdosierten sekundären Pflanzenstoffen entwickelte und eine entsprechende Wirkung versprach. Bis vor kurzem wurden am häufigsten Ergänzungsmittel, die Vitamine oder Mineralstoffe enthalten, verwendet, die auf kurze Sicht in bestimmten Situationen hilfreich sein können, aber auf Dauer nicht den versprochenen Effekt erfüllen. Nun werden nicht nur Vitaminpräparate vertrieben, sondern es existiert bereits ein Menge an Produkten, die sekundäre Pflanzenstoffe enthalten. In der Tat sorgen diese Produkte für viele Diskussionen.

In der Regel wird nicht bedacht, dass die Wirkung der pflanzlichen Substanzen in den meisten Fällen von weiteren Wirkstoffen abhängt. Kommen mehrere Wirkstoffe vor, können sich Synergien entwickeln, was dazu führt, dass das Mittel auf unterschiedlichen Ebenen aktiv sein kann und somit seine Wirkung potenziert wird. Aus diesem Grund ist ein vollständiges natürliches Lebensmittel weitaus effektiver als ein isolierter Wirkstoff.

Die Heilkraft der Pflanzen hängt von den verschiedenen aktiven Wirkstoffen ab.

Ferner wird häufig die sinnvolle Dosierung der Inhaltsstoffe nicht beachtet. Nahrungsergänzungsmittel enthalten oftmals höher dosierte Wirkstoffe als Nahrungsmittel. Nicht nur, dass es hier nicht um ein Allheilmittel geht – die Einnahme von Nahrungsergänzungsmitteln kann daher unter Umständen sogar kontraproduktiv sein. Tatsächlich kann man von einer biologisch aktiven Substanz profitieren, wenn sie in der empfohlenen Dosis aufgenommen wird, jedoch kann eine Überdosierung in bestimmten Fällen sogar toxisch sein. Daher sollten Nahrungsergänzungmittel mit Vorsicht und nur bei Bedarf sowie unter Beratung eines Arztes eingesetzt werden.

Gesundheit auf dem Tisch

Nahezu alle Obst- und Gemüsesorten enthalten Substanzen, die gut für die Gesundheit sind, einige jedoch enthalten besonders viele sekundäre Pflanzenstoffe, die aktiv gegen Krebs wirken. Z. B. bewirken Artischocken nicht den gleichen Effekt im Kampf gegen Krebs wie Rosenkohl, obwohl Artischocken sehr gesund sind. Auch die Zusammensetzung der Pflanzenstoffe ist sehr unterschiedlich. Daher weisen einige Lebensmittel eine höhere Konzentration einer bestimmten Substanz auf und andere Lebensmittel besitzen wiederum einen höheren Anteil an einer anderen Substanz. Einige sekundäre

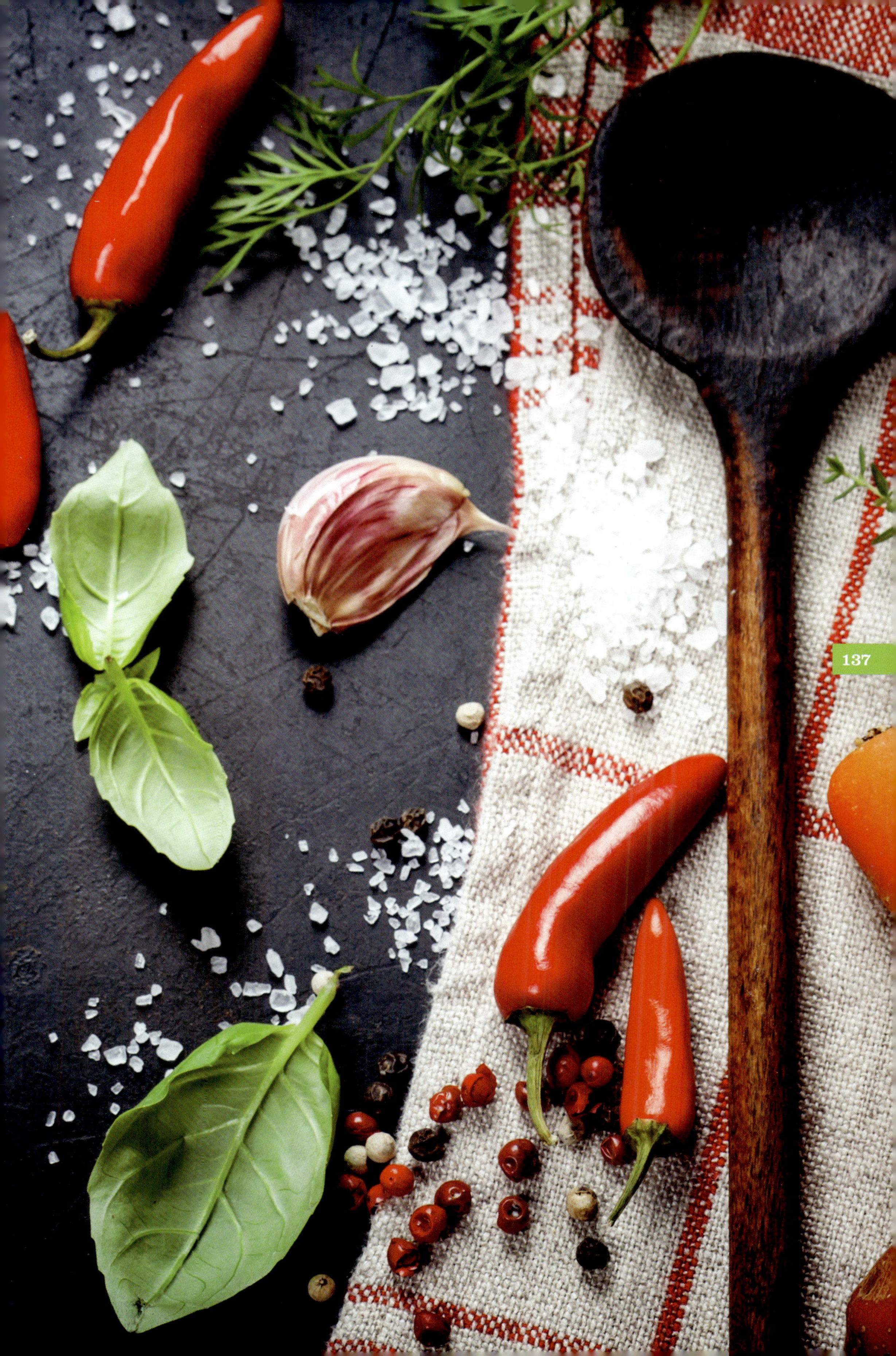

Pflanzenstoffe kommen auch nur in bestimmten Lebensmitteln vor.

Daher besteht eine gesunde Ernährung, die uns dabei helfen soll, Krebs vorzubeugen, aus einer Vielzahl von pflanzlichen Lebensmitteln in allen Farben, Aromen und Texturen. Auf den nächsten Seiten werden Sie einige Lebensmittel näher kennenlernen, denen heutzutage eine große Wirkung in der Krebsprävention zugesprochen wird. Das gibt Ihnen die Möglichkeit, sie bewusst auszuwählen und Teil Ihrer täglichen Ernährung werden zu lassen. Aus ihnen können Sie eine kreativ zusammengestellte und abwechslungsreiche Ernährung zusammenstellen, die sowohl Ihrem Gaumen Vergnügen bereitet, als auch eine medizinische Wirkung erzielt. Aber denken Sie

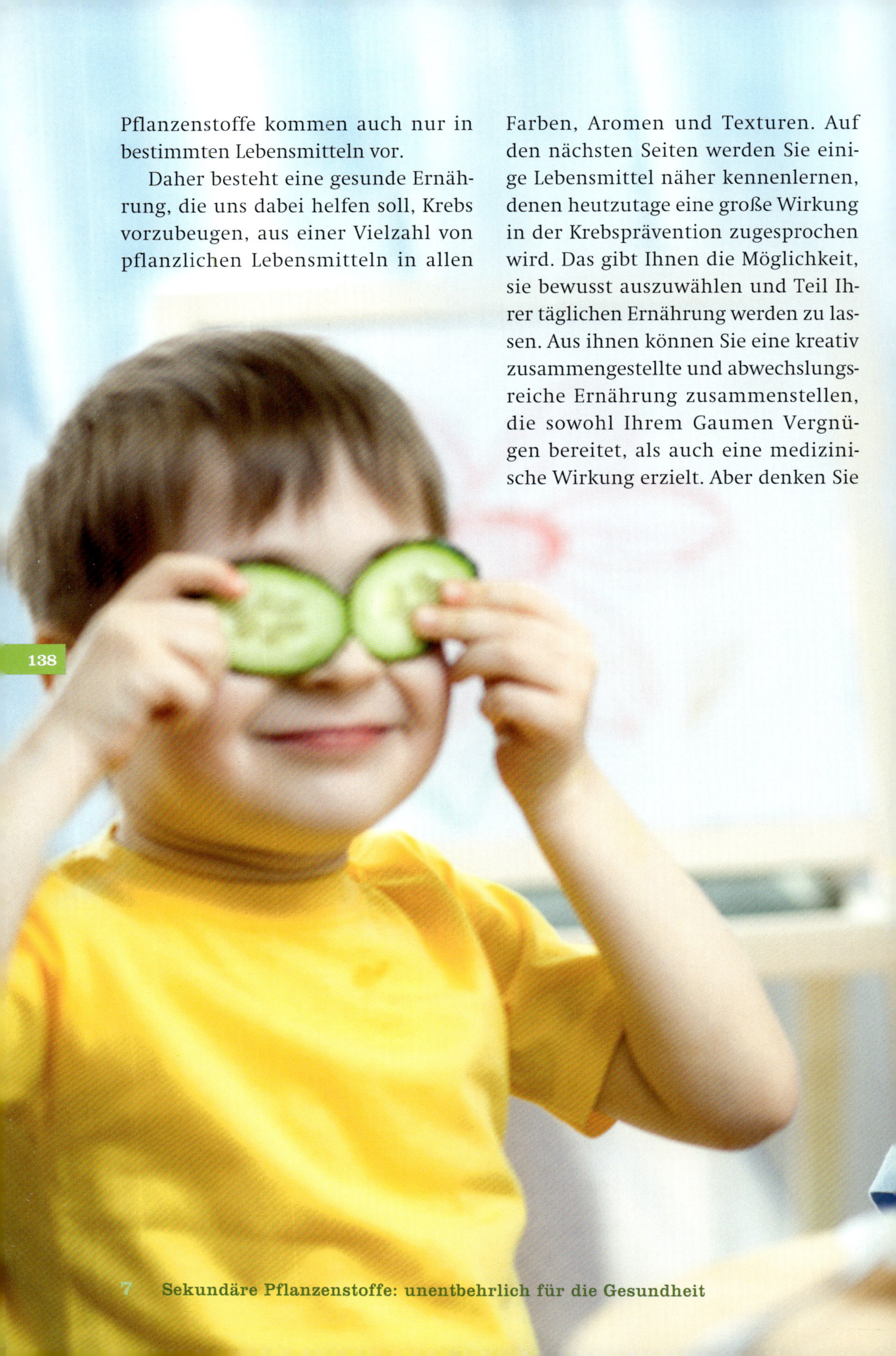

daran, dass die in diesem Buch genannten Lebensmittel nicht die einzigen sind, die sekundäre Pflanzenstoffe enthalten. Auch dunkle Schokolade, Äpfel, Pilze und Algen weisen vermutlich krebspräventive Eigenschaften auf, die neuerdings ebenfalls Forschungsgegenstand geworden sind. Wenn man bedenkt, dass wir jeden Tag Nahrung aufnehmen, dann lohnt es sich, sich mit gesunden Lebensmitteln effizient zu ernähren – auch wenn bisher noch keine Studie bestätigen konnte, dass bestimmte Lebensmittel Krebs verhindern können. Darüber hinaus können wir davon ausgehen, dass kein pflanzliches Nahrungsmittel, das korrekt zubereitet wurde, unsere Gesundheit gefährden könnte. Auch wenn sie noch nicht alle wissenschaftlich untersucht wurden, so spricht doch ihr jahrtausendelanger Konsum dafür ebenso wie die Tatsache, dass dadurch keine Nebenwirkungen erzeugt werden.

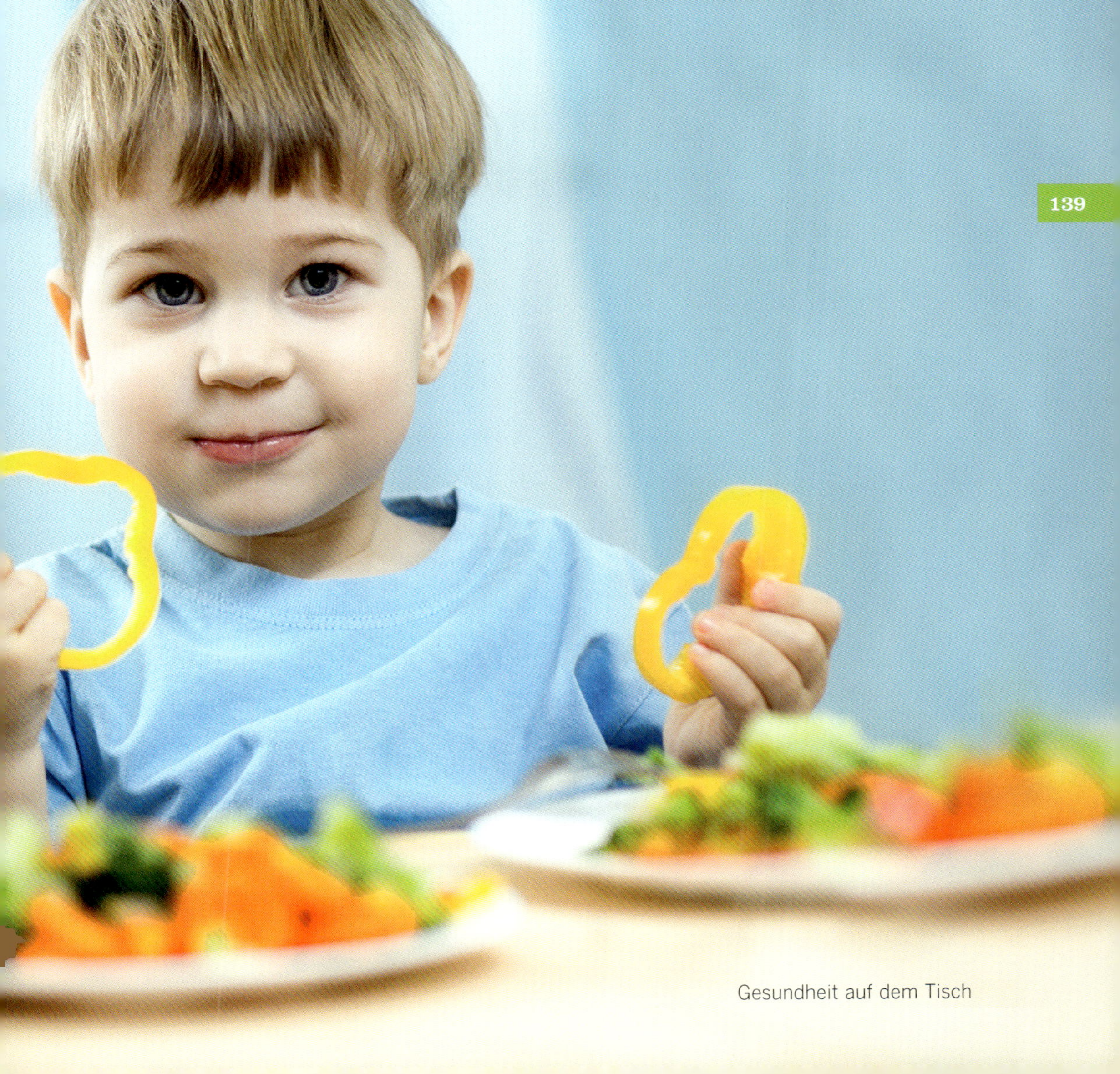

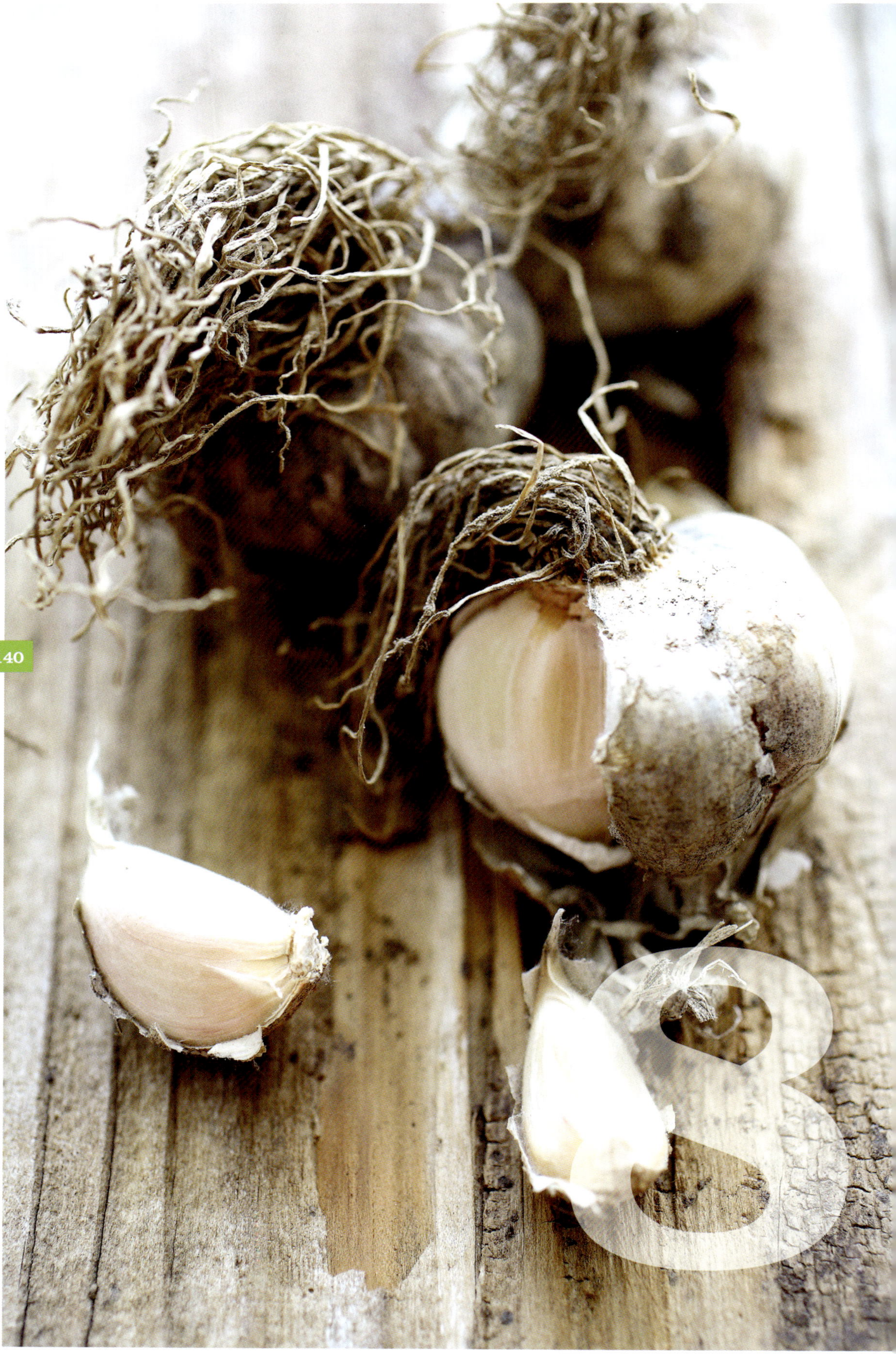
8

Knoblauch: ein großer Verbündeter für unsere Gesundheit

Knoblauch (*Allium sativum* L.) war schon aufgrund seines mediterranen Geschmacks sowie seiner kulinarischen und medizinischen Vielfalt bei den alten Ägyptern, Hebräern, Griechen und Römern sehr beliebt. Tatsächlich ist Knoblauch seit über 5000 Jahren bekannt und besitzt einen hohen Stellenwert in der Küche, in Arzneibüchern und sogar in magisch-religiösen Ritualen vieler Kulturen.

Die Griechen betrachteten ihn als eine Quelle der körperlichen Kraft und boten den Sportlern vor den Wettkämpfen der Olympischen Spiele deshalb Knoblauch an. In Ägypten pflanzte man Knoblauch einst an Wegkreuzungen, zum Schutz gegen böse Geister. Im Mittelalter wurde er verwendet, um Seuchen zu bekämpfen. Die Ärzte setzten sich eine mit Knoblauch imprägnierte Maske auf, bevor sie die seuchenkranken Patienten behandelten.

Man geht davon aus, dass Knoblauch aus Zentralasien stammt und sich sein Anbau rasch in der ganzen Welt ausbreitete. Eine Knolle Knoblauch setzt sich aus 12 oder 15 Knoblauchzehen zusammen, die aus feinen ineinander geschachtelten Schichten bestehen. Er gehört zur gleichen Familie wie die Zwiebeln, Frühlingszwiebeln, Schnittlauch und Lauch. Sie alle sind reich an einer pikanten schwefelhaltigen Verbindung, die ihnen ihre medizinische Wirkung verleiht. Knoblauch, der im Herbst gepflanzt wird, kann acht Monate später, also im Sommer, geerntet werden. Pflanzt man Knoblauch im Sommer, braucht man nur vier Monate bis zur Ernte zu warten. Auf diese Weise können wir immer über Knoblauch verfügen und dank seiner guten Haltbarkeit kann er lange aufbewahrt werden, wenn er trocken und an einem kühlen Ort gelagert wird.

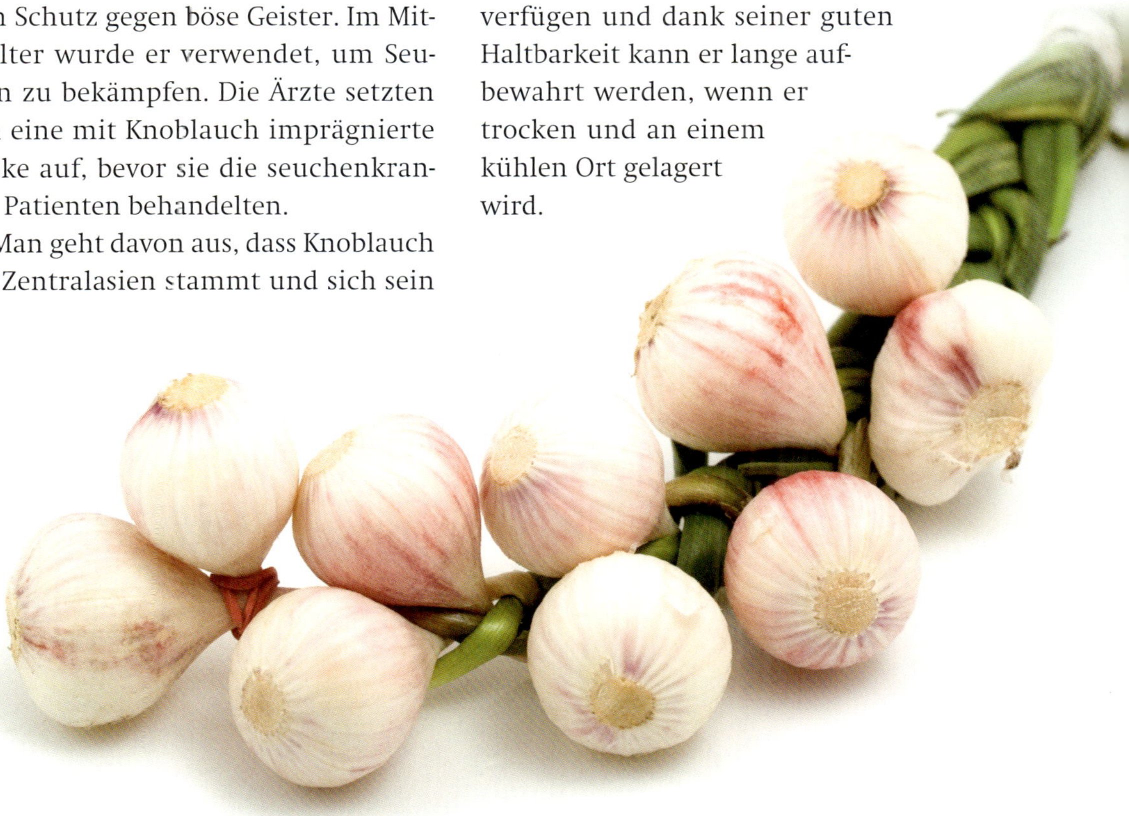

Das Allheilmittel

In den letzten 30 Jahren wurden viele Studien über die chemischen sowie pharmakologischen Eigenschaften des Knoblauchs durchgeführt. Man kann praktisch behaupten, dass es sich um ein Allheilmittel handelt, denn er verfügt über zahlreiche nachweislich positive Eigenschaften, wobei die meisten auf die darin enthaltenen Schwefelverbindungen zurückzuführen sind.

Seine ausgezeichnete antiseptische und antibiotische Wirkung ist weithin bekannt. Zusammen mit seiner immunstimulierenden Fähigkeit wird Knoblauch dadurch zu einem wirksamen Mittel zur Behandlung von Atemwegs- oder Harnwegsinfektionen, vor allem, wenn man ihn roh isst.

Im Gegensatz zu herkömmlichen Antibiotika, die den Abwehrmechanismus gegen künftige Infektionen unterdrücken, bekämpft Knoblauch nicht nur die Krankheit, sondern stärkt außerdem das Immunsystem unseres Organismus.

Zudem wirkt er gefäßerweiternd und verflüssigt das Blut (Antikoagulans), fördert die Durchblutung und verhindert die Thrombosebildung. Außerdem senkt er den Blutdruck sowie

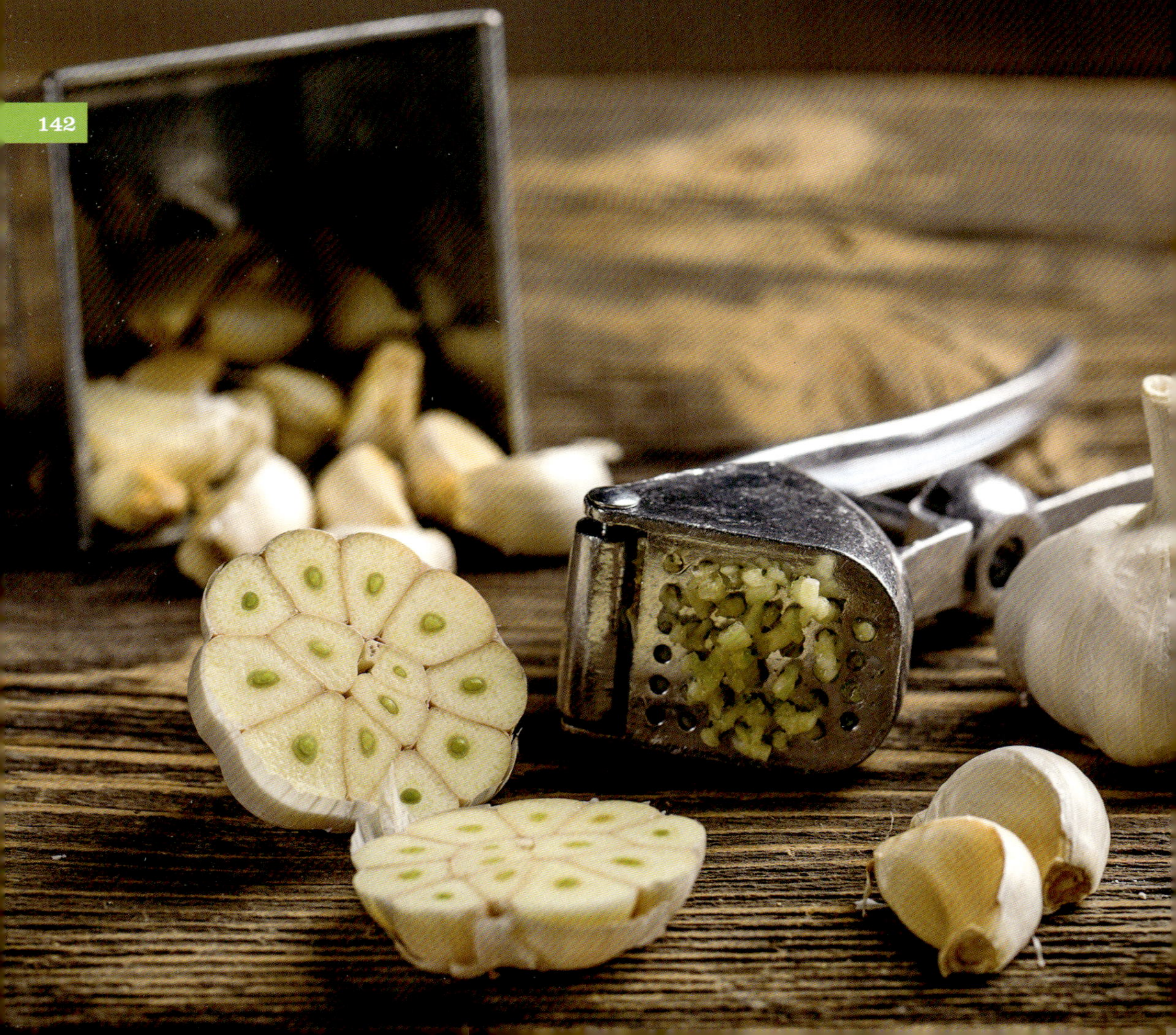

zu hohe Cholesterinwerte und – als ob das noch nicht genug wäre – ist ein starkes Antioxidans. Äußerlich angewendet ist er ein wirksames Heilmittel gegen Hühneraugen und Warzen.

Vorsichtsmaßnahmen

Während der Stillzeit wird der Verzehr von Knoblauch nicht empfohlen, auch Personen mit Blutgerinnungsstörungen sollten ihn eher sparsam verwenden. Außerdem sollte man knoblauchhaltige Nahrungsergänzungsmittel 10 Tage vor einer Operation vermeiden, da sie das Risiko für Blutungen erhöhen.

Antioxidans und starkes Anti-Krebs-Mittel

Es wurde bereits erwähnt, dass frischer Knoblauch eine antioxidative Wirkung vorweist. Dieser Effekt beruht auf der Fähigkeit bestimmter Komponenten, die Bildung von freien Radikalen zu vermeiden und die Produktion von antioxidativen Enzymen wie Superoxid-Dismutase und Glutathion-Peroxidase, die an der Deaktivierung und Entfernung von karzinogenen Substanzen beteiligt sind, zu erhöhen.

Darüber hinaus haben verschiedene epidemologische Studien gezeigt, dass Knoblauch das Risiko für die Entwicklung bestimmter Krebsarten, wie Magenkrebs, Darm- und Brustkrebs verringert. Die bereits erwähnte antioxidative Eigenschaft von Knoblauch sorgt dafür, dass viele Karzinogene blockiert oder eliminiert werden können, bevor sie den Zellen Schaden zufügen können. Zudem ist der Pflanzenstoff in der Lage, die Bildung von Nitrosaminen, die mit großer Kraft die DNA unserer Zellen schädigen können, zu hemmen.

Auch auf einer anderen Ebene verringert Knoblauch das Risiko für die Entwicklung eines Tumors, denn seine Verbindungen sorgen für den induzierten Zelltod von Krebszellen (Apoptose), wodurch das Wachstum und die Ausbreitung von Krebs verringert werden kann.

Außerdem sollte man nicht vergessen, dass dieses Nahrungsmittel zudem das Immunsystem stimuliert, indem es die Verbreitung von Lymphozyten und Makrophagen sowie die Aktivität der natürlichen Killerzellen unterstützt.

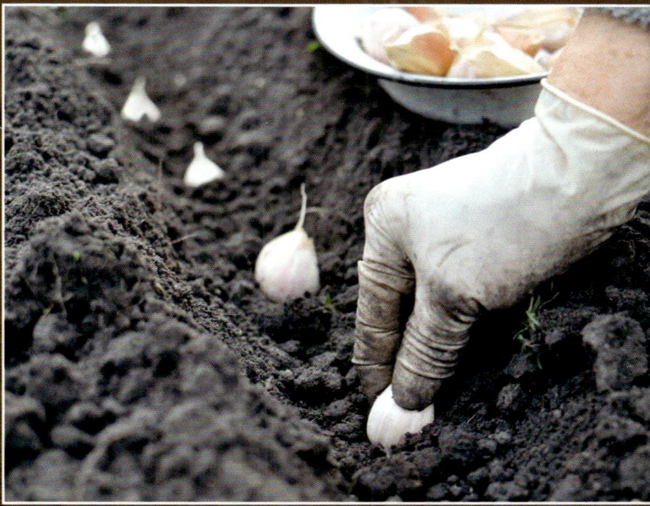

Schwefelverbindungen

Knoblauch enthält zahlreiche Wirkstoffe, darunter auch verschiedene Schwefelverbindungen. Wenn eine Knolle intakt und frisch ist, enthält sie einen großen Anteil an Alliin: eine flüchtige schwefelhaltige Aminosäure, die geruchlos und instabil ist. Wenn Knoblauch bei niedriger Temperatur gelagert wird, bleibt das Alliin unverändert, es wird jedoch durch Einwirkung des Enzyms Alliinase in Allicin umgewandelt, sobald der Knoblauch zerkleinert oder gemahlen wird. Diese neue Substanz ist ebenfalls sehr instabil und wird schnell zu anderen Schwefelverbindungen umgebaut, den sogenannten Thiosulfaten. Die am besten untersuchten Thiosulfate im Knoblauch sind Diallylsulfid und Diallyldisulfid. Außerdem enthält die Knoblauchknolle Mineralien (Selen), Lipide, essenzielle Aminosäuren und Vitamine sowie weitere sekundäre Pflanzenstoffe (Saponine, Terpene, Enzyme und Flavonoide).

Unerwünschte Nebenwirkungen

Knoblauch gilt als nicht toxisch. Die am häufigsten vorkommenden Nebenwirkungen sind schlechter Atem oder Körpergeruch, doch besteht in diesem Zusammenhang kein Gesundheitsrisiko. In einigen seltenen Fällen kann Knoblauch in hoher Dosierung Bauchschmerzen, Völlegefühl, Übelkeit und Blähungen verursachen.

Eine Knoblauchzehe täglich ist ausreichend

Knoblauch ist für jeden verfügbar und man braucht nur eine oder zwei Knoblauchzehen pro Tag, damit er seine präventive Wirkung entfalten kann. Um seine Vorteile für die Gesundheit voll auszuschöpfen, reicht es aus, ihn täglich im Speiseplan zu berücksichtigen, was dank seiner Vielseitigkeit sehr einfach ist. Nur für Personen mit empfindlichem Magen kann er gelegentlich schwer verdaulich sein.

Obwohl Knoblauch aus Angst vor Mundgeruch und Körperausdünstungen nicht so gerne roh verzehrt wird, so ist er in dieser Form dennoch wesentlich effektiver als gekocht. Um den Geruch zu reduzieren, kann man ihn mit Olivenöl kombinieren. Auf diese Weise werden nicht nur seine therapeutischen Vorzüge bewahrt, sondern darüber hinaus die vorteilhaften Eigenschaften der im Olivenöl enthaltenen Fette voll ausgeschöpft.

Knoblauch kann man auch in Form von Kapseln (mit pulverisiertem Knoblauch) oder als ätherisches Öl verwenden. Diese Darreichungsformen sind in der Anwendung sehr praktisch sowie gut verträglich. Außerdem entsteht dabei kein schlechter Atem, wie beim Verzehr von Knoblauch in roher Form. Jedoch sind Pulver und Öl in ihrer Zusammensetzung nicht vergleichbar mit frischem Knoblauch. Sie enthalten weitaus weniger Schwefelverbindungen als frischer Knoblauch – und gerade diese sind es, die den besonderen therapeutischen Nutzen ausmachen.

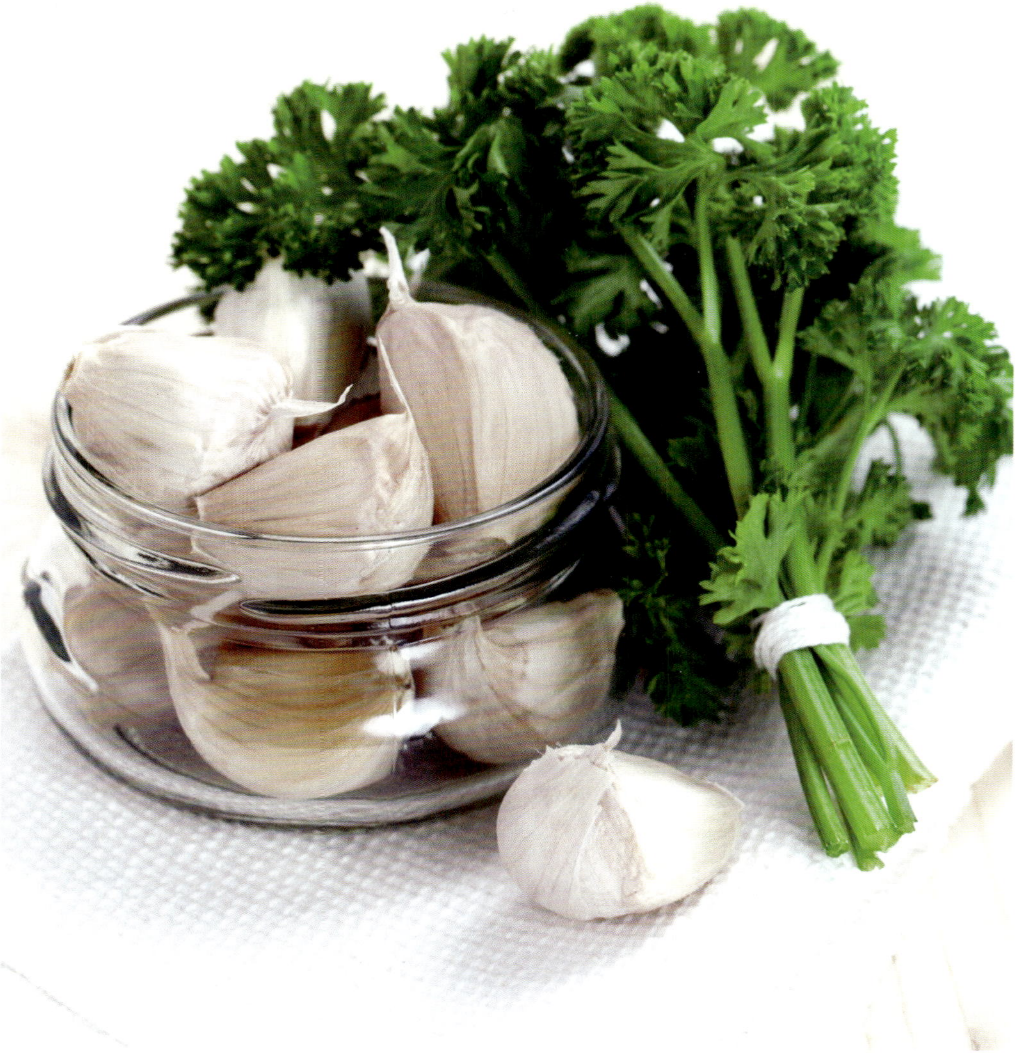

Immer in der Küche vertreten

Knoblauch ist wesentlicher Bestandteil von vielen Gerichten der mediterranen Küche, nicht nur aufgrund seines kräftigen Aromas und Geschmacks, sondern auch wegen seiner positiven Eigenschaften. Man verwendet ihn entweder zerdrückt, geraspelt oder in dünne Scheibchen geschnitten und er nimmt außerdem einen Ehrenplatz bei der Zubereitung von Soßen und Salatdressings ein. In Spanien zum Beispiel ist eine Knoblauchpaste sehr beliebt, die mit frischem, zerdrücktem Knoblauch und Petersilie zubereitet wird. Sie wird zu kalten Gerichten, Gegrilltem oder Gebackenem gereicht. Bei der Zubereitung vieler anderer herzhafter Rezepte ist Knoblauch in angebratener Form eine wichtige Zutat.

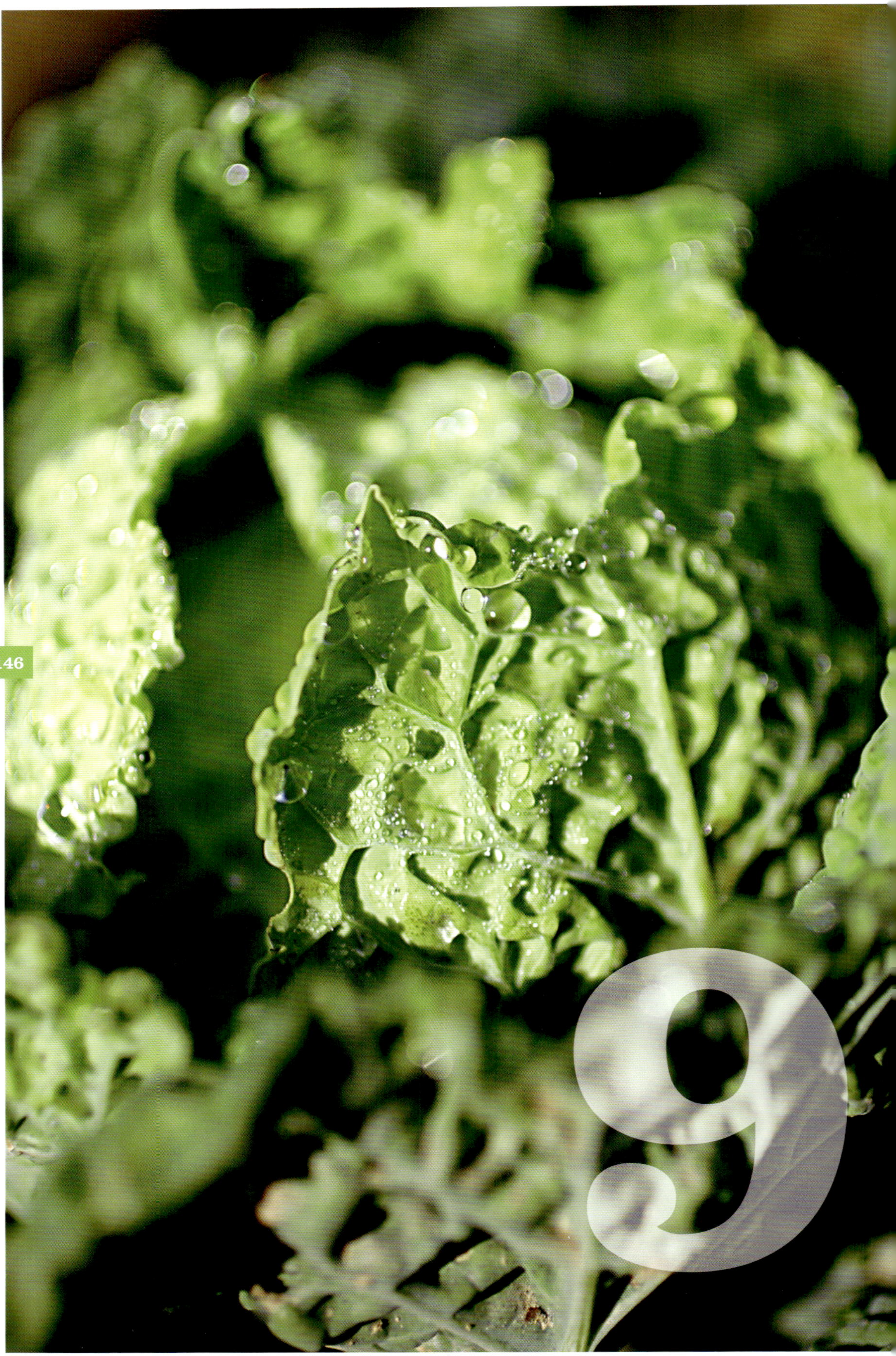
9

Die Kohlgewächse

Kohl *(Brassica oleracea)* gehört zur Familie der Kreuzblütler. Diese Pflanzenfamilie, zu der z. B. Blumenkohl, Brokkoli oder Rosenkohl gehören, ist im Mittelmeerraum heimisch und wird bereits seit der Antike gerne verzehrt. Im antiken Griechenland und im Römischen Reich schätzte man Kohl nicht nur als Lebensmittel, sondern wusste bereits, welche Heilkräfte in ihm stecken. Cato der Ältere, römischer Philosoph des zweiten Jahrhunderts vor Christus, führte die gute Gesundheit der Römer auf den Kohl zurück. In früheren Zeiten betrachtete man Kohl als ein Nahrungsmittel der Arbeiterklasse, bis vor einigen Jahrzehnten bestätigt wurde, dass dieses Gemüse ein leistungsstarkes Anti-Krebs-Mittel ist. Seitdem ist Kohl wieder in Mode und sein Konsum im Aufschwung.

Eine wahrhaftige Pflanzenapotheke

Kohl gilt als gute Quelle für Ballaststoffe, Vitamine und Mineralstoffe. Er ist vor allem reich an Vitamin C, Beta-Carotin, Folsäure und Vitamin B_6. In geringerem Umfang enthält er auch andere B-Vitamine wie B_1, B_2 und Niacin. Die Menge an Provitamin A ist je nach Art des Kohls unterschiedlich hoch, grüne Kohlsorten enthalten jedoch besonders viel. Hinsichtlich des Mineralstoffgehalts stechen vor allem Kalium und Phosphor hervor. Auch sind kleinere Mengen an Eisen, Magnesium und Calcium vorhanden. Was ihn jedoch von allen anderen pflanzlichen Lebensmitteln deutlich unterscheidet, ist sein sehr hoher Gehalt an sekundären Pflanzenstoffen. Alle Kohlsorten sind eine gute Quelle für krebsvorbeugende Schwefelverbindungen (Glucosinolaten, Isothiocyanate und Indole). Weitere im Kohl enthaltene krebshemmende Stoffe sind Flavonoide, wie z. B. das besonders wirkungsstarke Quercetin.

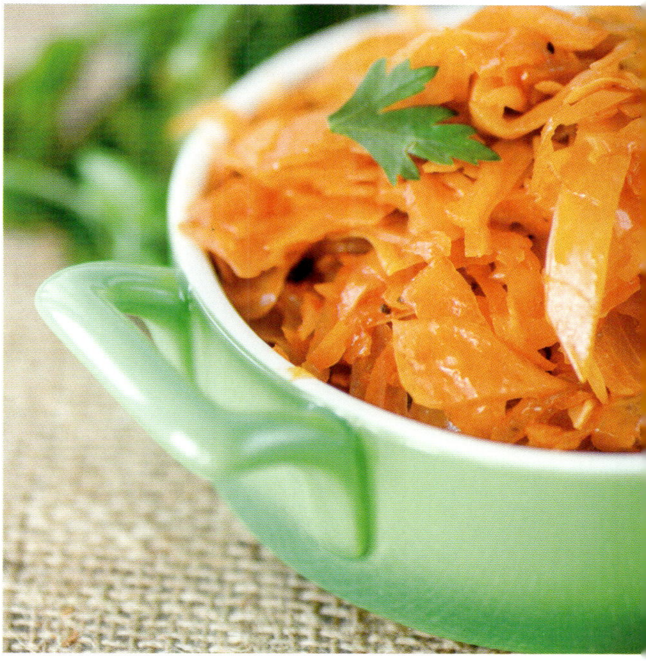

Lebensmittel mit nachgewiesener Wirksamkeit

Die wohltuende Wirkung der Kohlgewächse bei Zwölffingerdarmgeschwüren sowie Gastritis ist bereits bekannt. In früheren Zeiten schrieben die Forscher diese Wirkung einer Substanz zu, die sie Vitamin U nannten. Heutzutage wissen wir, dass dieser Effekt auf die im Kohl vorhandenen Schwefelverbindungen zurückzuführen ist. In der Tat wurden die Kohlgewächse genauer untersucht und neuere Studien zeigen, dass dieses Gemüse sogar in der Lage ist, das Bakterium *Helicobacter pylori* (das für die Entwicklung von Magengeschwüren und Gastritis verantwortlich ist) zu eliminieren und den Magen vor Krebserkrankungen zu schützen.

Die Kreuzblütler gelten außerdem als herzschützende Lebensmittel, da sie reich an Antioxidantien und Ballaststoffen sind, denen wiederum eine präventive Wirkung bei koronaren Herzerkrankungen zugeschrieben wird. Darüber hinaus helfen die im Kohl enthaltenen Ballaststoffe, den Cholesterinspiegel zu senken, die Blutzuckereinstellung bei Diabetikern zu kontrollieren und aufgrund ihrer abführenden Wirkung Verstopfungen zu vermindern. Kohl enthält darüber hinaus die Carotinoide Lutein und Zeaxanthin, die eine wichtige Rolle bei der Vorbeugung von Makuladegeneration und der Entwicklung von altersbedingtem Katarakt (grauer Star) spielen.

Kreuzblütler enthalten Stoffe, die die Aufnahme von Jod hemmen, doch diese werden beim Kochen zerstört.

Vorsichtsmaßnahmen

Trotz der vielen positiven Eigenschaften dieses Gemüses kann es nicht jeder gut vertragen. Wer z.B. unter einer schlechten Verdauung leidet, kann mit lästigen Blähungen zu kämpfen haben. Zudem besitzt Kohl einen hohen Gehalt an Purinen, die im Körper in Harnsäure umgewandelt werden. Daher ist der Verzehr von Kohl nicht für Personen empfehlenswert, die einen hohen Harnsäurewert haben (Hyperurikämie) oder unter einer Nierenkrankheit leiden.

Zu guter Letzt enthalten Kreuzblütler goitrogene Verbindungen, das sind Stoffe, die eine Entzündung der Schilddrüse verursachen und infolgedessen die Aufnahme von Jod behindern. Obwohl diese Moleküle beim Kochen des Gemüses zerstört werden, sollte man besser vorsichtig sein und Kohlgerichte nicht mehr als vier- oder fünfmal pro Woche konsumieren.

Leistungsfähige chemopräventive Mittel

Kreuzblütler stehen bei den Gemüsesorten mit chemopräventiver Funktion ganz an der Spitze. Zahlreiche Untersuchungen bestätigen die hohe Wirksamkeit dieser Gemüsesorten bei der Vorbeugung verschiedener Tumorarten an Lunge, Brust, Blase, Verdauungsapparat

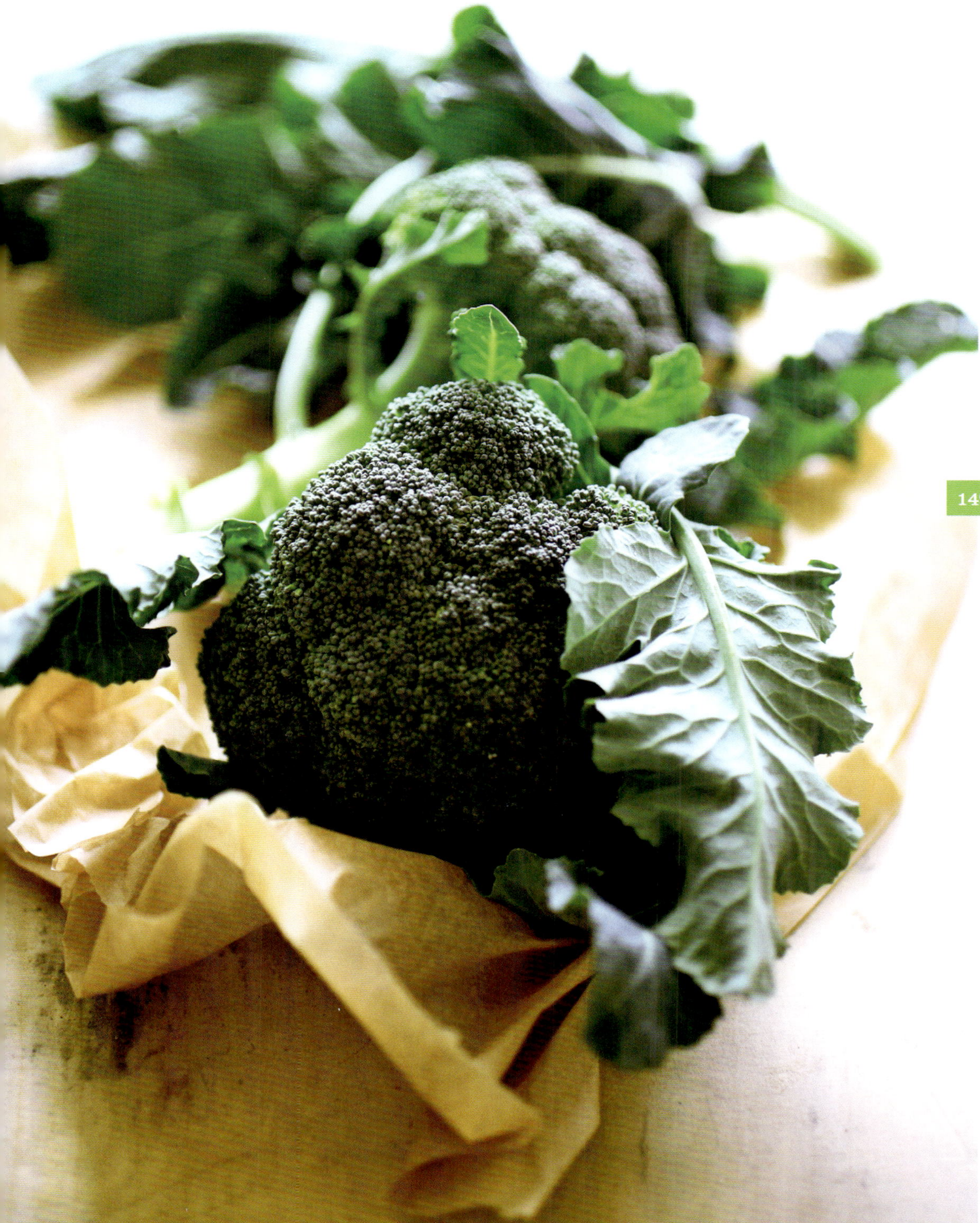

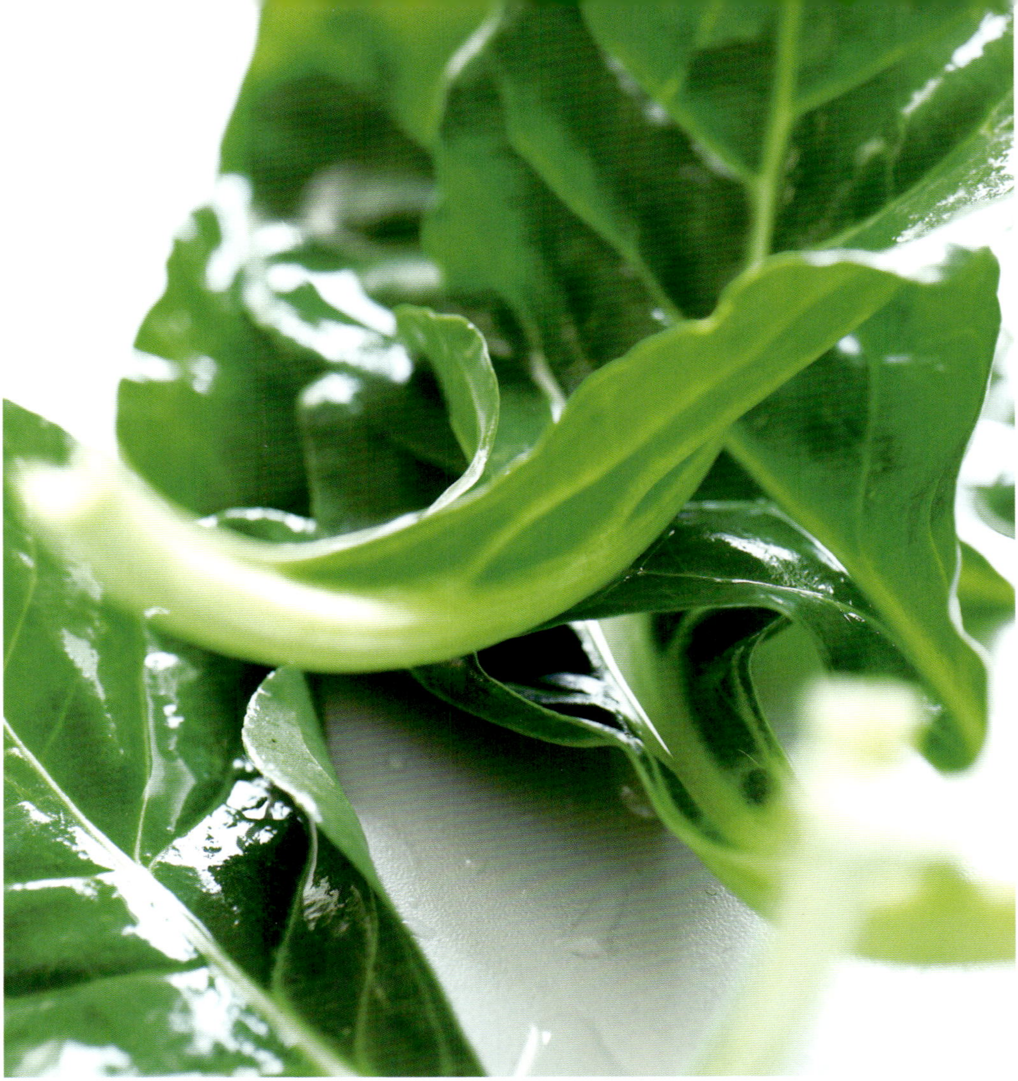

(Magen, Dickdarm und Rektum) und Prostata. Der reichliche Genuss von Obst und Gemüse ist ein wesentlicher Grundpfeiler, um sich vor Krebs zu schützen. Deshalb ist der Verzehr von Kohlgewächsen mehrmals pro Woche für eine Ernährung zur Krebsprävention besonders empfehlenswert. Die Pflanzenfamilie der Kohlgewächse verfügt vermutlich über die höchste Konzentration an chemopräventiven Stoffen. Die für die Kreuzblütler typischen Schwefelverbindungen (Glucosinolate) werden im Körper zu Isothiocyanaten und verschiedenen Arten sekundärer Pflanzenstoffe mit Schutzeigenschaften umgebaut. Zwar enthalten alle Kreuzblütler diese bioaktiven Substanzen gegen Krebs, jedoch sind sie in Konzentration und chemischer Zusammensetzung von Kohlsorte zu Kohlsorte sehr unterschiedlich. So enthält z. B. Brokkoli als einzige Kohlpflanze eine bedeutende Menge

Kurzes Garen in wenig Wasser hilft, die Phytonährstoffe der Kreuzblütler zu bewahren.

an Sulforaphan – ein Isothiocyanat, das die Entgiftung des Organismus erheblich beschleunigt und die Krebszellen zur Apoptose veranlasst.

In der Küche

Obwohl er roh verzehrt werden kann, wird Kohl häufig gekocht und als Hauptgericht oder als Beilage anderer Gerichte zubereitet. Glucosinolate sind jedoch wasserlöslich, sodass langes Kochen in reichlich Wasser eine beträchtliche Verminderung dieser Art von Phytonährstoffen verursacht. Daher empfiehlt sich als Garmethode Dünsten in wenig Wasser, vorzugsweise auch Dämpfen (bis das Gemüse nicht zu weich und noch bissfest ist) oder Anbraten (Sautieren) in kaltgepresstem Olivenöl.

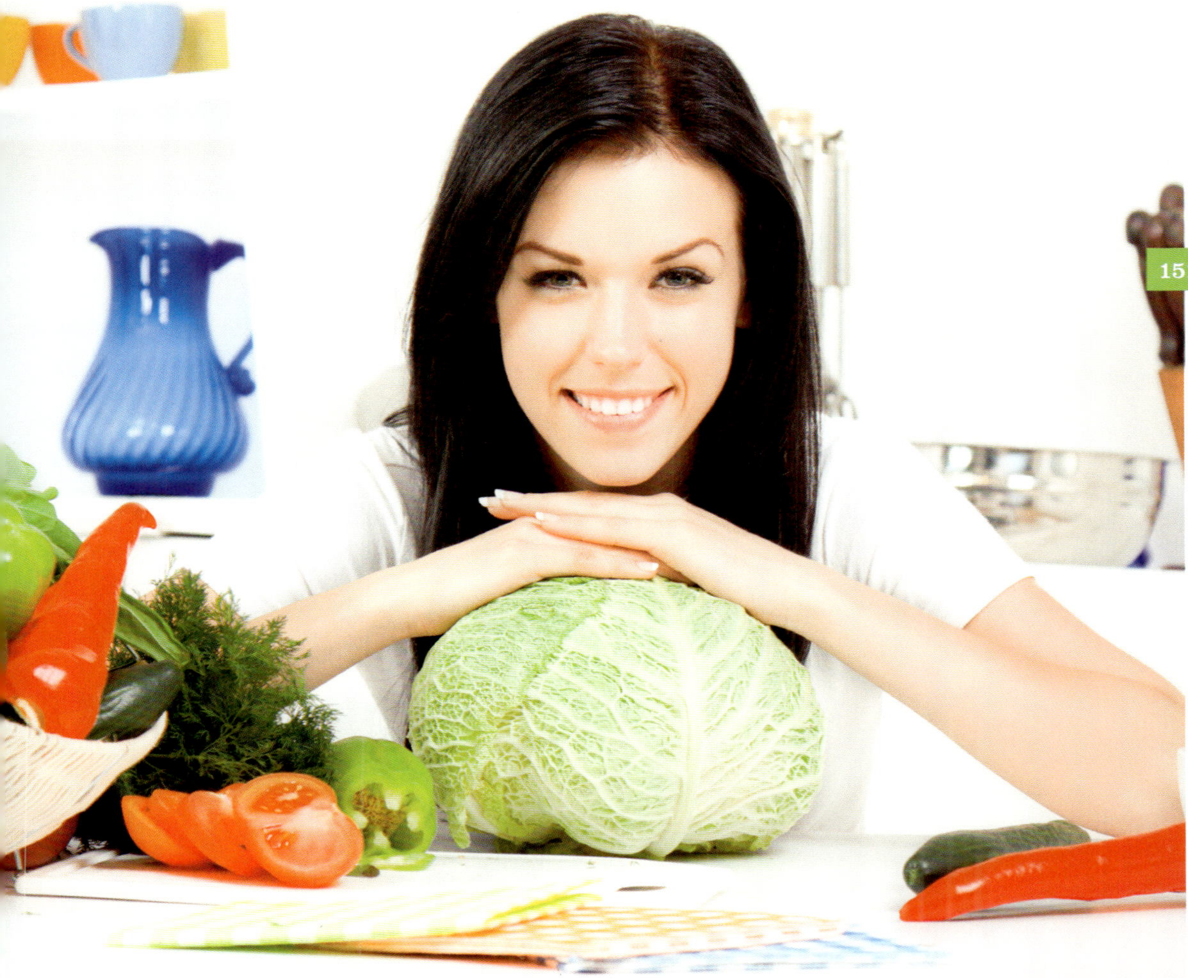

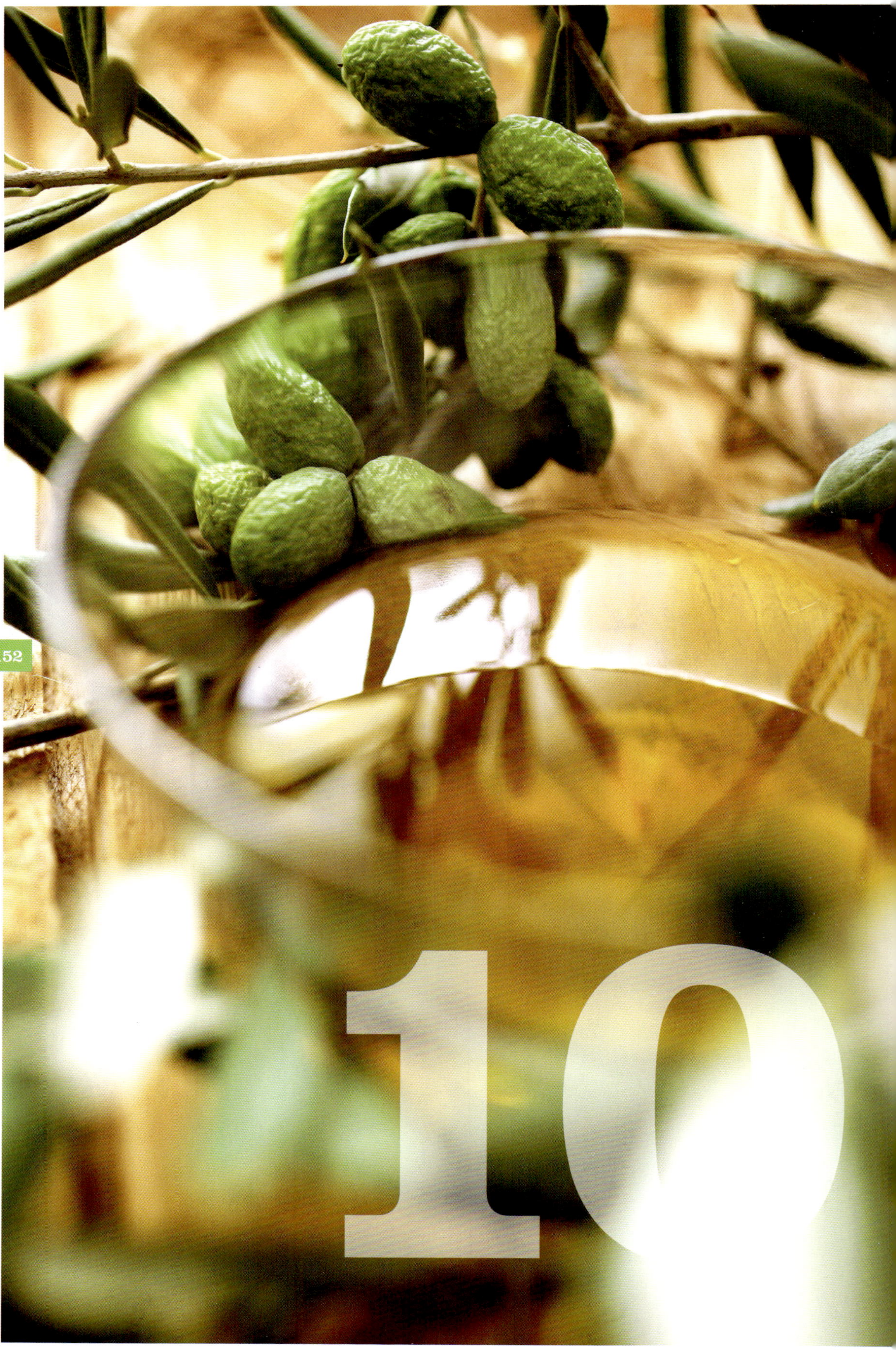

10

Natives Olivenöl: zurück zur Mittelmeerküche

Der legendäre Olivenbaum *(Olea europaea)* ist in der Geschichte der Menschheit sowohl bei religiösen Ritualen als auch im täglichen Leben allgegenwärtig. Abgesehen davon, dass er eine der Hauptanbaupflanzen der Mittelmeervölker ist, hat er sich zum Universalsymbol für Frieden, Sieg und Leben entwickelt.

Es ist sehr schwierig, seinen Ursprung genau zu definieren, obgleich die meisten Historiker die Theorie stützen, der Olivenbaum stamme aus dem alten Mesopotamien, wo er bereits vor etwa 6000 Jahren bekannt war. Das aus seinen Früchten gewonnene Öl wird erstmals auf kretischen Schrifttäfelchen aus der Zeit des Königs Minos (um 2500 v. Chr.) erwähnt und war für die minoische Kultur Kretas wahrscheinlich die Grundlage ihrer Entwicklung. In dieser Zeit wurde kretisches Olivenöl sogar nach Ägypten exportiert, wo es als Lebensmittel, für kosmetische Zwecke und als Brennstoff für Votivlampen Verwendung fand.

In dieser Zeit perfektionierte man das Verfahren zur Extraktion des Öls, sodass es bereits im alten Griechenland zu einer Substanz von größter Bedeutung wurde. Die Ölgewinnung der Griechen und der Phönizier überflutete die Märkte des Mittelmeers und das römische Reich stellte sicher, dass die wichtigsten Routen für diesen Handel

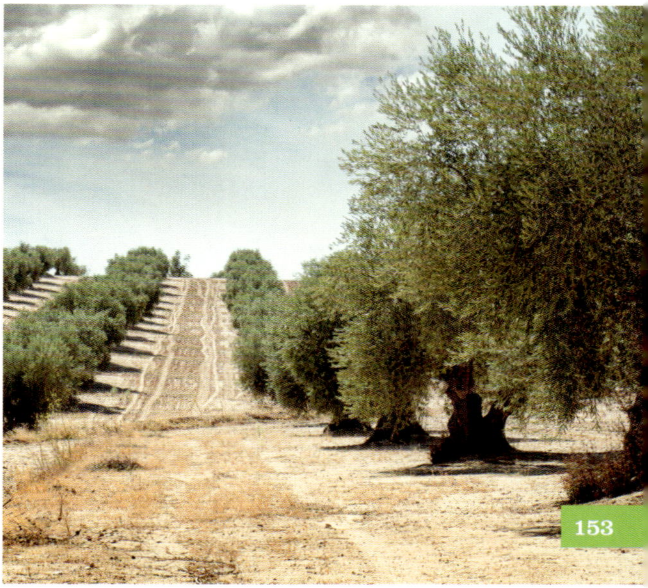

geöffnet blieben. Heute hat sich der Olivenbaum auf alle Kontinente ausgebreitet und das Öl spielt durch seine zahlreichen kulinarischen und therapeutischen Eigenschaften eine bedeutende Rolle in der Küche.

Viel mehr als ein Fett

Ernährungsphysiologisch gesehen überzeugt natives Olivenöl durch seinen hohen Gehalt an einfach ungesättigten Fettsäuren, Vitamin E und sekundären Pflanzenstoffen. Sein Reichtum an Ölsäure (eine einfach ungesättigte Fettsäure) unterscheidet es von anderen Ölen.

In geringeren Konzentrationen enthält es auch Linolsäure (Omega-6), Linolensäure (Omega-3) sowie Palmitinsäure (eine gesättigte Fettsäure). Das Verhältnis dieser Verbindungen, wie sie in Olivenöl vorliegen, ist laut *American Heart Association* (AHA) jedoch nahezu optimal.

Zusätzlich enthält natives Olivenöl weitere Inhaltsstoffe mit ausgeprägt antioxidativer Wirkung, wie Vitamin E (zwei Esslöffel decken 50 % des Tagesbedarfs beim Mann und 62,5 % bei der Frau) sowie verschiedene Phenolverbindungen (Hydroxytyrosol, Oleuropein, Flavonoide und Catechine). Einige davon besitzen unter anderem chemopräventive Eigenschaften, wie z. B. die Catechine.

Weitere äußerst interessante Stoffe im Olivenöl sind Beta-Carotine und andere Carotinoide, die ebenfalls antioxidativ wirken. Natives Olivenöl liefert außerdem Phytosterole, das sind cholesterinähnliche pflanzliche Moleküle, die die Eigenschaft haben, die Resorption von Cholesterin im Darm zu verhindern.

Wählen Sie stets reines Olivenöl

Angesichts der verschiedenen Arten von Olivenöl interessiert uns bei der Krebsprävention besonders das native Olivenöl, d. h. kaltgepresst aus der ersten Pressung. Dieses Erzeugnis ist nicht raffiniert und wird nur mechanischen Prozessen unterzogen. Nur im nativen Öl der Olive bleiben somit Geschmack, Aromen, Nährstoffe, Vitamine und sekundäre Pflanzenstoffe der Olive erhalten. Fehlt der Zusatz „nativ", wird raffiniertes Olivenöl mit nativem Olivenöl vermischt. Auch dieses Öl ist geschmacklich meistens gut, dennoch enthält raffiniertes Öl praktisch keine wertvollen Vitamine oder sekundäre Pflanzenstoffe.

Genau wie alle Öle liefert Olivenöl sehr viel Energie (neun Kalorien pro Gramm). Im Rahmen einer ausgewogenen Ernährung und als Ersatz für andere, weniger gesunde Fettquellen erzeugt es jedoch kein Übergewicht. Zudem dürfen Sie nicht vergessen, dass wir normalerweise nur deshalb dicker werden, weil wir mehr Energie aufnehmen, als wir tatsächlich verbrauchen.

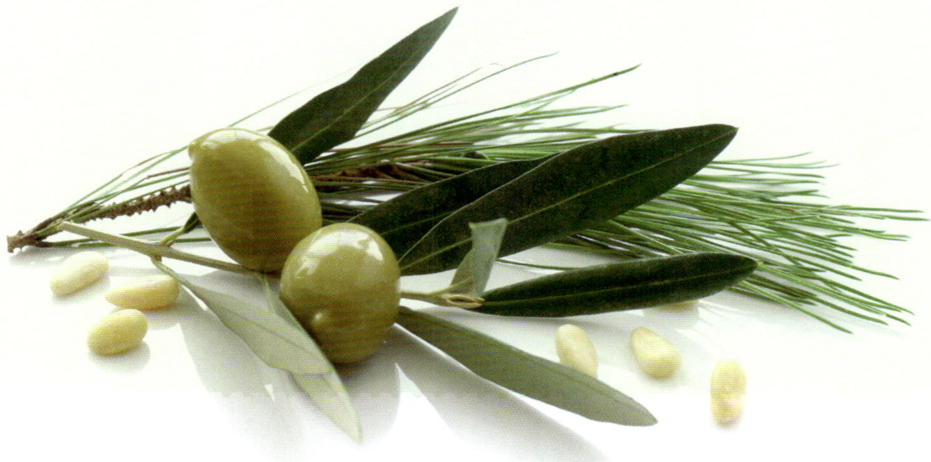

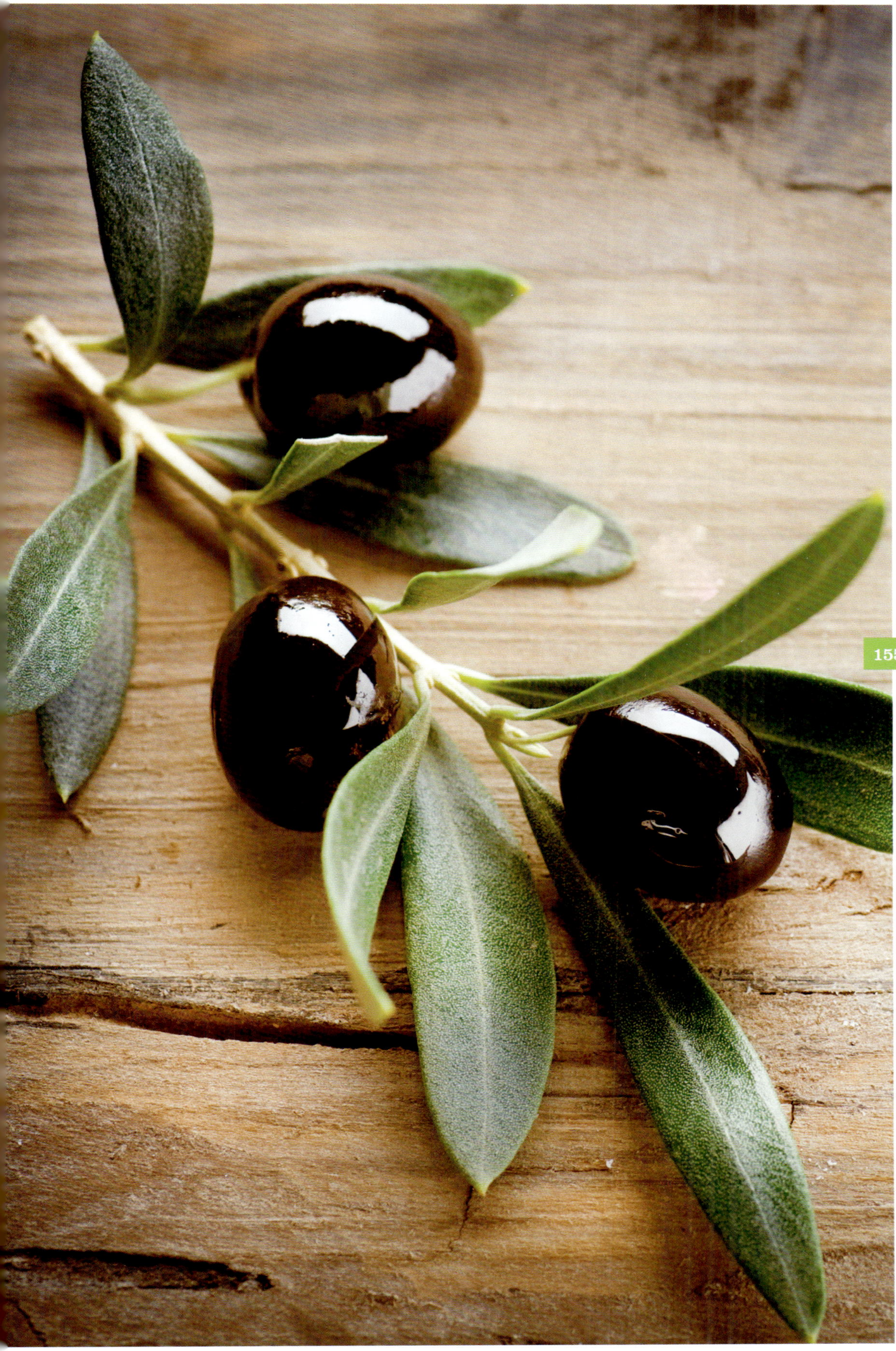

Ein gutes Fett für die Gesundheit

Natives Olivenöl ist im Rahmen einer gesunden und ausgewogenen Ernährung ein wichtiges Lebensmittel. Heute ist erwiesen, dass dieses Fett in puncto Vorbeugung und Therapie eine wichtige Rolle bei der Behandlung von Herz-Kreislauf-Krankheiten spielt. Anfangs wurde die therapeutische Wirkung hauptsächlich seinem hohen Gehalt an Ölsäure zugeschrieben. Doch in den letzten Jahren haben verschiedene Studien die Schutzfunktion der darin enthaltenen antioxidativen Stoffe gezeigt. Darüber hinaus ist bekannt, dass der tägliche Verzehr von nativem Olivenöl lebensverlängernd wirken kann, das Auftreten kognitiver Probleme verzögert, sich positiv auf Diabetes auswirkt und der Entwicklung bestimmter Tumore vorbeugt. Zusätzlich lindert es Sodbrennen, fungiert als wirksames Abführmittel und regt die Aufnahme von Mineralstoffen wie Kalzium an.

Die Mittelmeerernährung

Die besonderen Vorzüge der Mittelmeerküche wurden durch die Sieben-Länder-Studie von Professor Keys *School of Public Health* der Universität von Minnesota bekannt. Darin wird nachgewiesen, dass bei den Bewohnern der Insel Kreta, deren Ernährung auf Gemüse, Salaten, Hülsenfrüchten, Obst, Fisch, Olivenöl und Wein basiert, im Vergleich zu den Einwohnern Nordamerikas und Europas eine niedrigere Sterblichkeit durch Herzkrankheiten und eine höhere Lebenserwartung besteht. Aus den Schlussfolgerungen dieser Studie und anderer neuerer Untersuchungen hat sich der Begriff „Mittelmeerküche" als Modell mit Vorbildfunktion für die Präventivmedizin entwickelt.

Für den Geschmack, die Aromen und die Beschaffenheit der Mittelmeerküche ist natives Olivenöl unabdingbar.

Krebsprävention

Obwohl die Erforschung der Schutzfunktion von nativem Olivenöl gegen Krebs erst am Anfang steht, wird sein Verzehr bereits heute mit einer niedrigeren Inzidenz bestimmter Tumorarten, besonders an Brust und Dickdarm, in Zusammenhang gebracht.

Einstweilen gibt es Hinweise darauf, dass die in diesem Öl enthaltenen

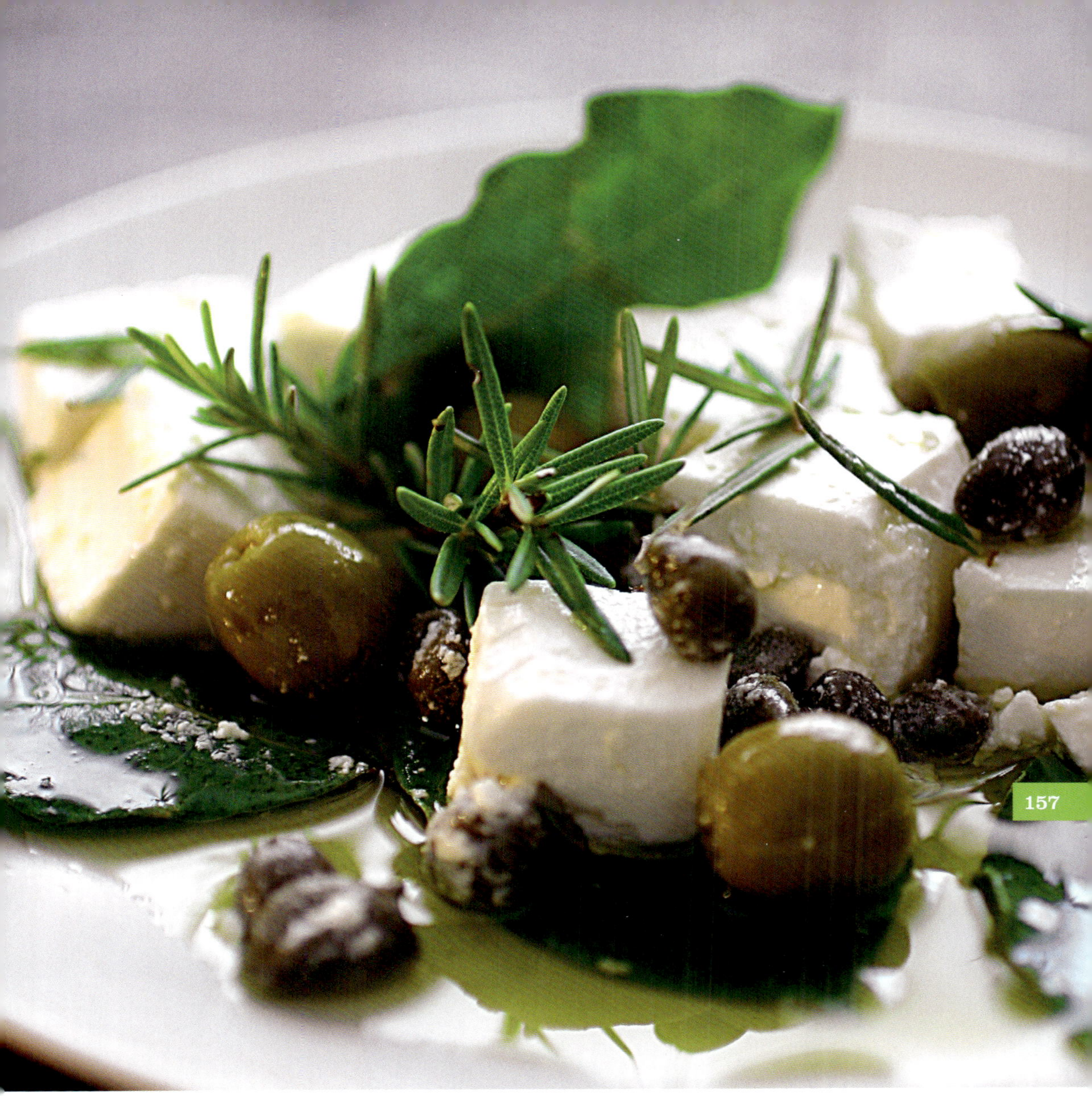

einfach ungesättigten Fettsäuren (hauptsächlich Ölsäure) krebserzeugende Vorgänge nicht anregen, während die mehrfach ungesättigten Omega-6-Fettsäuren die Entwicklung von Tumoren fördern. Genauso haben Vitamin E und die in nativem Olivenöl enthaltenen Polyphenole wie Hydroxytyrosol, Oleuropein, Flavonoide und Catechine ihre antioxidative und krebshemmende Eigenschaft unter Beweis gestellt – obgleich noch nicht geklärt werden konnte, wie der krebshemmende Mechanismus dieser Stoffe tatsächlich funktioniert.

Wesentliche Ergänzung aller Gerichte

Olivenöl ist eine wichtige Zutat der mediterranen Ernährung und mit

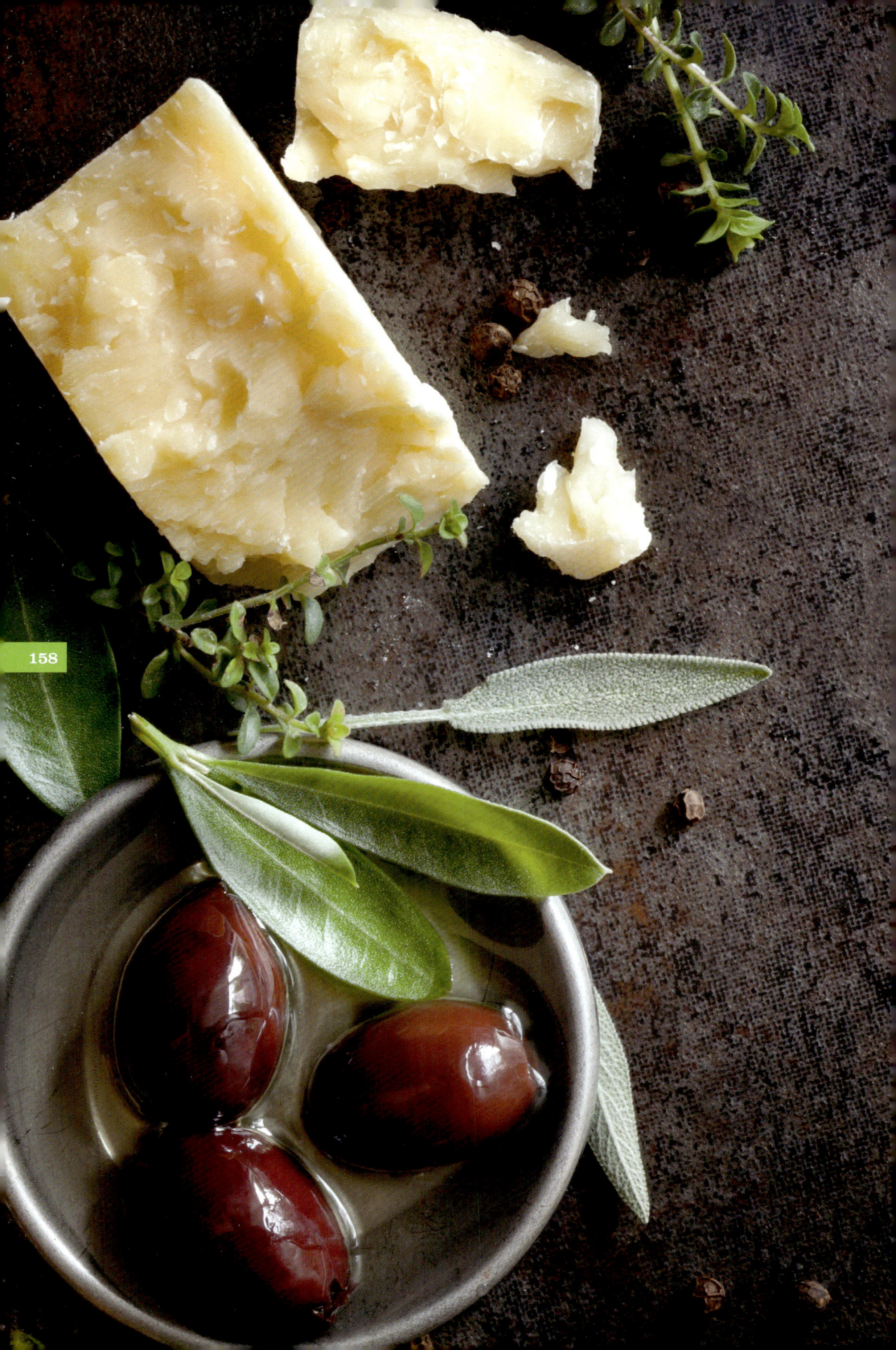

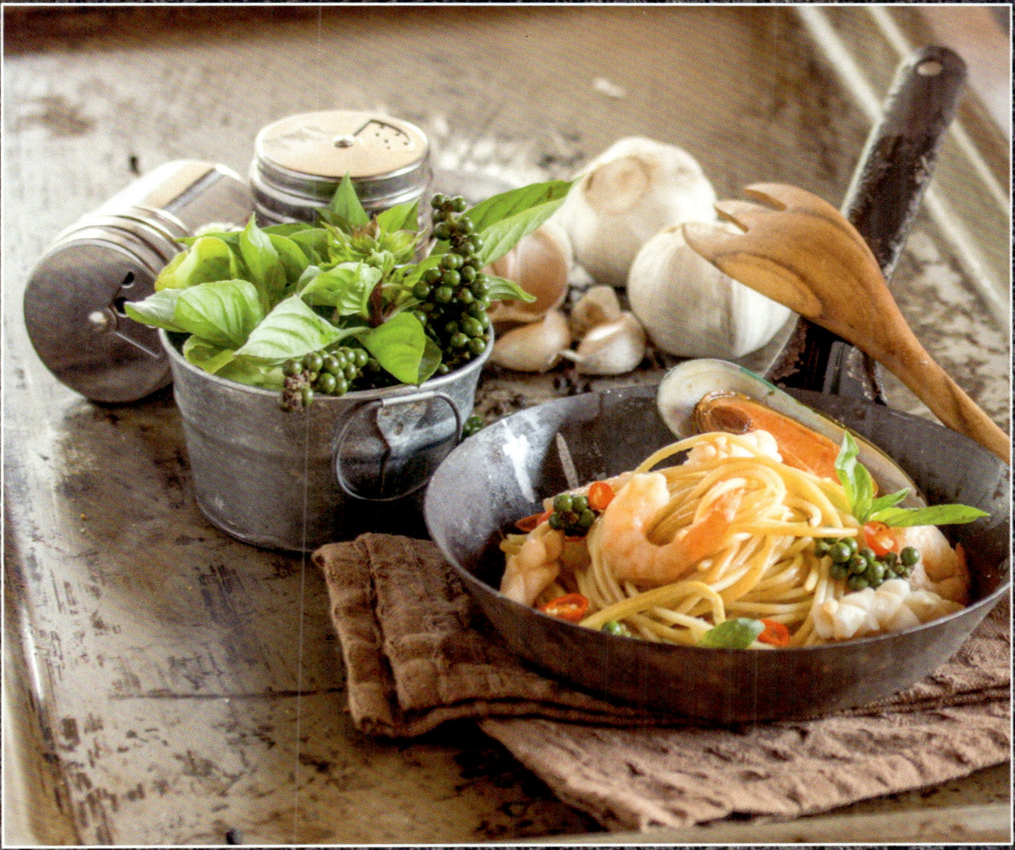

ausschlaggebend für ihren hohen Nutzen für die Gesundheit. Tatsächlich stellt es für die meisten Gerichte der Mittelmeerküche einen grundlegenden Bestandteil dar. Man könnte sogar sagen, dass die mediterrane Ernährung ohne das Olivenöl nicht denkbar wäre.

Die einerseits einfache und traditionelle, doch andererseits reichhaltige und mannigfaltige Küche der Mittelmeerländer hat den Reiz, Vergnügen und Gesundheit in Einklang zu bringen. Natürlich verdankt sie dies ihrem wichtigsten Element, denn durch seine Verwendung bei der Zubereitung von Dressings, Marinaden und anderen kulinarischen Verfahren ist das Öl imstande, die Aromen zu verstärken und andere Nahrungsmittel wie Obst, Gemüse, Hülsenfrüchte, Fisch oder Fleisch noch schmackhafter zu machen.

Durch die intensive Verwendung von nativem Olivenöl kommen andere Fette wie Butter, Margarine, Sonnenblumenöl usw. weniger zum Einsatz. Zudem geht sein Verzehr normalerweise Hand in Hand mit dem Verzehr von großen Mengen an Gemüse. Daneben werden häufig Kräuter und Gewürze verwendet, deren Schutzwirkung für die Gesundheit ebenfalls bedeutsam ist. Fast alle diese Pflanzen wirken nicht nur verdauungsfördernd, sondern auch antioxidativ.

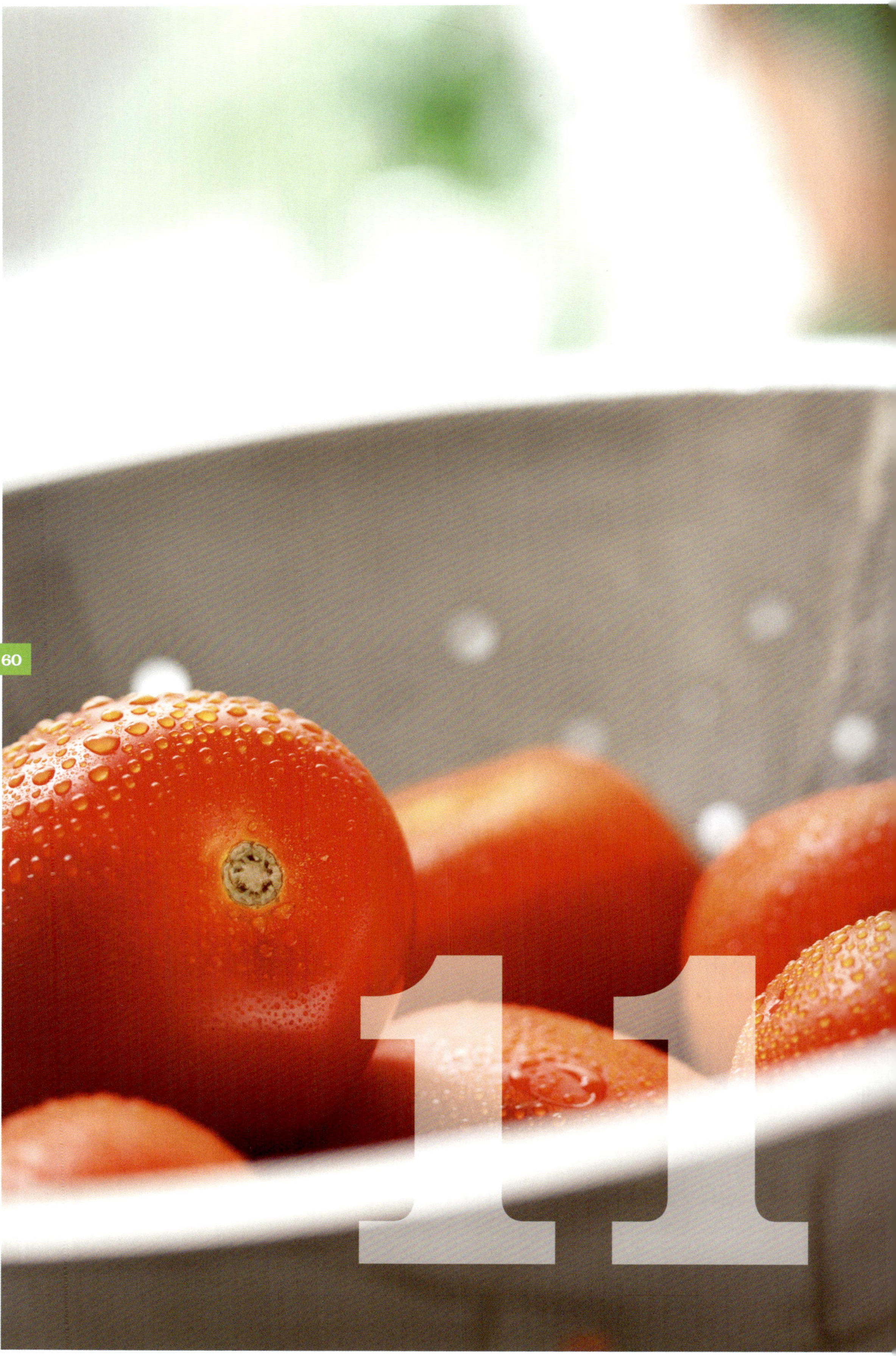
11

Die besonderen Vorzüge der Tomate und der Tomatensoße

Die Tomate *(Lycopersicum esculentum)* gehört zur gleichen Familie wie die Paprika, die Aubergine und die Kartoffel. Sie ist in der Region der peruanischen Anden und im Nordwesten von Chile beheimatet und wurde erstmals von den Azteken als Nahrungsmittel verwendet. Als die Tomate im 16. Jahrhundert nach Europa gelangte, wurde sie nicht wie heute als Lebensmittel betrachtet, sondern als Giftpflanze eingestuft. Obwohl sie teilweise für medizinische Zwecke eingesetzt wurde, lehnte man ihre Verwendung als Nahrungsmittel in den Ländern Mitteleuropas größtenteils ab. Es vergingen mehr als zwei Jahrhunderte, bis man sie schließlich als Gemüsepflanze akzeptierte.

Als im 18. Jahrhundert nachgewiesen wurde, dass sie nicht giftig ist, hielt die Tomate in den europäischen Küchen als Zutat Einzug und wurde schnell beliebt. Heute ist sie als Star-Zutat zahlreicher traditioneller Gerichte ein unentbehrlicher Bestandteil der Mittelmeerküche.

Viele Vitamine, Mineralstoffe und Ballaststoffe

Dieses erfrischende und fleischige Gemüse hat einen hohen Gehalt an Vitaminen, Mineralstoffen, sekundären Pflanzenstoffen und Ballaststoffen. Zu ihren Mineralstoffen zählen hauptsächlich Kalium, Kalzium und Magnesium. Bei der Tomate überwiegt das Vitamin C, dessen Menge ausreicht, um in den Sommermonaten als Hauptquelle dieser Substanz zu dienen, obgleich Tomaten davon weniger enthalten als Orangen. Die Tomate liefert auch viele Vitamine wie B_1, B_2, B_6, Folate, Niacin sowie Beta-Carotine (Provitamin A) und weitere Carotinoide, besonders Lycopin. Gleichzeitig ist sie eine gute Quelle für lösliche Ballaststoffe.

Oxalsäure

In der Tomate ist auch Oxalsäure enthalten, eine organischen Säure, die bei Nierensteinen vermieden werde sollte. Sie bildet zusammen mit Kalzium unlösliche Salze (Calciumoxalat), die in Form von Steinen ausgefällt werden, weshalb Personen mit Nierensteinproblemen jahrelang vom Verzehr von Tomaten abgeraten wurde. Doch eigentlich gibt es keinen Grund, dieses Gemüse vom Ernährungsplan zu streichen, da ihr Gehalt an Oxalsäure mit 5,3 mg/100 g eher niedrig ist. Zusätzlich wirkt die Tomate stark harntreibend und reinigend, was eine gute Funktion der Nieren begünstigt.

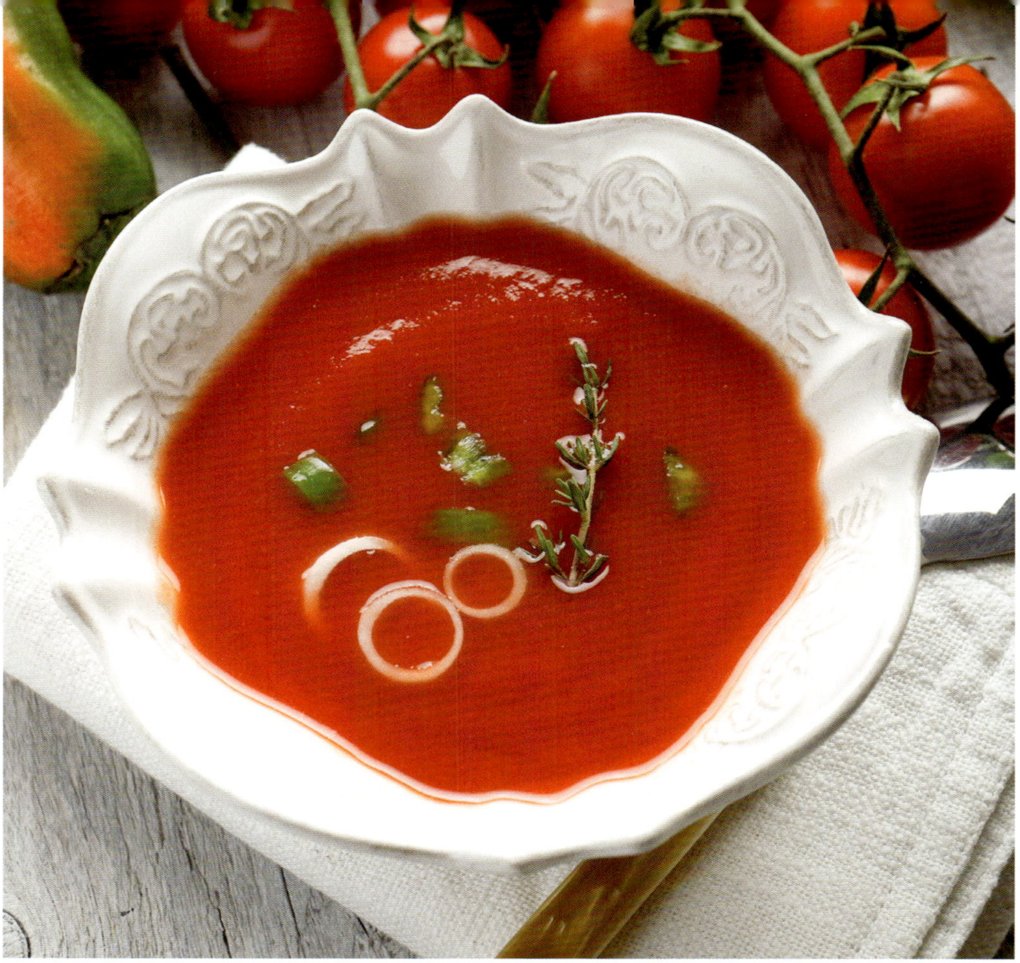

Lycopin: Quelle der Gesundheit

Lycopin wird zwar nicht in Provitamin A umgebaut, jedoch weisen stets neue Studien auf seine Bedeutung für die Gesundheit des Organismus hin. Diese phytochemische Verbindung, der die Tomate ihre rote Farbe verdankt, wird im Gemüse als Abwehrstoff zum Schutz gegen Angriffe von außen gebildet.

Unter den am meisten bekannten Wirkungen von Lycopin sticht besonders seine intensive antioxidative Wirkung hervor, die Zellschäden durch freie Radikale verhindert und das Zellwachstum steuert. Erwiesen ist, dass seine deutlich krebshemmende Wirkung auf der Fähigkeit beruht, die Vermehrung von Krebszellen einzuschränken. Zahlreiche Untersuchungen zeigen, dass der regelmäßige Verzehr von Tomaten, sowohl frisch als auch gekocht, ein wichtiger Faktor zur Vorbeugung von Prostatakrebs ist, eine der bei Männern am häufigsten auftretenden Krebsarten. Diese Wirkung wird der Fähigkeit des Lycopins, die Zellen der Prostata vor Oxidation und anormalem Wachstum zu schützen, zugeschrieben. Zusätzlich zeigen weitere epidemologische Studien, dass dieses Nahrungsmittel gegen alle Arten von Krebserkrankungen des Verdauungstraktes einen Schutz bietet.

Dank ihres Reichtums an Antioxidantien wie Vitamin C, Beta-Carotin

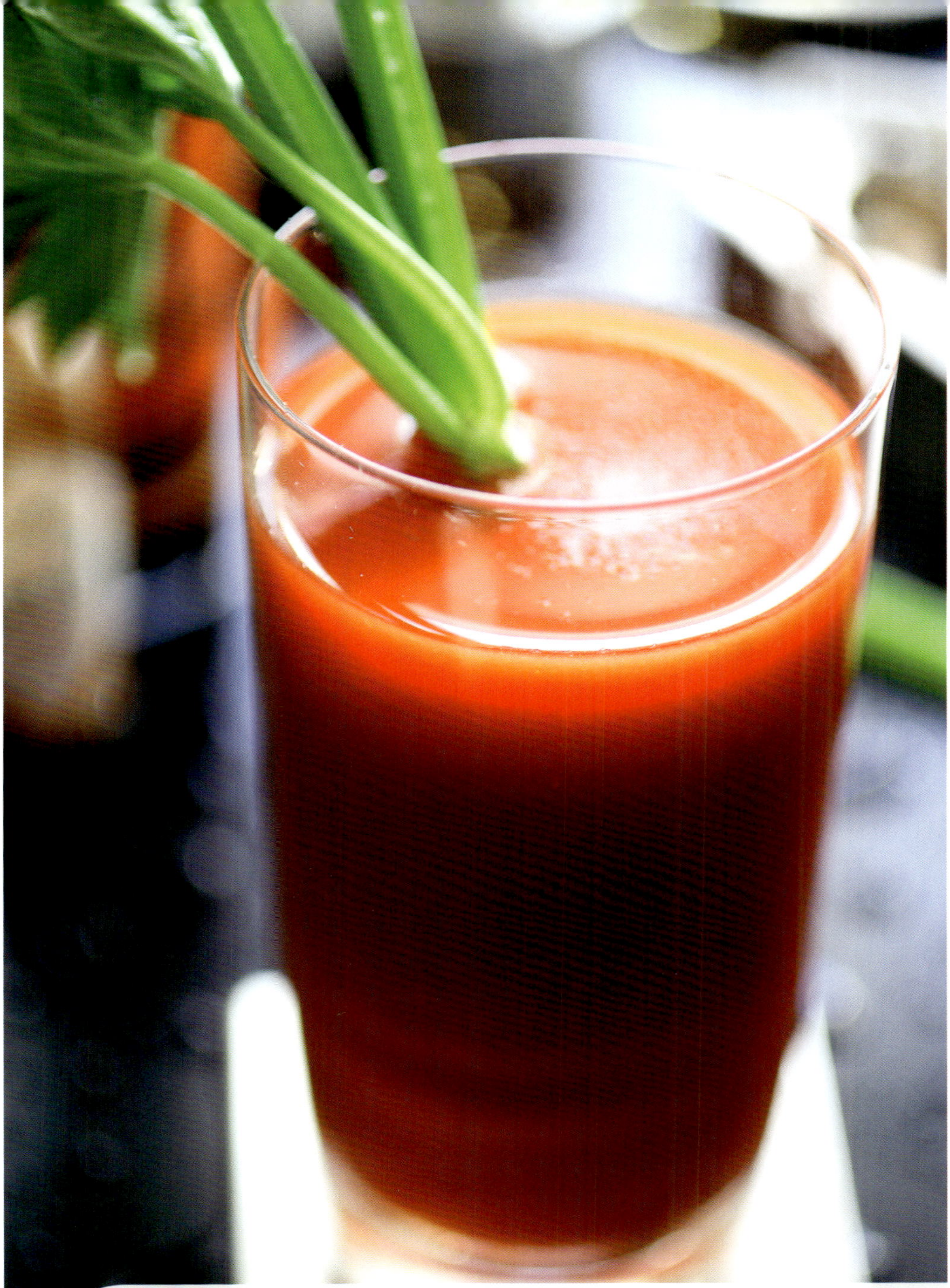

Ein Sommergemüse

Auch wenn wir das ganze Jahr über Tomaten (aus Gewächshausanbau) kaufen können, fallen Geschmack, Aroma, Nährwert wie auch therapeutischer Nutzen dieser Gemüsesorte in den Monaten August bis Oktober wesentlich besser aus, denn in dieser Zeit reift das Gemüse in der Sonne auf den Feldern.

oder Provitamin A sowie Lycopin hat der regelmäßige Verzehr von Tomaten eine positive Wirkung auf unser Immunsystem und schützt den Organismus vor Herz-Kreislauf-Krankheiten und vorzeitigem Altern.

Noch besser: als Tomatensoße

Lycopin wird besser aufgenommen, wenn die Tomate nicht roh, sondern gekocht verzehrt wird. Dies lässt sich noch steigern, wenn sie mit etwas Fett, vorzugsweise nativem Olivenöl, verzehrt wird. Eine Soße aus frischen Tomaten und diesem Öl ist folglich eine ausgezeichnete Kombination.

Obwohl die Tomate aus Amerika stammt, entstand die Soße kurioserweise in Italien – als Beilage zu Nudeln. Im Jahre 1876 begann dann deren industrielle Herstellung in den Vereinigten Staaten, wodurch sie zu einer Basisbeilage nicht nur für Nudeln, sondern auch für viele andere Gerichte wurde.

Eine leckere hausgemachte Tomatensoße kann Zwiebeln, Kräuter, Knoblauch etc. enthalten.

In der Küche

Tomaten sind ein unentbehrlicher Pfeiler der Mittelmeerküche. Sie kommen in unzähligen Rezepten unterschiedlichster Art vor: Salate, kalte Gemüsesuppen, Eintopfgerichte, Gerichte aus dem Ofen, gefülltes Gemüse, Soßen, ja sogar süße Gerichte und Marmeladen. Auch der Saft ist sehr schmackhaft und die Möglichkeit, ihn als Konserve zu verwenden, ist ein großer Vorteil.

Egal, ob Sie Tomaten roh verzehren oder kochen möchten, schneiden Sie zunächst mithilfe eines Messers einen Kegel um den Stiel, um den härtesten Teil zu entfernen. Die Tomate lässt sich leichter schälen, wenn Sie sie etwa 20 Sekunden mit kochendem Wasser überbrühen und danach sofort in einen Behälter mit kaltem Wasser legen. Zum Anbraten mit Zwiebeln usw. sollten Sie die Tomate vorher klein schneiden.

Tomaten brauchen keine besonderen Lagerbedingungen, sie können auch im Gemüsefach des Kühlschranks aufbewahrt werden. Dort halten sie sich sechs bis acht Tage. Am besten legen Sie sie auf den Stielansatz und achten darauf, dass sie sich nicht berühren. Zum Einfrieren eignen sich Tomaten nicht.

Grüne Tomaten sind unverdaulich. Wenn man sie in Zeitungspapier einwickelt und einige Tage an einem dunklen und trockenen Ort lagert, wird die Reifung beschleunigt.

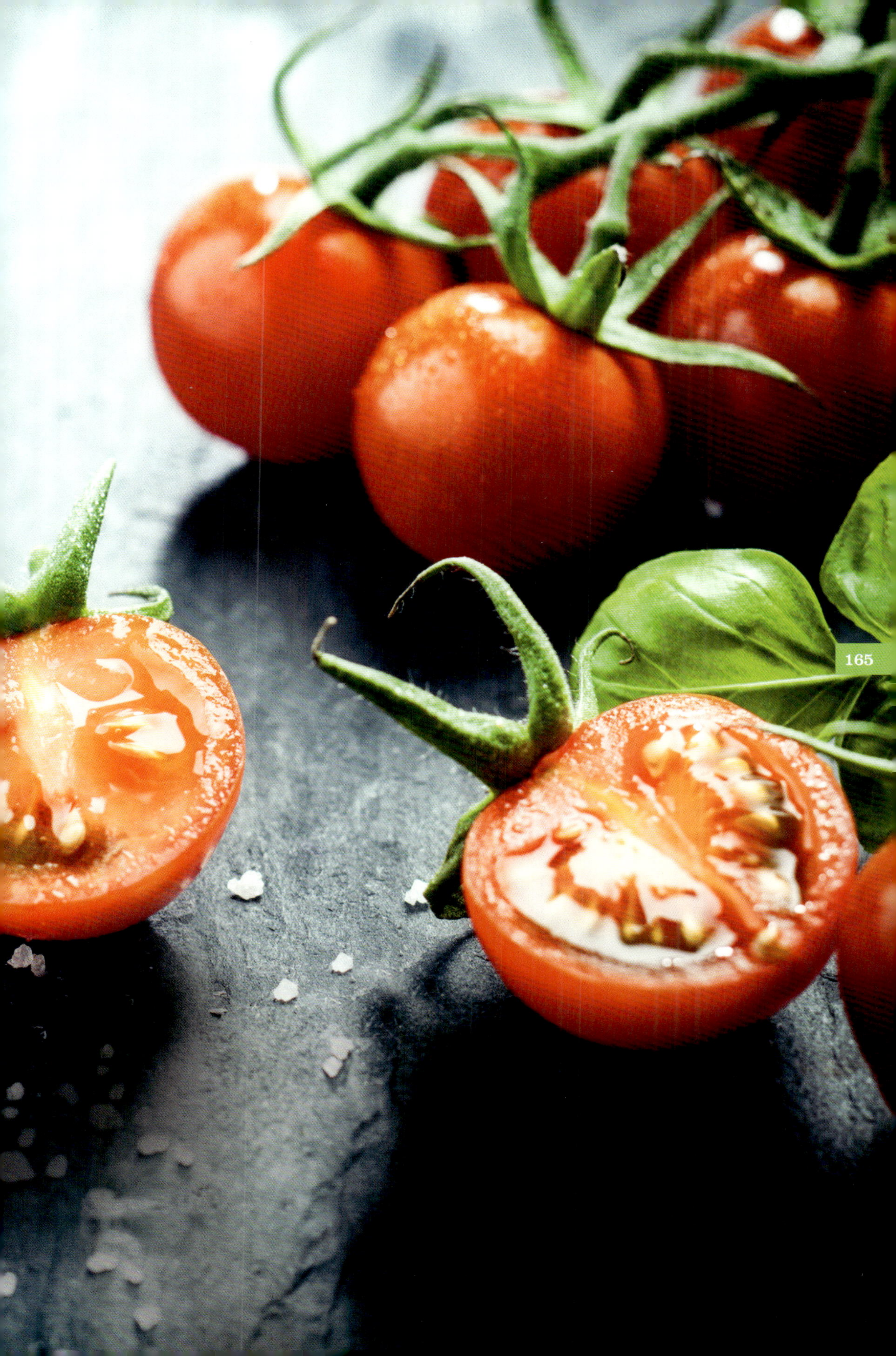

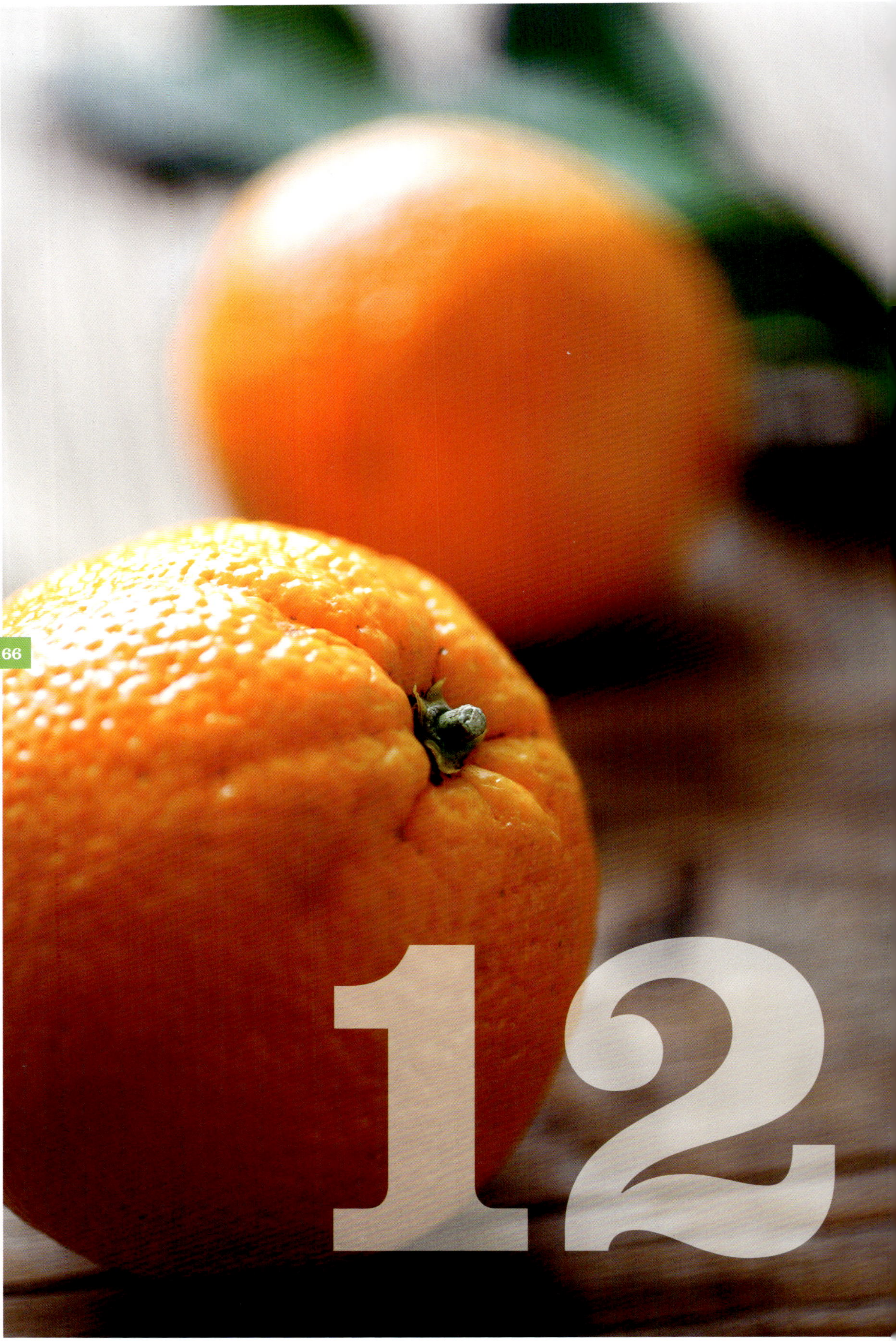

12

So kommen Sie gut in den Tag: mit ein paar Orangen

Orangen, Zitronen, Pomelos und Mandarinen gehören zur Gattung der Zitrusfrüchte. Diese Obstfamilie stammt aus dem Fernen Osten (China und Indien), von wo aus sie sich auf der ganzen Welt verbreitet hat. Im 10. Jahrhundert brachten die Araber Bitterorangen- und Zitronenbäume nach Spanien. Der Verzehr dieser Zitrusfrüchte erlebte jedoch erst im 16. Jahrhundert seinen Durchbruch, als die Süßorange in Spanien eingeführt wurde. Mandarinen kamen um 1858 in Europa auf und Pomelos werden seit kurzem aus den Vereinigten Staaten importiert.

Gemeinsam haben alle Zitrusfrüchte den mehr oder weniger süßsauren Geschmack und den erfrischenden Saft, der aus ihnen gewonnen wird. Auch ihre ernährungsphysiologischen und therapeutischen Eigenschaften sind untereinander vergleichbar, da ihre Inhaltsstoffe eine ähnliche chemische Zusammensetzung aufweisen. Dabei ist die wegen ihrer Süße am meisten geschätzte Sorte vermutlich die Orange, die Frucht des Süßorangenbaumes *(Citrus aurantium sinensis)*.

Orangen mit einem höheren Säuregehalt können bei Personen, die an Verdauungsstörungen wie Sodbrennen, Gastritis, Hiatushernie oder Magengeschwüren leiden, Beschwerden verursachen.

Viel mehr als Vitamin C

Neben Vitamin C liefern Orangen und andere Zitrusfrüchte reichlich Folsäure und Carotinoide mit Provitamin-A-Aktivität, wie Beta-Carotin, das für die orangene Farbe verantwortlich ist. Diese Früchte enthalten auch andere Carotinoide wie Cryptoxanthin, Lutein und Zeaxanthin. Hervorzuheben ist ihr Reichtum an organischen Säuren wie Äpfelsäure, Oxalsäure, Weinsäure und Zitronensäure (diese Verbindung verbessert die Wirkung von Vitamin C). Ihr Gehalt an Ballaststoffen ist beachtlich, der größte Teil davon befindet sich jedoch in der weißen Masse, die unter der Haut und zwischen den Spalten liegt und in vielen Fällen, insbesondere bei der Zubereitung von Saft, entsorgt wird.

Zitrusfrüchte sind besonders reich an Flavonoiden, darunter hauptsächlich Hesperidin, Quercetin und Rutin. Diese Phytonährstoffe sind vor allem im Fruchtfleisch enthalten und wirken stark antioxidativ. Zu der Zusammensetzung dieser Früchte gehören auch Limonoide, die für ihr charakteristisches Aroma verantwortlich sind. All diese sekundären Pflanzenstoffe tragen zu den

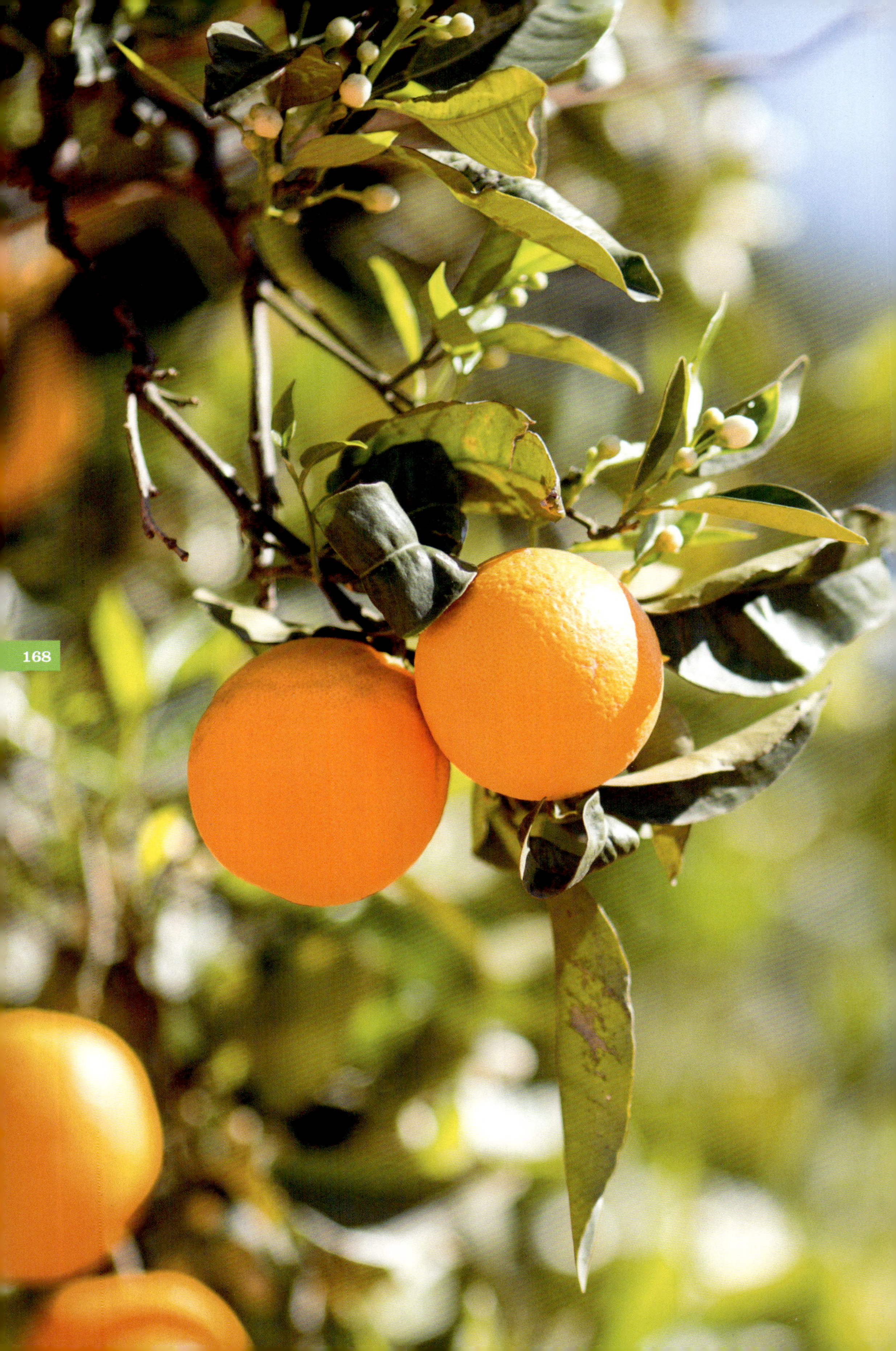

krebshemmenden Eigenschaften bei, die der Orange und anderen Zitrusfrüchten zugeschrieben werden. Der Verzehr der unverarbeiteten Frucht versorgt den Körper mit einem wahren Arsenal an Vitaminen und chemopräventiven Substanzen, während der Gehalt von einigen dieser Stoffe durch die Verarbeitung jedoch stark reduziert wird.

Ihre Heilkräfte

Dank ihrer Fülle an bioaktiven Substanzen fördern Zitrusfrüchte die Gesundheit auf vielen Ebenen. Einer der wichtigsten Vorteile ist ihre Fähigkeit, die natürliche Körperabwehr zu verstärken. Wissenschaftliche Studien haben gezeigt, dass der Verzehr dieser Früchte dazu beitragen kann, das Risiko für Krebs, Herz-Kreislauf-Erkrankungen, Anämie sowie grauen Star zu senken. Die in Zitrusfrüchten enthaltenen Antioxidantien hemmen die Thrombozytenaggregation und senken den Cholesterinspiegel. Ebenso bekämpfen sie Verstopfung und beugen Darmträgheit vor. Zitrusfrüchte sind wirksam, um einen Mangel an Mikronährstoffen auszugleichen und Fettleibigkeit sowie ernährungsbedingten chronischen Krankheiten vorzubeugen.

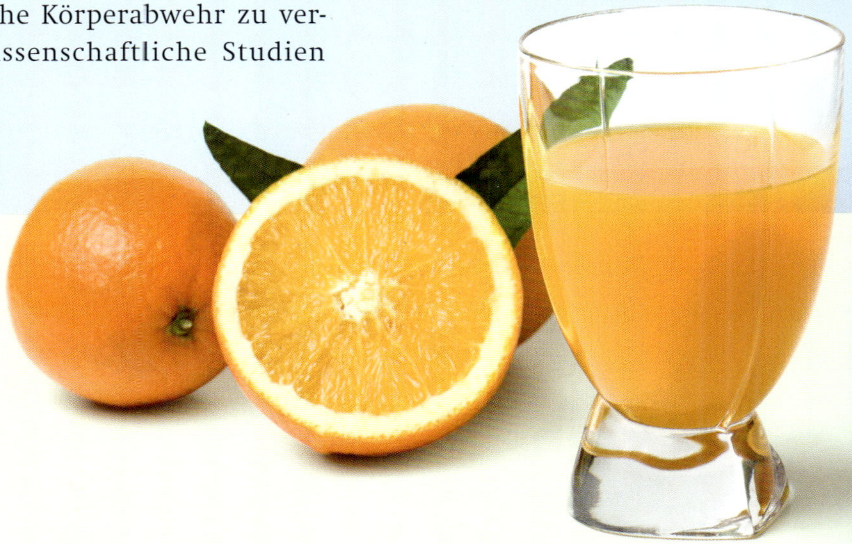

Zitrusfrüchte und Nierensteine

Zitrusfrüchte wirken choleretisch (gallentreibend), d.h. sie fördern die Entleerung der Gallenblase. Besonders wenn Orangensaft auf leeren Magen getrunken wird, kann es zu einer plötzlichen Entleerung der Gallenblase kommen, was Übelkeit oder Bauchschmerzen verursacht. Personen, die an Gallensteinen leiden, sollten deshalb Zitrusfrüchte nicht auf nüchternen Magen essen.

Zitrusfrüchte im Kampf gegen den Krebs

Verschiedene Untersuchungen haben gezeigt, dass der regelmäßige Verzehr von Zitrusfrüchten das Risiko für bestimmte Krebsarten senkt, insbesondere im Hinblick auf das Verdauungssystem sowie Mund, Speiseröhre (Ösophagus), Kehlkopf (Larynx), Rachen (Pharynx) und Magen. Tatsächlich macht das Nationale Krebsinstitut der Vereinigten Staaten den massiven Konsum von Orangensaft für die in den letzten Jahren feststellbare Verringerung der Fälle von Magenkrebs in den USA verantwortlich.

Die an der Chemoprävention dieser Früchte beteiligten Mechanismen sind noch nicht bekannt, obgleich einige Studien darauf hindeuten, dass ihre Phytonährstoffe die Vermehrungsfähigkeit der Krebszellen senkt. Wahrscheinlich ist auch, dass ihre positive Wirkung mit ihrer Beteiligung an der Ausleitung von krebserregenden Substanzen zu tun hat.

In der Küche

Orangen, Mandarinen und Pomelos werden normalerweise pur als Nachtisch oder mit anderen Früchten als Obstsalat verzehrt. Sie eignen sich auch hervorragend als Salatzutaten und werden häufig frisch gepresst als Saft getrunken, um die wertvollen Vitamine und Phytonährstoffe zu bewahren. Ebenso werden daraus Marmelade, Konfitüre, Gelee, Torten und Kuchen hergestellt, und selbst die Schale ihrer Haut findet in der Konditorei unterschiedliche Anwendungen. Zitronen hingegen werden normalerweise eher zum Würzen von Salaten oder gekochten Gerichten, besonders Fisch und Meeresfrüchten, verwendet. Darüber hinaus eignet sich diese Zitrusfrucht hervorragend für die Zubereitung von Sorbets, Wassereis und erfrischenden Limonaden, wobei Letztere immer verdünnt werden sollten.

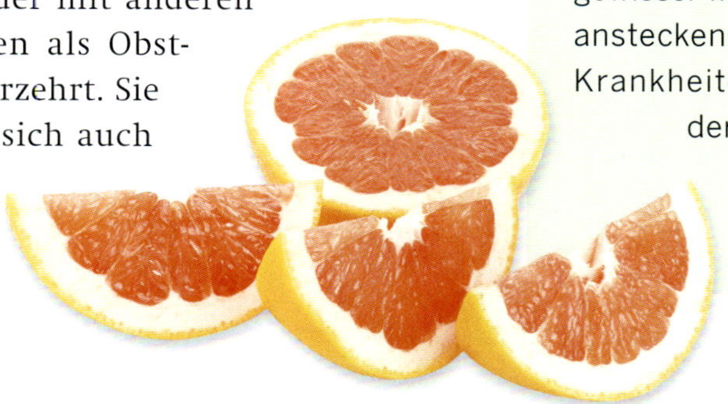

Mehr Vitamin C

Um den Bedarf an Vitamin C (40 – 60 mg pro Tag) abzudecken, genügt es, täglich einige Orangen zu essen oder ein Glas frisch gepressten Saft zu trinken. Unter bestimmten Umständen jedoch steigt der Bedarf an diesem Nährstoff: durch Rauchen und Alkoholmissbrauch, in der Schwangerschaft und Stillzeit, in Stresssituationen, durch die Einnahme gewisser Medikamente, im Verlauf ansteckender und entzündlicher Krankheiten und natürlich bei der Vorbeugung oder Behandlung von Krebs.

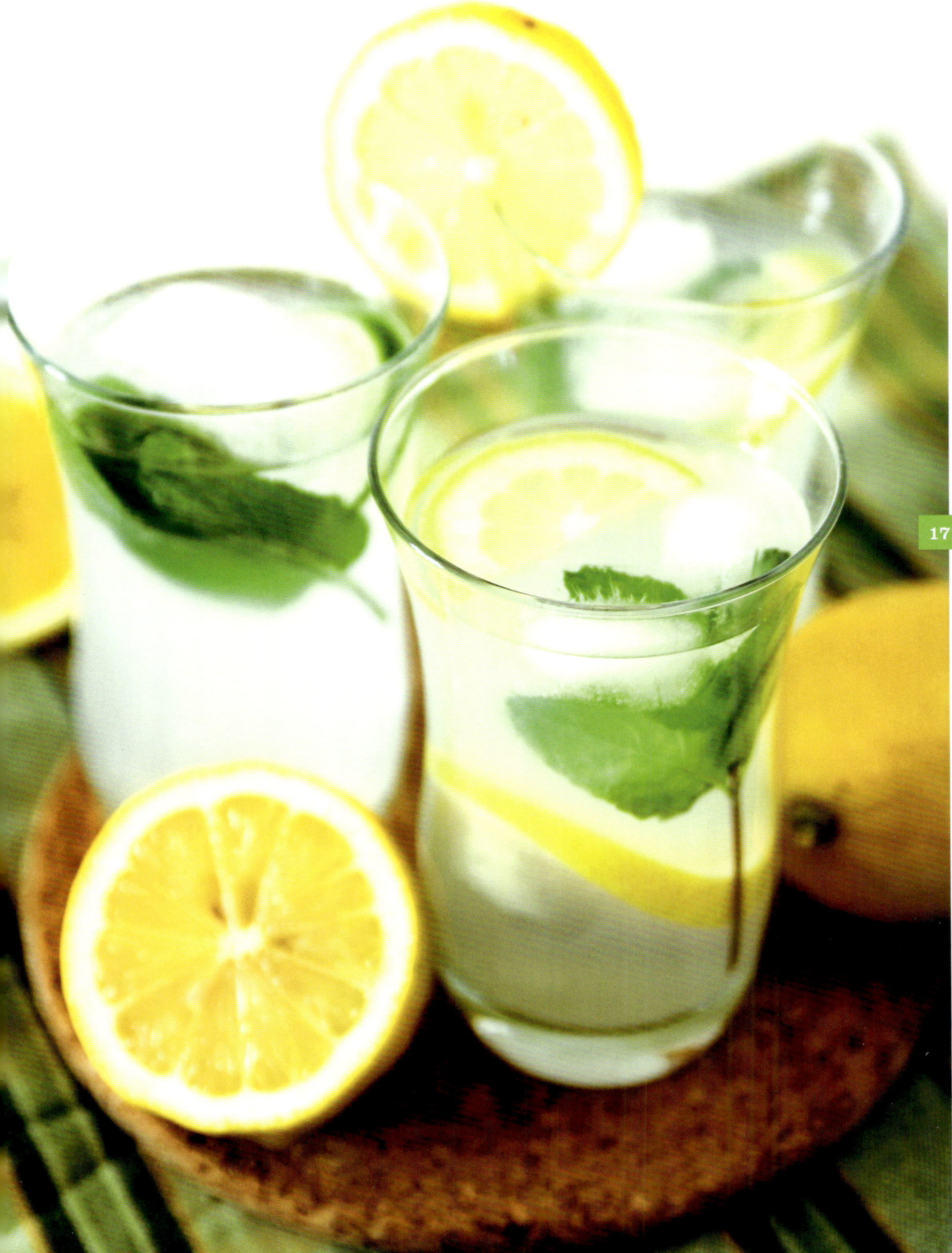

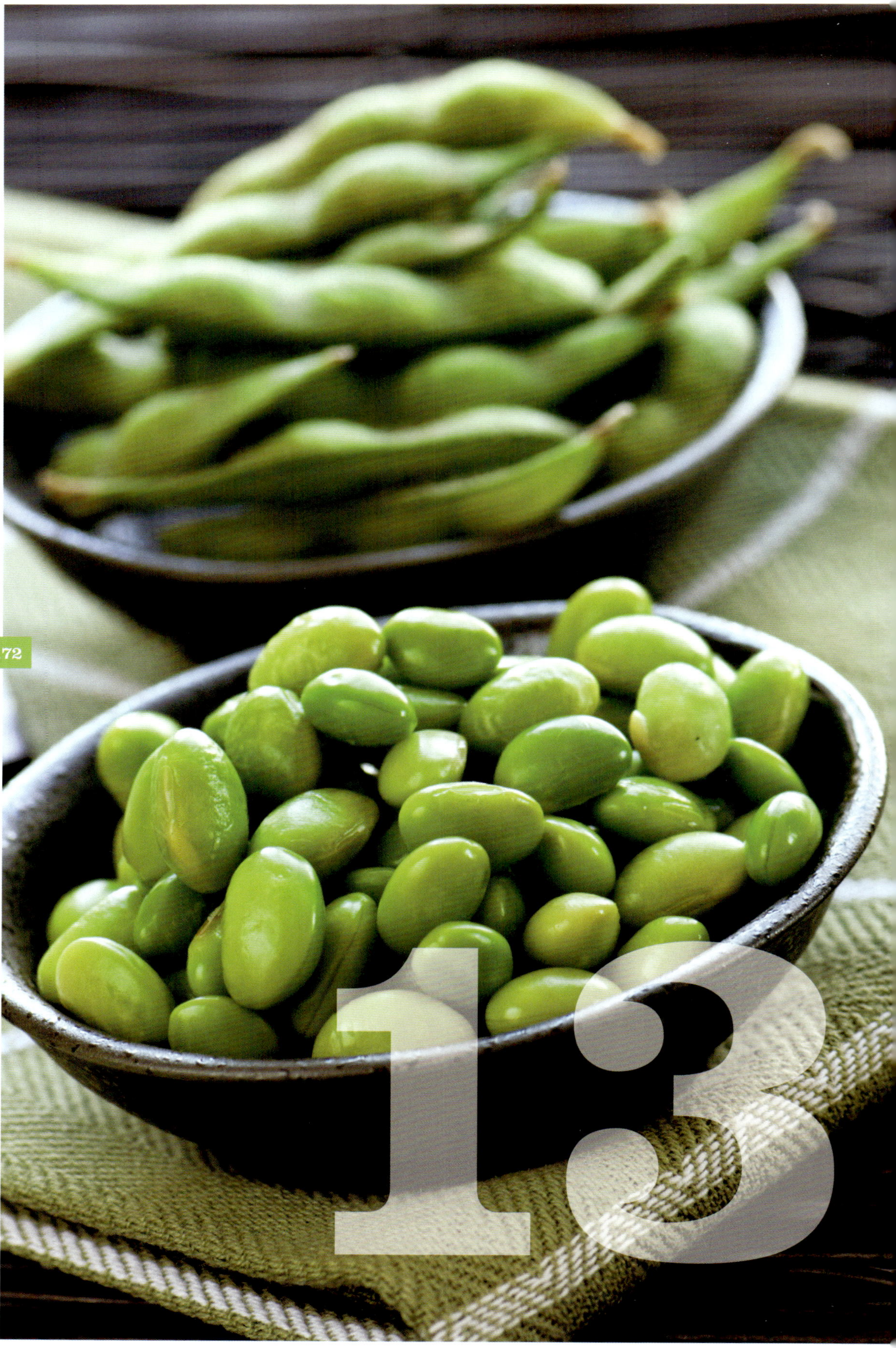

13

Sojabohnen: Quelle der Phytoöstrogene

Die Sojabohne *(Glycine max)* stammt ursprünglich aus China, wo sie seit Tausenden von Jahren angebaut wird. Im Altertum wurde diese Hülsenfrucht nicht nur aufgrund ihres Nährwerts, sondern auch wegen ihrer vorbeugenden Wirkung gegen Krankheiten geschätzt. Sie erfreute sich einer großen Bedeutung und der chinesische Kaiser betrachtete sie – neben Reis, Weizen, Gerste und Hirse – als eine der fünf heiligen Saaten. Je nach Sorte unterscheiden sich Sojabohnensamen in Größe und Farbe, wobei gelbe Bohnen am häufigsten verwendet werden. Miso und Sojasoße waren die ersten durch Gährung hergstellten Nahrungsmittel. Heute jedoch steht uns eine große Auswahl an Produkten zur Verfügung, die aus dieser Hülsenfrucht hergestellt werden. Trotz ihrer Popularität in den Ländern Asiens ist sie in der westlichen Ernährung immer noch nicht sehr verbreitet, was angesichts des hohen Nährwerts und therapeutischen Nutzens dieser Pflanze bedauerlich ist.

Eine wirklich vollwertige Hülsenfrucht

Wie die meisten Hülsenfrüchte ist auch die Sojabohne eine ausgezeichnete Quelle für Ballaststoffe, Kohlenhydrate, ungesättigte Fette und Proteine. Diese Proteine sind von hoher Qualität, da sie alle essenziellen Aminosäuren enthalten. Sie verfügt ebenso über Lecithin, viel Vitamin E und Folsäure sowie die Vitamine B_1, B_2, Niacin und B_6 und Mineralstoffe wie Kalzium, Eisen, Magnesium, Kalium und Phosphor.

Besonders hervorzuheben ist ihr Gehalt an Isoflavonen. Diese Stoffe sind zwar keine Hormone, wirken jedoch

Was sind Phytoöstrogene?

Phytoöstrogene sind Verbindungen, die in zahlreichen pflanzlichen Nahrungsmitteln wie Vollkorngetreide, Hülsenfrüchten, Gemüse und Obst enthalten sind. Die mehr als 4000 beschriebenen Phytoöstrogene werden in vier Familien eingeteilt: Lignane, Coumestane, Isoflavone und Laktone der Resorcylsäure, wobei Letztere bei der Ernährung des Menschen eine geringere Rolle spielen. Alle ermittelten Phytoöstrogene haben gemeinsam, dass sie hinsichtlich ihrer chemischen Struktur den Östrogenen sehr ähnlich sind. Aus diesem Grund haben diese Verbindungen eine leicht östrogene Wirkung.

wie Östrogene (Geschlechtshormone), indem sie ihren Mangel ausgleichen, weshalb sie „Phytoöstrogene“ genannt werden. Sie sind derzeit für die Behandlung von Wechseljahresbeschwerden als effiziente Alternative aus der Natur von besonderem Interesse.

Die Phytoöstrogene der Sojabohne: Isoflavone

Isoflavone (oder Isoflavonoide) bilden die größte und am besten untersuchte Gruppe an Phytoöstrogenen. Diese Verbindungen sind in allen Hülsenfrüchten enthalten, wobei die Samen der Sojabohne und einige ihrer Derivate wie Sojamehl, Tofu, Miso und Sojamilch die wichtigste Quelle darstellen. Sojakeimlinge und Sojasoße enthalten kaum Isoflavonoide. Das Interesse an diesen Substanzen ergab sich aus der Auswertung einiger epidemologischen Studien, bei denen die Ernährung im Westen mit der im Osten verglichen wurde. Besonders erstaunliche Erkenntnisse lieferte die Untersuchung der Ernährung in Japan und anderen asiatischen Ländern, wo Herz-Kreislauf-Krankheiten und einige hormonabhängigen Krebsarten, wie Brust-, Endometrium-, Prostata- und Darmkrebs weniger häufig auftreten. Außerdem leiden Frauen in Asien im Vergleich zu den Frauen in der westlichen Welt seltener an Wechseljahresbeschwerden, wie z. B. Hitzewallungen. Diese Studien brachten den niedrigen Gehalt an Soja-Isoflavonen mit einem höheren Auftreten der oben erwähnten Krankheiten in Zusammenhang.

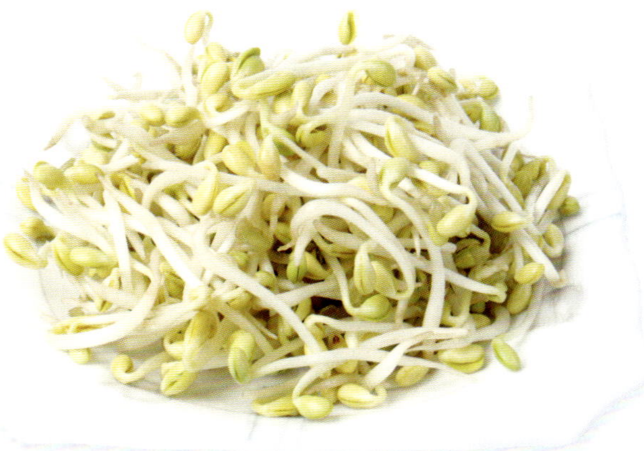

Isoflavone und Krebs

Klinische Studien über die möglichen Wirkungen von Phytoöstrogenen wurden bisher nur selten durchgeführt und waren nicht immer schlüssig. Dennoch weiß man, dass die östrogene Wirkung der Isoflavone die körpereigene Reaktion auf Östrogene bei Brustkrebs und Endometriumkarzinom senken kann. D. h. Isoflavone mindern die Fähigkeit der körpereigenen Östrogene, das Zellwachstum im betroffenen Gewebe anzuregen. Doch neben der leicht östrogenen Wirkung dieser Verbindungen haben verschiedene Studien gezeigt, dass sowohl Genistein wie Daidzein (die am meisten untersuchten Soja-Isoflavone) antioxidativ wirken und die Fähigkeit haben, die Wirkung bestimmter Enzyme zu hemmen, die eine wichtige Rolle bei der Proliferation (Zellteilung und -wachstum) von Krebszellen spielen. Bei Prostatakrebs soll der Schutz durch die Sojabohne nicht auf ihre Hormonwirkung

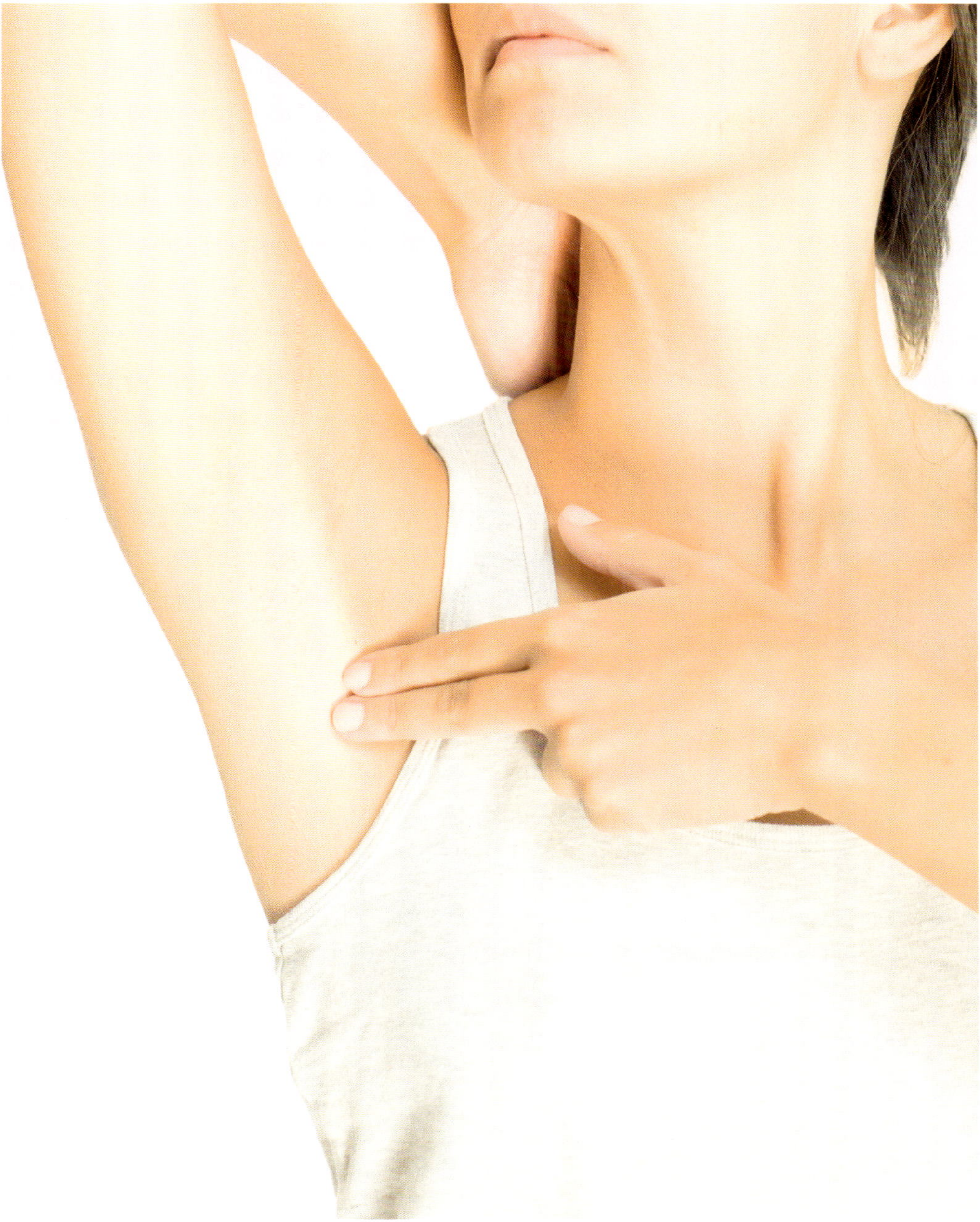

Frauen mit einer Vorgeschichte von Brustkrebs wird von der Einnahme von Nahrungsergänzungsmitteln mit Isoflavonen abgeraten. Grund dafür ist, dass laut einiger präklinischer Studien durch den Einsatz hoher Dosen von Phytoöstrogenen über einen längeren Zeitraum hinweg ein Risiko bestehen kann.

begrenzt sein, sondern in erster Linie die Tumorzellen daran hindern, sich unkontrolliert zu teilen und zu wachsen. Gleichzeitig ist die Sojabohne auch an der Hemmung der Angiogenese beteiligt.

Die Behandlung von Wechseljahresbeschwerden

Derzeit wird die östrogene Wirkung der Isoflavone am intensivsten untersucht. Laut den Ergebnissen der oben erwähnten epidemologischen Studien senkt eine an Isoflavonen reiche Ernährung die Häufigkeit klimakterischer Beschwerden, besonders im Hinblick auf Hitzewallungen. Es senkt auch das Risiko von Herz-Kreislauf-Krankheiten und wirkt Osteoporose entgegen, beides Krankheiten, die mit den Wechseljahren in Zusammenhang gebracht werden. Aus diesem Grund werden Nahrungsergänzungsmittel mit einem hohen Anteil an Isoflavonen als Alternative zur Hormonersatztherapie (THS) eingesetzt, um die Symptome der Wechseljahre zu behandeln und deren Folgen vorzubeugen.

Vorsichtsmaßnahmen

Es gibt jedoch Studien mit widersprüchlichen Ergebnissen, die zeigen, dass der Einsatz von Nahrungsergänzungsmitteln mit Isoflavonen während der Wechseljahre kontraproduktiv sein kann. Der Verzehr von Sojabohnen als Nahrungsmittel einerseits und die Einnahme von Nahrungsergänzungsmitteln mit Isoflavonen andererseits sind nicht das gleiche. Die Sojabohne als Teil unserer Ernährung unterscheidet sich wesentlich von den Produkten, die in Form von Kapseln oder Tabletten angeboten werden. Nahrungsergänzungsmittel enthalten eine hohe Konzentration an Isoflavonen, um eine Höchstdosis zu gewährleisten und damit angeblich mehr Vorteile zu bieten.

Die derzeit empfohlene tägliche Dosis von Isoflavonen liegt bei 40 bis 80 mg und gilt als nebenwirkungsfrei. Dennoch wären viele weiteren Studien erforderlich, um dazu langfristig Sicherheit zu garantieren. Sie dürfen nicht vergessen, dass die Wirkung von Isoflavonen in hohen Dosen und in isolierter Form auf den Organismus nicht ausreichend erforscht ist. Daher empfiehlt es sich, diese Substanzen vorsichtig zu dosieren.

Der in unsere Ernährung miteinbezogene Verzehr von Sojabohnen stellt keine Gefahr für die Gesundheit dar.

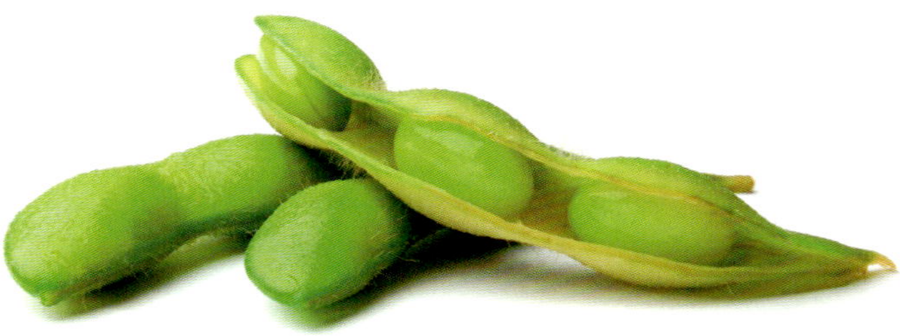

Eine umfangreiche Palette an Produkten

Sojabohnen können auf vielfache Art und Weise verzehrt werden. Am besten ist allerdings immer, sie einfach als Hülsenfrucht oder als Sojaprodukt in den Ernährungsplan mit aufzunehmen. Sojaprodukte sind sehr unterschiedlich und auf dem Lebensmittelmarkt immer häufiger zu finden. Es gibt Sojamilch, Tofu, Miso, Tempeh, Sojasprossen, Tamari (Sojasoße) usw. Ebenso sind Joghurts und Säfte erhältlich, die mit dieser Hülsenfrucht angereichert werden, obwohl die Menge an Sojabohnen, die sie enthalten, sehr gering ist.

Produkte wie Miso (dank der Gärung, der es unterzogen wurde, leichter zu verdauen) sind mit Nährstoffen angereichert und die Isoflavone, die sie enthalten, können besser aufgenommen werden.

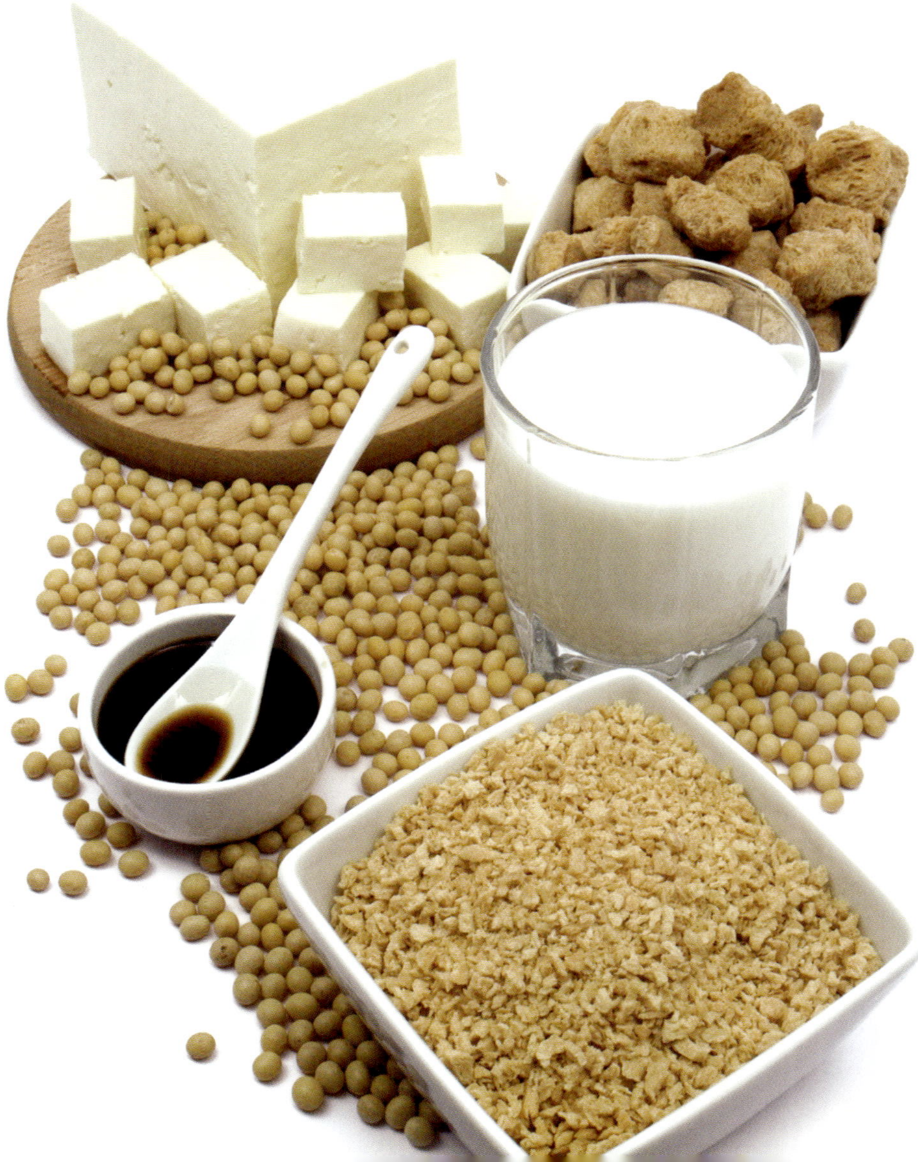

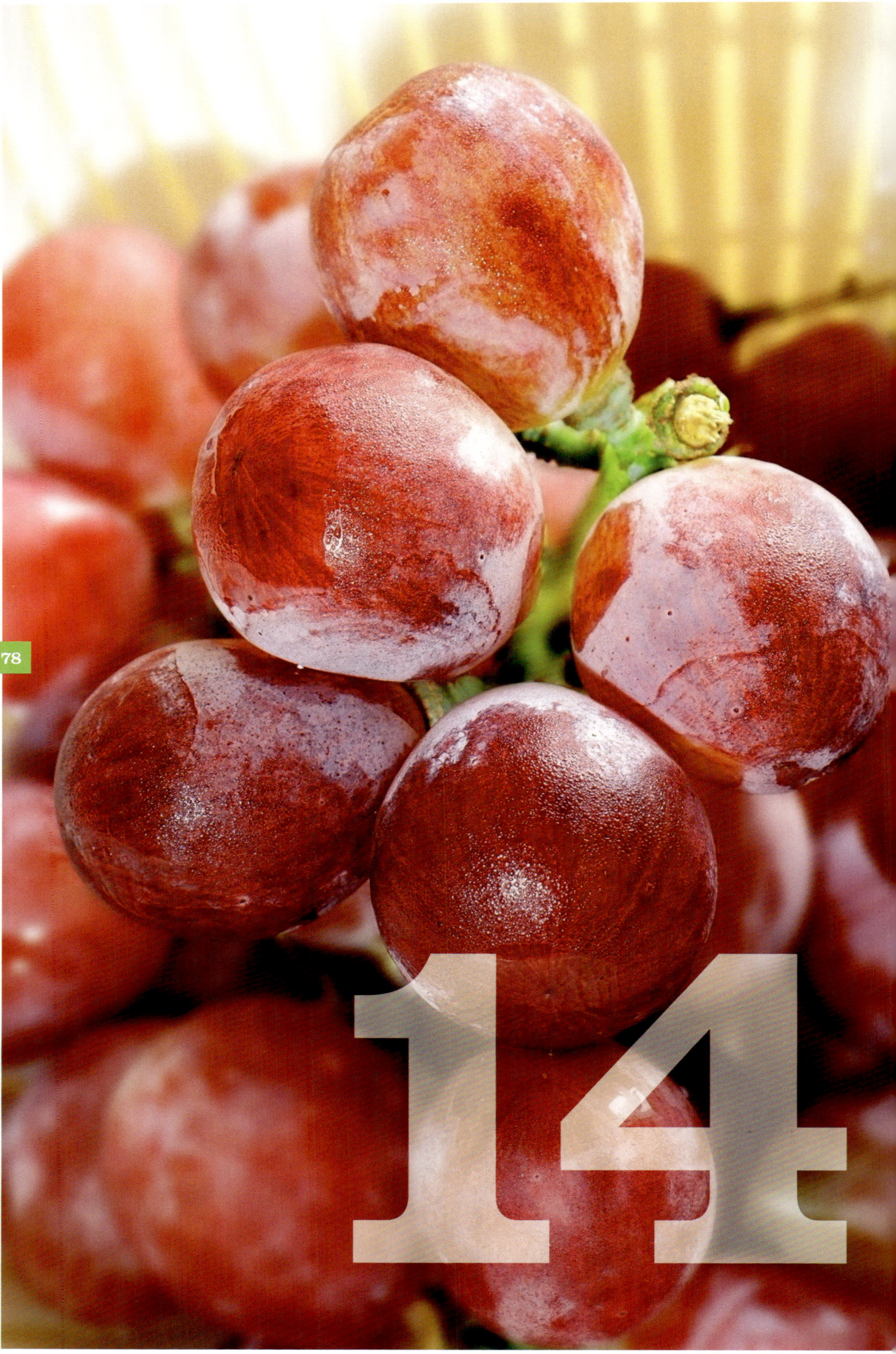
14

Trauben und ein Glas Rotwein

Der Weinstock *(Vitis vinifera)* ist eine der ersten Pflanzen, die der Mensch anpflanzte. Somit spielte die Traube bei den alten Kulturen stets eine wichtige Rolle. Diese Frucht ist charakteristisch für die Mittelmeerküche und ihr Ursprung liegt in Kleinasien. Die alten Griechen und Römer bauten sie an und beide Kulturen entwickelten den Weinanbau weiter.

Das Christentum verklärte den Wein, was dazu führte, dass der Anbau von Weinreben einen großen Aufschwung erfuhr, der bis heute anhält. Derzeit werden Weinreben in den warmen Regionen der Welt angebaut und der Großteil der Produktion wird für die Herstellung von Weiß-, Rosé- und Rotwein sowie Traubensaft, Most und Muskatellerwein verwendet.

Obwohl wir diese Frucht heute das ganze Jahr über genießen können, hat sie naturgemäß im Herbst ihre Hauptsaison (Mitte September bis Ende November). Dann ist der Gehalt an Phytonährstoffen am höchsten – und die Trauben sind am schmackhaftesten. Wenn Trauben zum richtigen Reifezeitpunkt gekauft und so aufgehängt werden, dass sich die einzelnen Beeren nicht berühren, können sie sich einige Zeit in perfektem Zustand halten. Doch auch im Kühlschrank halten sie sich bis zu zwei Wochen gut.

Eine energiereiche Frucht

Die Inhaltsstoffe der Traube variieren stark, je nachdem, ob es sich um grüne oder blaue Trauben handelt. Zu den Nährstoffen, die beide Arten enthalten, zählt vor allem Zucker, wobei Trauben mehr Energie und Vitamine (insbesondere B_6 und Folsäure) als andere Früchte liefern. In geringerem Ausmaß liefern sie auch Beta-Carotine sowie Vitamin C und enthalten zudem Ballaststoffe und – vor allem blaue Trauben – viel Kalium.

Außer diesen Nährstoffen weisen blaue Trauben einen hohen Gehalt Phytonährstoffe wie Anthocyane, Flavonoide und Resveratrol auf, die stark antioxidativ wirken.

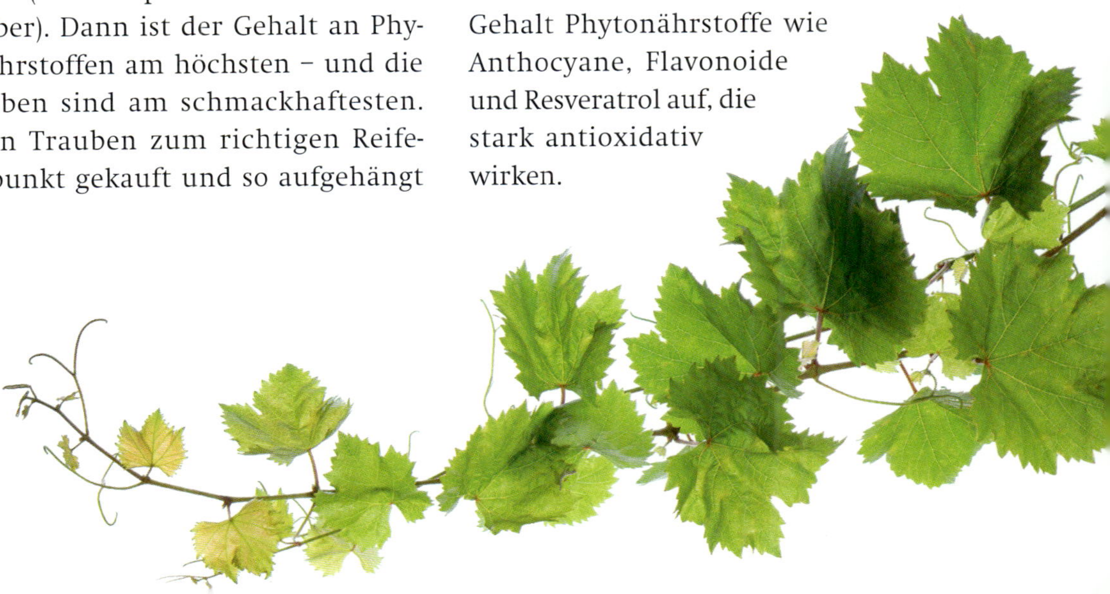

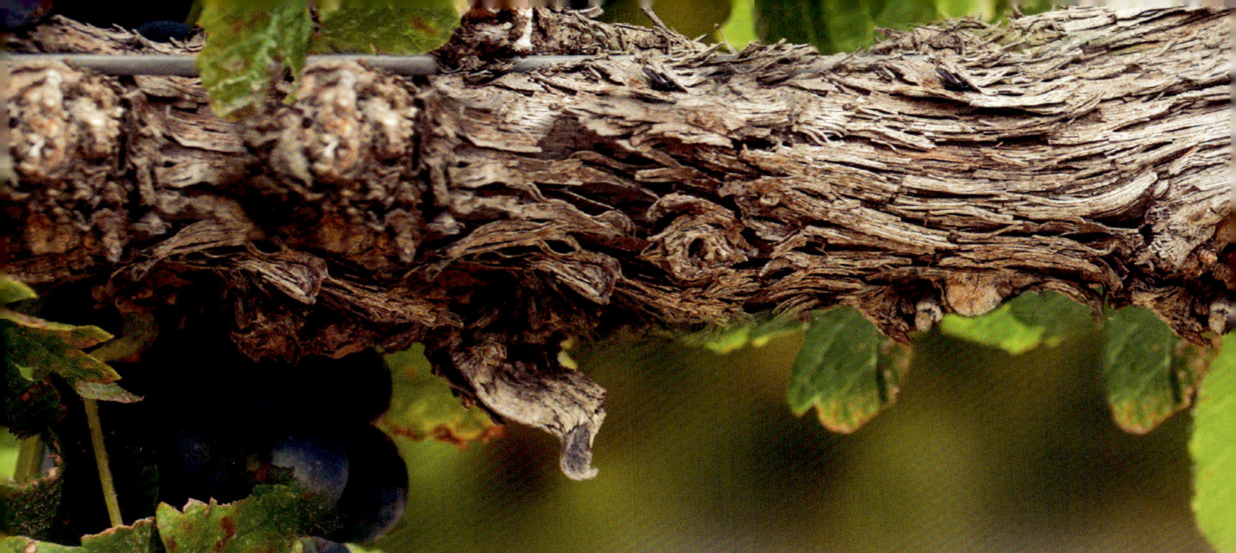

Von diesen Substanzen, die auch für Farbe, Aroma und Beschaffenheit verantwortlich sind, hängen die Heilkräfte dieser Frucht ab. Konkret trägt der Verzehr von Trauben dazu bei, verschiedenen Herz-Kreislauf-Erkrankungen, degenerativen Krankheiten und – wie jüngste Studien bestätigen – der Entwicklung von Krebs vorzubeugen. Ferner stärken sie die natürliche Körperabwehr und dank der Ballaststoffe, die sie enthalten, beugen sie Verstopfung vor.

Wein: Heilkraft mit Genuss

Wein ist zweifellos ein Getränk, das über die längste Tradition und Geschichte verfügt. Es handelt sich um ein zu hundert Prozent pflanzliches Erzeugnis, das durch die Gärung von Traubensaft erzeugt wird. Und abgesehen davon, dass Wein stets als ein Genuss angesehen wurde, diente er oftmals ebenso als Heilmittel.

Sein Herstellungsverfahren ist wirklich sehr alt und gemeinsam mit Weizen und Oliven bildet Wein das grundlegende Dreigestirn der mediterranen Ernährung. Doch in den letzten Jahren wurde auch in anderen Teilen der Welt wie Amerika oder Australien ein Aufschwung bei der Weinherstellung verzeichnet.

Die positive Wirkung von Wein

Zahlreiche Studien belegen, dass der mäßige Konsum von Wein für die Gesundheit viele Vorteile bietet. Im gleichen Atemzug wird jedoch stets darauf

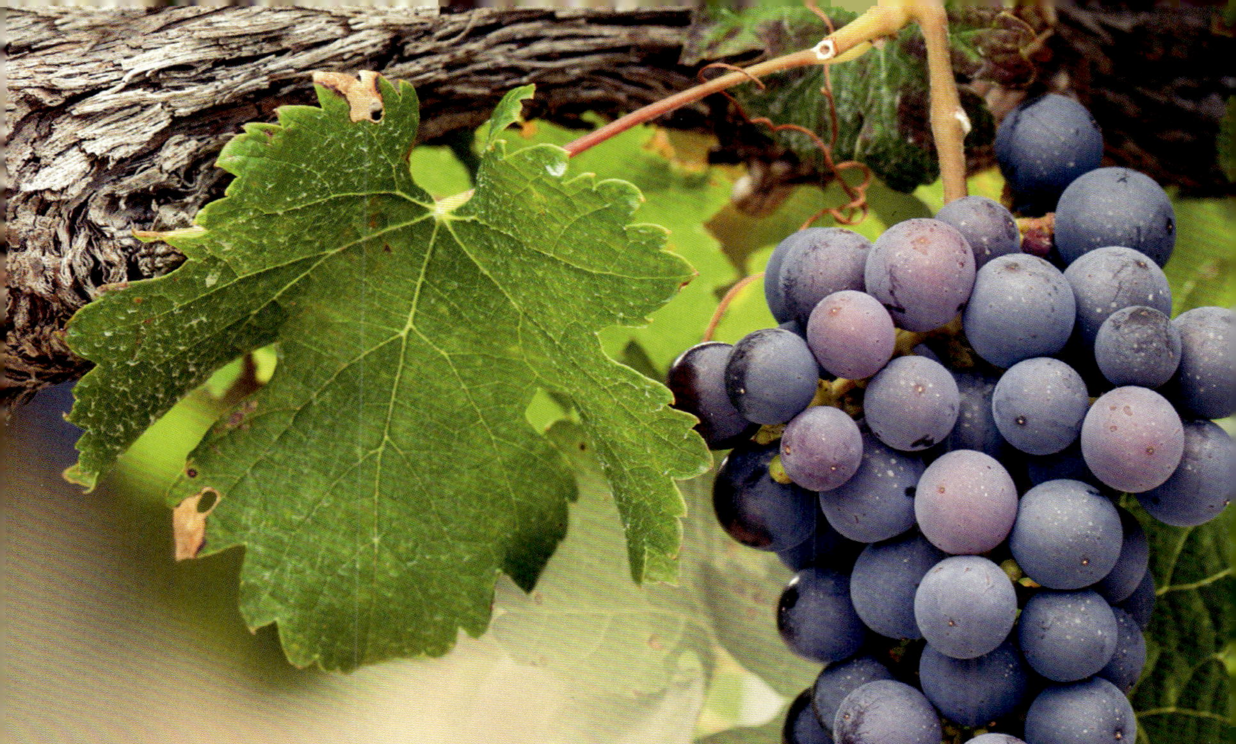

hingewiesen wird, dass der übermäßige Genuss seine Wirkungen umkehren kann, bis hin zum Alkoholismus, der für den Organismus erheblich schädliche Folgen hat.

Die antioxidative Wirkung ist der große Pluspunkt dieses Getränks. Dank dieser Eigenschaft beugt es Herz-Kreislauf-Krankheiten vor, denn es verdünnt das Blut (Hemmung der Thrombozytenaggregation), senkt den LDL-Cholesterinspiegel und vermeidet seine Oxidation. Tatsächlich ist das Risiko, einen Herzinfarkt zu erleiden, bedeutend niedriger bei Menschen, die pro Tag ein bis zwei Gläser Wein trinken, als bei denjenigen, die keinen Wein trinken.

Ferner ist Wein entzündungshemmend und besitzt die Fähigkeit, dem Abbau der kognitiven Fähigkeiten vorzubeugen. Zum anderen haben einige Studien gezeigt, dass die Verringerung der Kalorienzufuhr um 30 % und ein mäßiger Konsum von Wein das Leben eines Menschen verlängern können.

Alle diese therapeutisch wirksamen Eigenschaften sind auf die im Wein enthaltenen Inhaltsstoffe, besonders auf die Polyphenole, zurückzuführen: Phenolsäuren, Flavonoide, Anthocyane und Resveratrol. Neben seiner heilsamen Wirkung bietet der moderate Konsum von Rotwein einen effektiven Anti-Tumorschutz.

Im Rampenlicht: Resveratrol

Zum Schutz vor äußeren Angriffen produzieren einige Pflanzen Resveratrol. Diese phytochemische Verbindung (ein Polyphenol) wurde in mehr als 70 Pflanzenarten gefunden, aber die Weinrebe hat den höchsten Gehalt. Die Polyphenolverbindungen der Traube befinden sich in der Haut und in den Traubenkernen. Die Haut enthält 50 bis 100 Mikrogramm Resveratrol pro Gramm. Rotwein hat mit 1,5 bis 3 Milligramm pro Liter eine besonders hohe Konzentration. Im Fruchtfleisch hingegen ist der Gehalt an diesen Phytonährstoffen niedriger. Daher enthält Weißwein, der ohne Kerne und Haut hergestellt wird, nur geringe Mengen dieser Substanzen.

Neben der Wirkung des Rotweins auf die Herzgesundheit haben einige Untersuchungen gezeigt, dass Resveratrol in allen drei Phasen der Tumorbildung chemopräventiv wirksam ist: in der Initiation, Promotion und Progression. Es wirkt antioxidativ und antimutagen, wodurch es die Initiation, (das irreversible Ausgangsstadium bei der Entstehung von Krebs) verhindert. Es zeigt eine entzündungshemmende Wirkung, indem es die Aktivität von Cyclooxygenase (ein am Entzündungsprozess beteiligtes Enzym) blockiert. Folglich ist diese Substanz an der Hemmung der Tumorprogression beteiligt. Ebenso haben einige Studien bestätigt, dass Resveratrol bei Darmkrebszellen den Tod der Tumorzellen durch den Prozess der Apoptose auslöst.

Das französische Paradoxon

Vor einigen Jahren zeigten mehrere epidemologische Studien, dass die Sterberate durch Herz-Kreislauf-Krankheiten in Frankreich viel niedriger ist als in anderen Industrieländern wie z. B. den USA und Großbritannien, obgleich der Verzehr von gesättigten Fetten sowie der Cholesterinspiegel vergleichbar waren.

Diese eigentlich unvereinbare Tatsache wurde als „französisches Paradoxon" bekannt und findet seine Erklärung in der mediterran geprägten Ernährung der Franzosen, die im Vergleich zu anderen Ländern einen höheren Genuss von Rotwein beinhaltet. Diese Erkenntnis führte zu weiteren Untersuchungen, die die positive Wirkung des gemäßigten Weingenusses bestätigten.

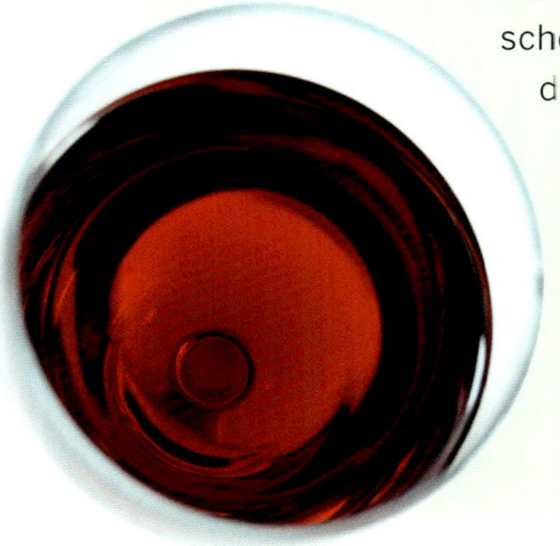

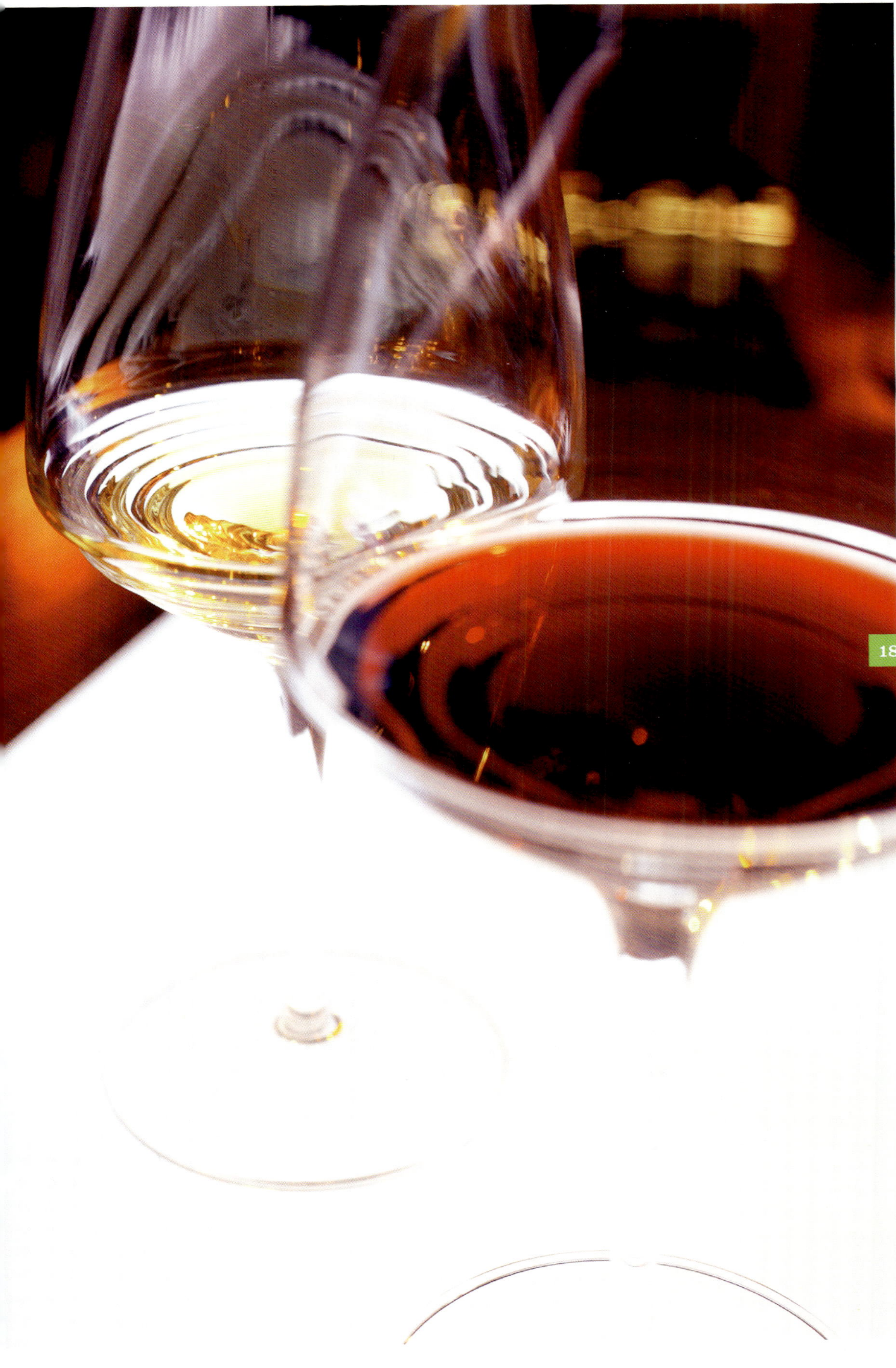

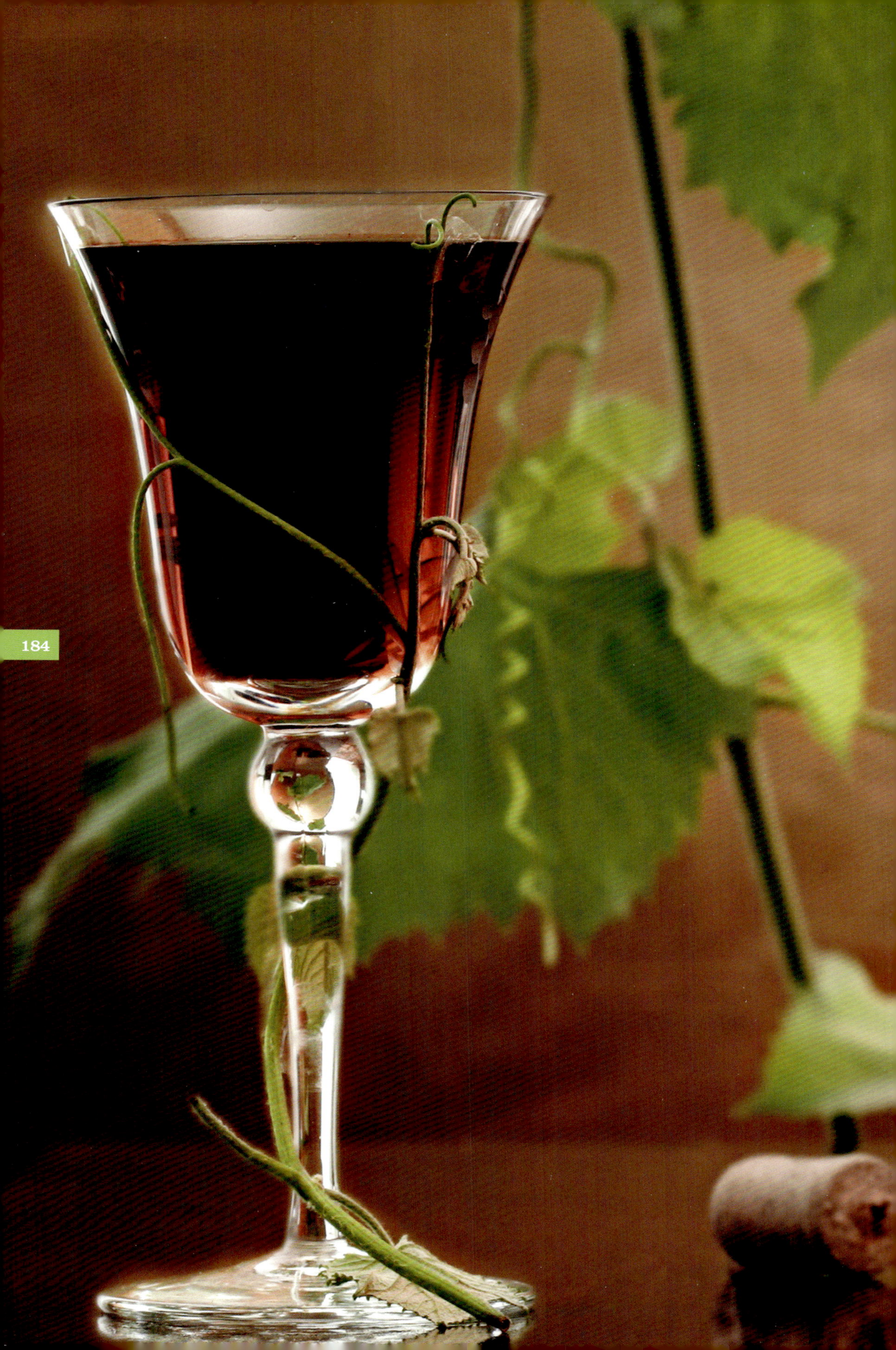

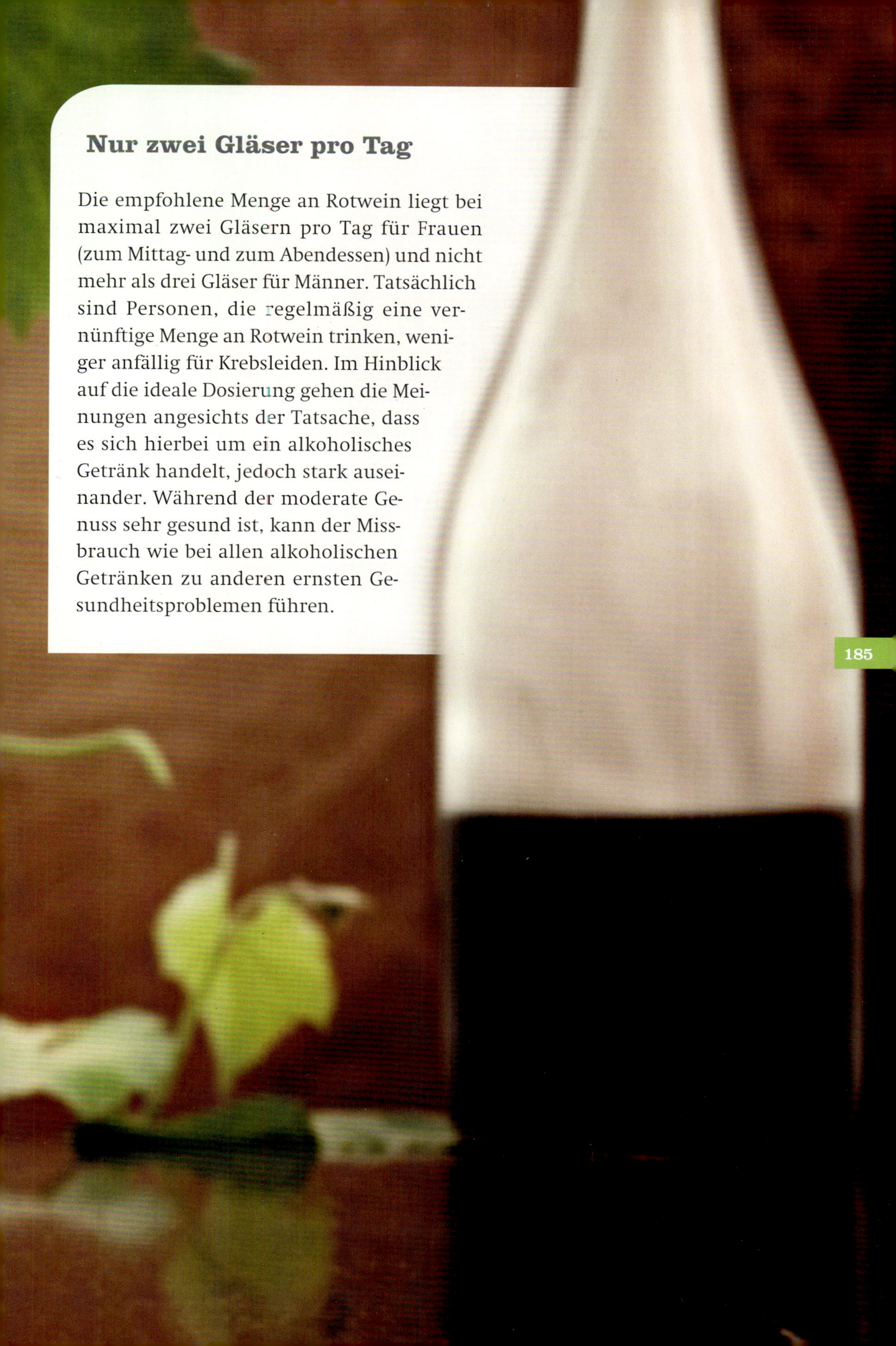

Nur zwei Gläser pro Tag

Die empfohlene Menge an Rotwein liegt bei maximal zwei Gläsern pro Tag für Frauen (zum Mittag- und zum Abendessen) und nicht mehr als drei Gläser für Männer. Tatsächlich sind Personen, die regelmäßig eine vernünftige Menge an Rotwein trinken, weniger anfällig für Krebsleiden. Im Hinblick auf die ideale Dosierung gehen die Meinungen angesichts der Tatsache, dass es sich hierbei um ein alkoholisches Getränk handelt, jedoch stark auseinander. Während der moderate Genuss sehr gesund ist, kann der Missbrauch wie bei allen alkoholischen Getränken zu anderen ernsten Gesundheitsproblemen führen.

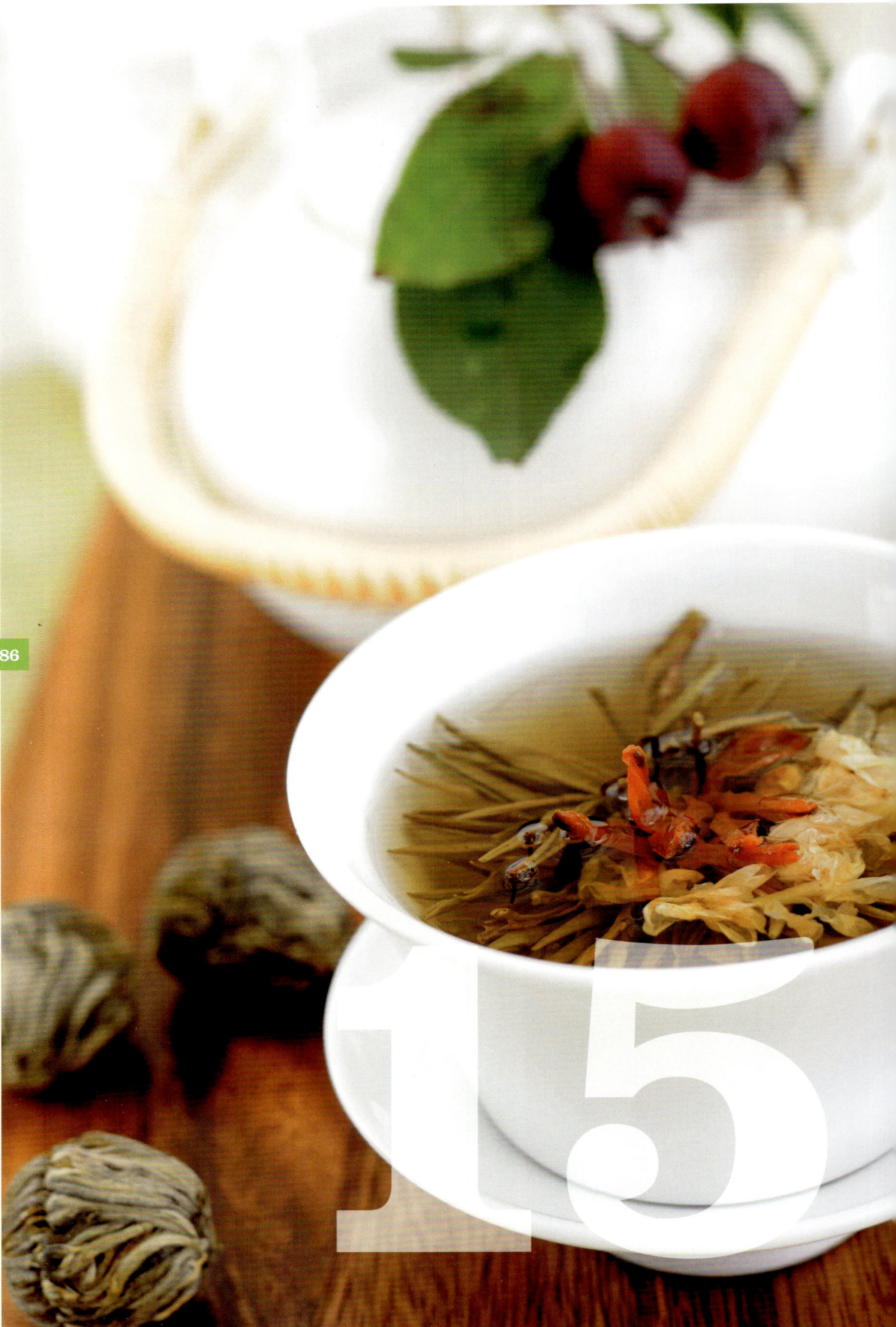
15

Täglich eine Tasse grüner Tee

Grüner Tee *(Kamelie sinensis L.)* ist eines der ältesten Getränke der Welt. Eine chinesische Legende besagt, dass er vor mehr als 4000 Jahren durch Kaiser Shen Nong durch Zufall entdeckt wurde. Seither ist dieser Aufguss das Lieblingsgetränk der Asiaten (insbesondere in China, Japan und Indien), wo er sich nicht nur zu einem gesellschaftlichen Ritual entwickelt hat, sondern ebenso in der traditionellen Medizin als adstringierendes, herzstärkendes und harntreibendes Mittel sowie zur Anregung des zentralen Nervensystems eingesetzt wird.

Etliche Behauptungen über die wohltuende Wirkung von grünem Tee auf die Gesundheit sind zum Teil übertrieben und wurden durch wissenschaftliche Studien widerlegt, einige seiner Vorzüge, darunter seine krebshemmende Wirkung, konnten jedoch nachgewiesen und bestätigt werden.

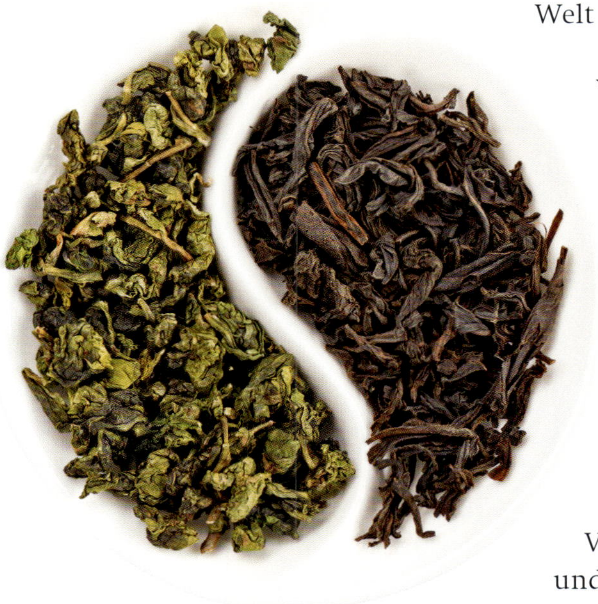

Grüner Tee und Schwarztee sind nicht das Gleiche

Sowohl grüner Tee als auch Schwarztee werden aus der gleichen Pflanze hergestellt. Sie ist in Nordindien und Südchina beheimatet und wurde später im gesamten Osten Asiens (China, Japan, Java, Ceylon und Indonesien) angebaut. Heutzutage wird Tee in vielen tropischen und subtropischen Gebieten der Welt kultiviert.

Die medizinisch relevanten Vorzüge des grünen Tees im Vergleich zu anderen Teearten entstehen während seines Verarbeitungsprozesses. Unmittelbar nach dem Sammeln der Blätter werden diese einer Art Schnelltrocknung mittels Dämpfen (japanisches Verfahren) oder Erhitzen (chinesisches Verfahren) unterzogen. Die dabei stattfindenden chemischen Vorgänge stabilisieren die Blätter und verhindern eine enzymatische

Oxidation, wodurch der Gehalt an Catechinen (chemopräventive Stoffe) in den Teeblättern bewahrt bleibt.

Bei der Herstellung von Schwarztee hingegen werden die frischen Blätter in gelüfteten Räumen aufeinandergeschichtet, bis diese anfangen zu gären. Danach werden sie mithilfe künstlicher Hitze schnell getrocknet. Zu den wichtigsten Phänomenen, die bei diesem Prozess auftreten, zählen die Oxidation und die Verminderung der Brenzcatechine (chemopräventive Stoffe). Dabei bilden sich färbende Verbindungen, die den Blättern des Schwarztees ihre rotbraune bis schwarze Färbung verleihen. Die Blätter des grünen Tees sind im Vergleich dazu grün-gelblich bis dunkelgrün. Aufgrund der unterschiedlichen Verarbeitungsweise ist der Aufguss von Schwarztee äußerst aromatisch, mit leicht adstringierendem Geschmack, während dies auf den Aufguss von grünem Tee nur in geringem Maße zutrifft.

Beide Teesorten wirken sich positiv auf Gesundheit und Wohlbefinden aus und sind gleichermaßen anregend, adstringierend, herzstärkend und harntreibend. Dennoch unterscheidet sich der grüne Tee hinsichtlich seiner Inhaltsstoffe, auf die seine besonderen gesundheitsfördernden Eigenschaften zurückzuführen sind, von Schwarztee. Verantwortlich dafür ist das grundlegend unterschiedliche Herstellungsverfahren, bei dem etliche weitere wirksame Inhaltsstoffe im Gegensatz zum Schwarztee erhalten bleiben.

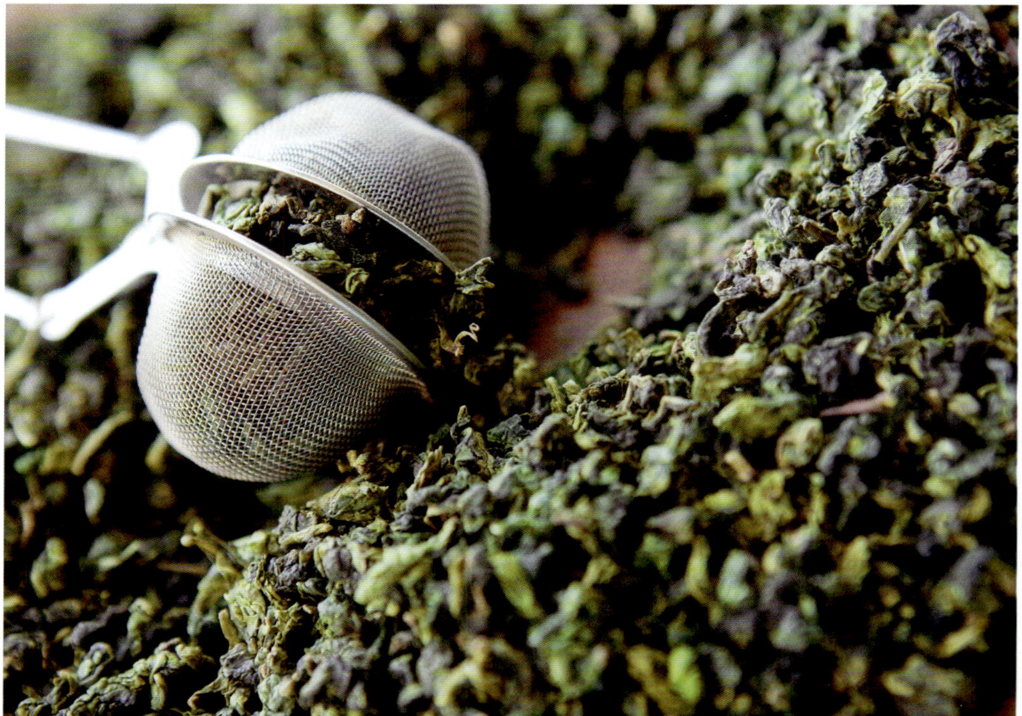

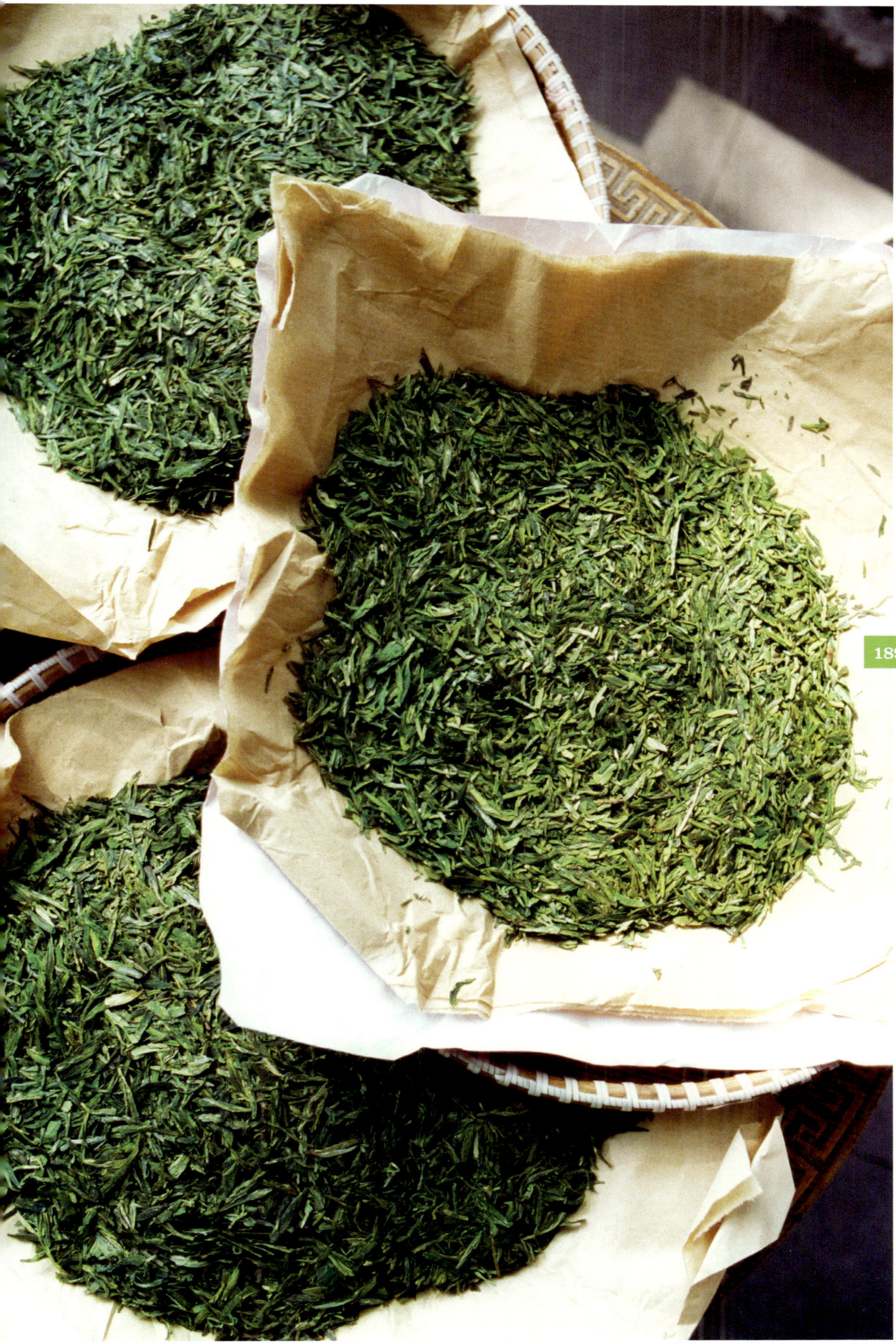

Die medizinische Wirkung von grünem Tee

Grüner Tee ist wegen seiner anregenden Wirkung auf das zentrale Nervensystem ein äußerst beliebtes Getränk, denn er hält wach und steigert die körperliche Belastbarkeit. Gleichzeitig stimuliert er die Muskulatur und kräftigt die Atmung.

Andererseits steigert diese Heilpflanze die Absonderung von Magensäure und ist ein gutes Diuretikum. Sie wirkt ebenso hypolipidämisch, d. h. sie senkt den Cholesterinspiegel und hat zudem eine entzündungshemmende sowie eine starke antioxidative Wirkung. Dank seiner medizinischen Wirksamkeit ist grüner Tee ein gutes Mittel bei Asthenie (Schwäche), Durchfall, Bronchitis, Asthma, Hyperlipidämie und Wassereinlagerungen.

Catechine – sein großer Schatz

Die wichtigsten Wirkstoffe, denen der grüne Tee seine Eigenschaft verdankt, sind Xanthinbasen sowie Polyphenole (Flavonoide, Brenzkatechine und Phenolsäuren). Unter den Xanthinbasen sind hauptsächlich Koffein (oder Thein) und – in geringerem Maß – Theophyllin, Theobromin, Adenin und Xanthin zu nennen.

Unter den im grünen Tee enthaltenen Polyphenolen sind die bekanntesten und wichtigsten die Catechine, wie z. B. das Epigallocatechingallat. Beim schwarzen Tee oxidieren diese Stoffe und werden dann zu anderen

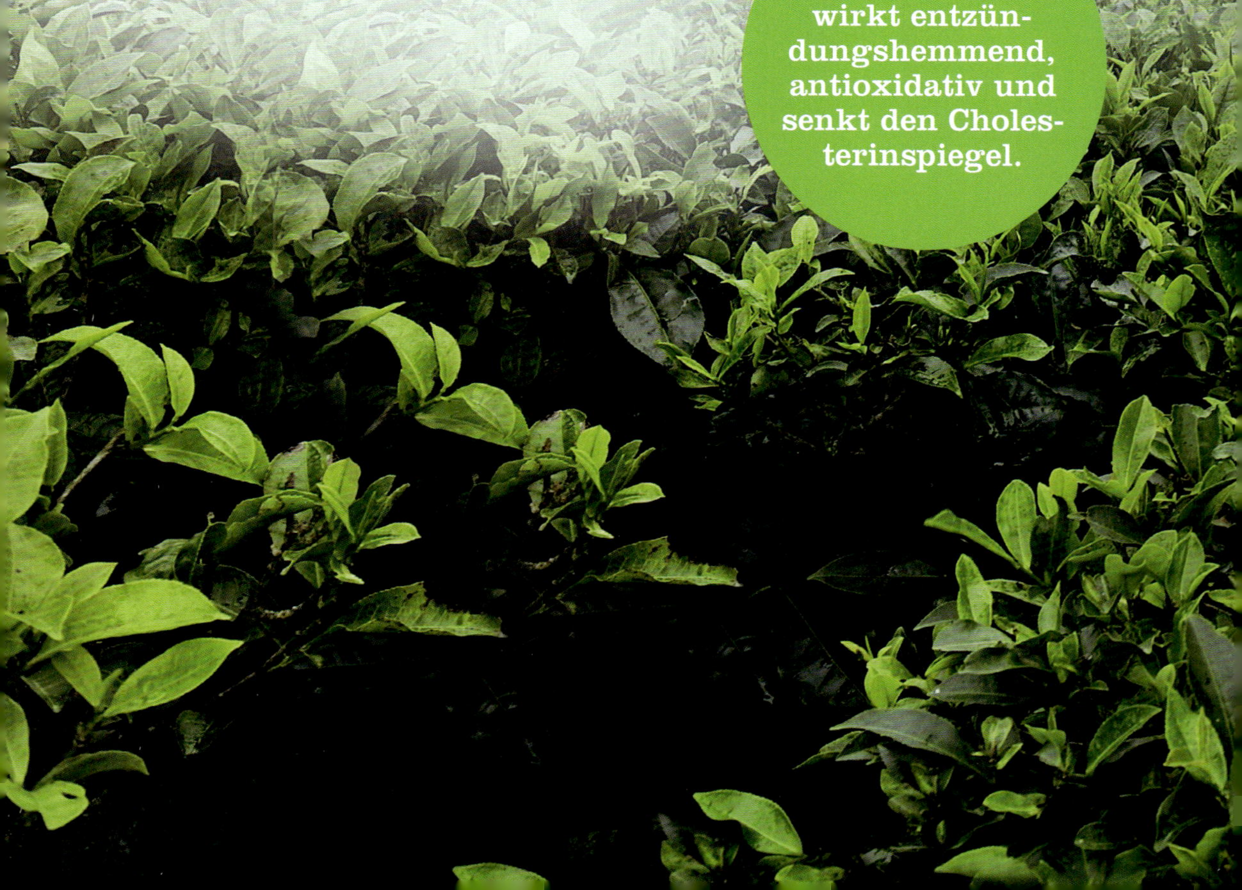

Grüner Tee wirkt entzündungshemmend, antioxidativ und senkt den Cholesterinspiegel.

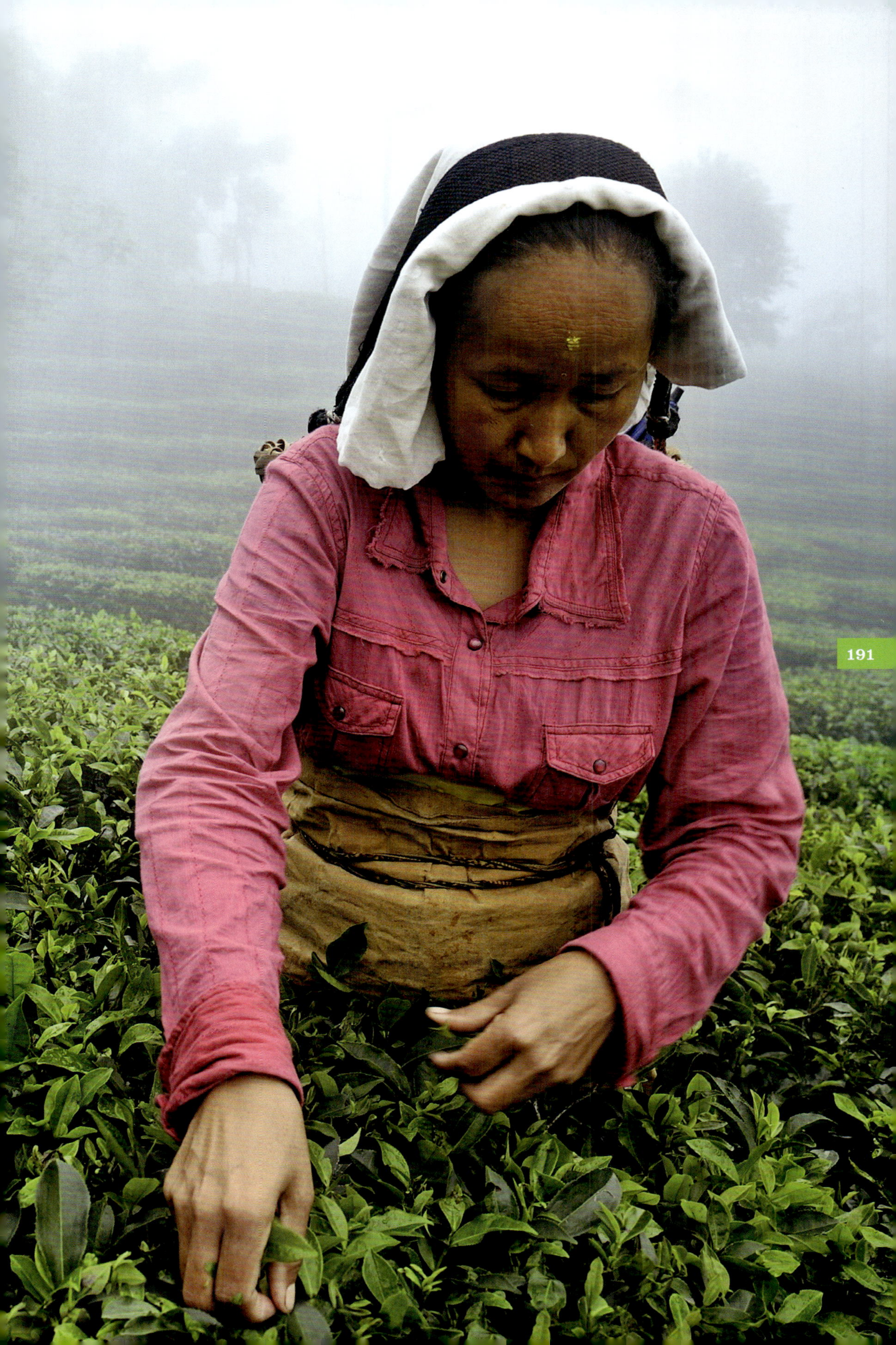

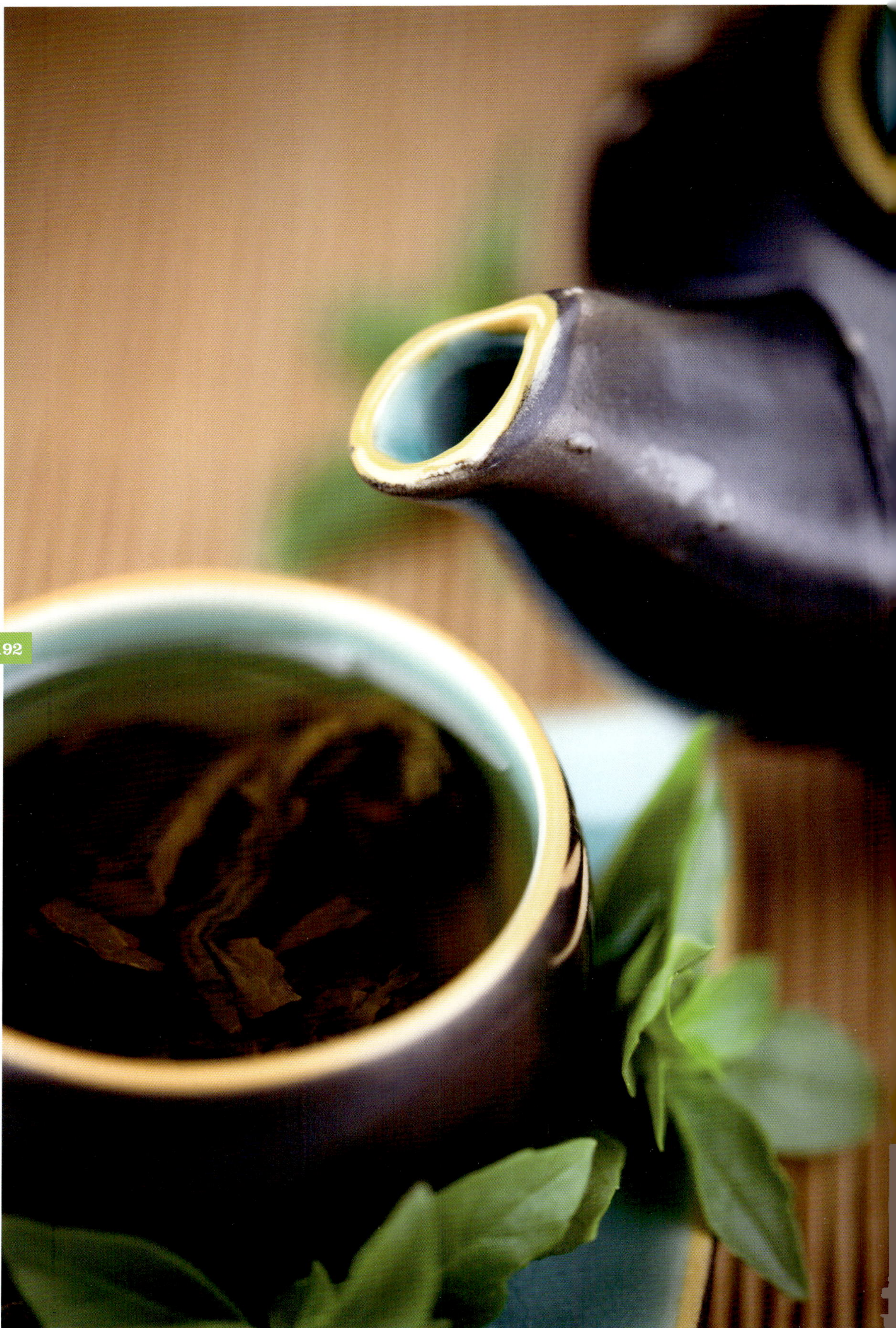

Kontraindikationen

Grüner Tee sollte bei schweren Herz-Kreislauf-Krankheiten, Magengeschwüren, Epilepsie, Schlaflosigkeit, in der Schwangerschaft und während der Stillzeit sowie von Kindern unter 12 Jahren nicht getrunken werden. Ferner erschwert er die Eisenaufnahme aus der Nahrung, weshalb er bei Anämie nicht getrunken werden sollte.

Bei einigen Personen kann er zu Schlaflosigkeit und Beklemmungsgefühlen führen. Dies kann auch geschehen, wenn man zu viel davon konsumiert.

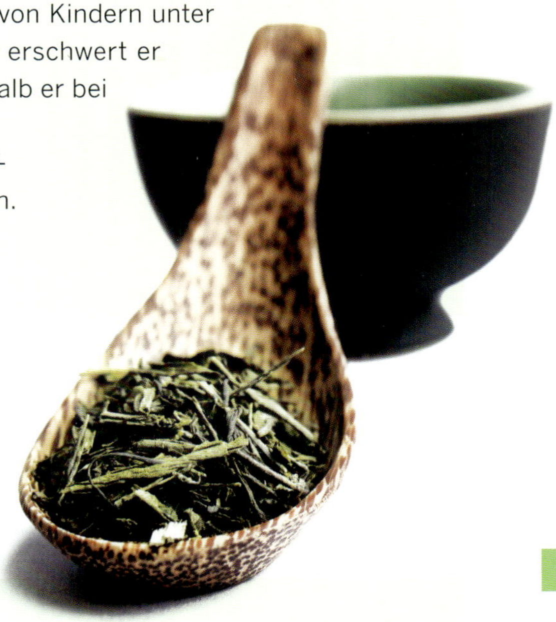

Verbindungen umgewandelt. Außerdem enthält grüner Tee das Flavonoid Quercetin.

Zusätzlich zu diesen Wirkstoffen liefert diese Heilpflanze freie Aminosäuren, Vitamine der Gruppe B und Mineralsalze (insbesondere Fluorid).

Krebshemmende Wirkung

Dank des hohen Gehalts an Catechinen wirkt grüner Tee antioxidativ und aktiviert den Stoffwechsel. Aktuelle Forschungen zeigen, dass diese Pflanze das leistungsfähigste Antioxidans enthält, das bis heute bekannt ist (es wirkt, indem es die Produktion freier Radikale durch hepatische Enzyme hemmt).

Die chemopräventive Wirkung von grünem Tee hinsichtlich verschiedener Krebsarten wurde mittlerweile wissenschaftlich nachgewiesen. Verschiedene Studien haben gezeigt, dass diese Pflanze imstande ist, verschiedene biochemische Prozesse zu hemmen, die mit

Grüner Tee und Übergewicht

Grüner Tee wird kann zur Behandlung von Übergewicht eingesetzt werden. Seine stark harntreibende Wirkung erleichtert einerseits die Ausscheidung von Flüssigkeit und reguliert andererseits den Appetit. Der Entschluss, weniger zu essen, kann also leichter umgesetzt werden. Gleichzeitig bekämpft er durch seine anregende Wirkung Schwächegefühle, die bei kalorienarmer Ernährung üblicherweise auftreten.

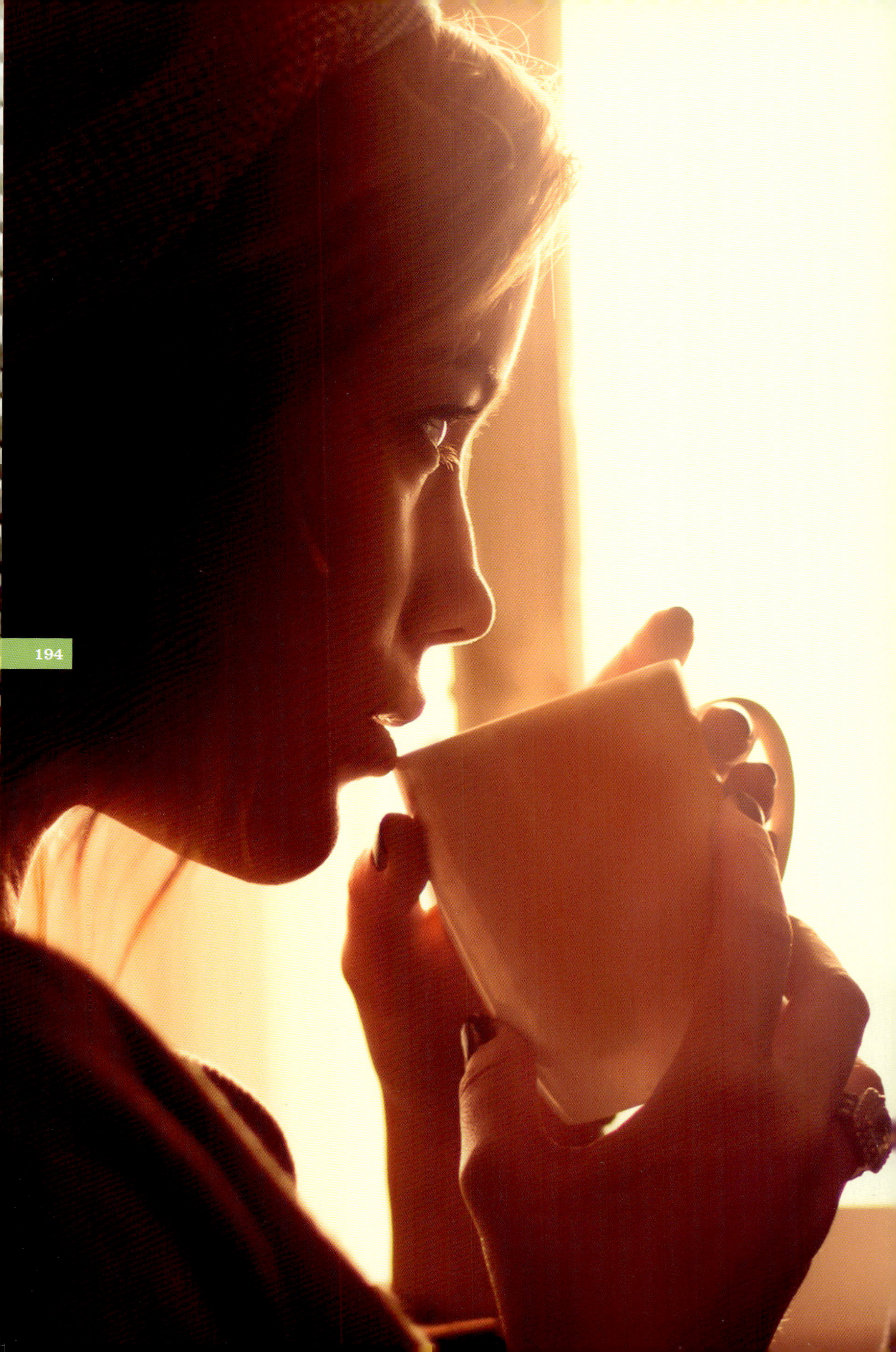

der Krebsentstehung (Karzinogenese) in Zusammenhang gebracht werden. Hierzu zählen insbesondere die Hemmung der Zellproliferation, die Tumorinvasion und die Angiogenese. In der gleichen Weise rufen die Inhaltsstoffe im Grüntee die Apoptose der Krebszellen (Zellen begehen Selbstmord) hervor und wirken entzündungshemmend. Was die ideale Dosierung betrifft, so gibt es jedoch noch keine konkreten Werte. Da noch weitere Forschungen erforderlich wären, um aussagekräftige Ergebnisse über die chemopräventive Wirkung dieser Pflanzenart zu gewinnen, konnte in Expertenkreisen noch keine Einigung über die optimale Dosis erzielt werden. In China und Japan, wo die Rate der degenerativen Erkrankungen und bestimmter Krebsarten vergleichsweise niedrig ist, trinken die Menschen drei bis vier Tassen pro Tag.

Täglich eine Tasse Grüntee

Normalerweise wird grüner Tee als Aufguss verabreicht. Für die Zubereitung gibt man einen Teelöffel Teeblätter in etwa 150 ml Wasser, kurz bevor es kocht. Dann lässt man den Tee entsprechend lange ziehen und seiht ihn schließlich ab.

Die Ziehdauer beeinflusst den Gehalt an Polyphenolen sehr stark. Bei kurzer Ziehdauer gelangen weitaus weniger Catechine in den Aufguss. Die ideale Ziehzeit beträgt etwa 10 Minuten.

Um mit grünem Tee darüber hinaus eine größtmögliche chemopräventive Wirkung zu erzielen, sollten Sie täglich eine bis drei Tassen frisch zubereiteten Tees trinken.

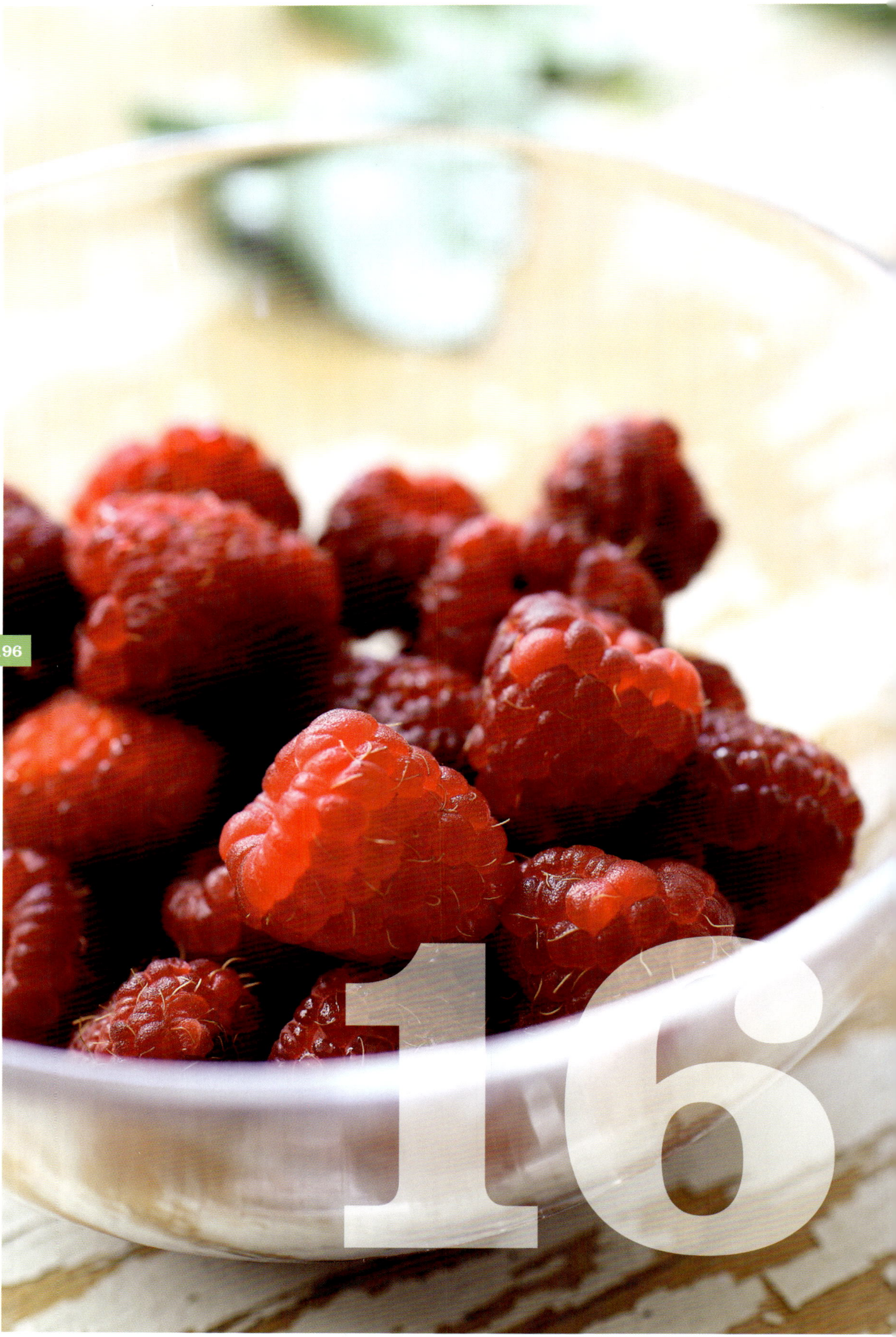
16

Himbeeren und Heidelbeeren – heilende Köstlichkeiten

Ursprünglich wurden diese kleinen, süßen oder sauren Beeren nicht angebaut, sondern wuchsen wild an Sträuchern. Ihr Ursprung ist vielfältig, doch gemeinsam haben sie, dass sie für die Gesundheit außerordentlich wirksam und wohltuend sind. Sowohl bei den Himbeeren als auch bei den Heidelbeeren gibt es verschiedene Sorten, die jedoch nicht alle im Handel erhältlich sind. Dieses Kapitel konzentriert sich jedoch auf die europäischen Sorten der Heidelbeeren und Himbeeren.

Die Heidelbeere *(Vaccinium myrtillus, V. angustifolium)* ist eine sehr alte Pflanze und auch die Himbeere *(Rubus idaeus)* wurde bereits im Neolithikum gesammelt. Später waren beide Beeren fester Bestandteil der Obst- und Ziergärten der Klöster im Mittelalter. In freier Natur sind Himbeeren und insbesondere Heidelbeeren immer seltener und nur für kurze Zeit zu finden. Außerdem sind diese Früchte sehr schnell verderblich, weshalb sie meist zu einem recht hohen Preis im Lebensmittelhandel und auf Märkten erhältlich sind. Ebenso können sie gefriergetrocknet, gefroren bzw. zu Marmelade, Konfitüre oder Saft weiterverarbeitet erworben werden.

Die kleine Heidelbeere

Diese kleine Frucht wächst an einem kleinen und unscheinbaren Strauch. Sie ist von intensiver Farbe (Dunkelblau oder Rot), mit saftigem Fruchtfleisch, bittersüß und aromatisch. Es gibt verschiedene Sorten, die beliebteste ist jedoch die gemeine Heidelbeere oder Blaubeere. Sie ist in ganz Europa erhältlich.

Anfangs war ihre Verwendung als Lebensmittel auf die einfache Garnierung üppiger Speisen oder die Füllung von Kuchen und Torten beschränkt. In den letzten Jahren war diese Frucht jedoch Gegenstand verschiedener Studien, die ihren außerordentlichen therapeutischen Nutzen zeigten.

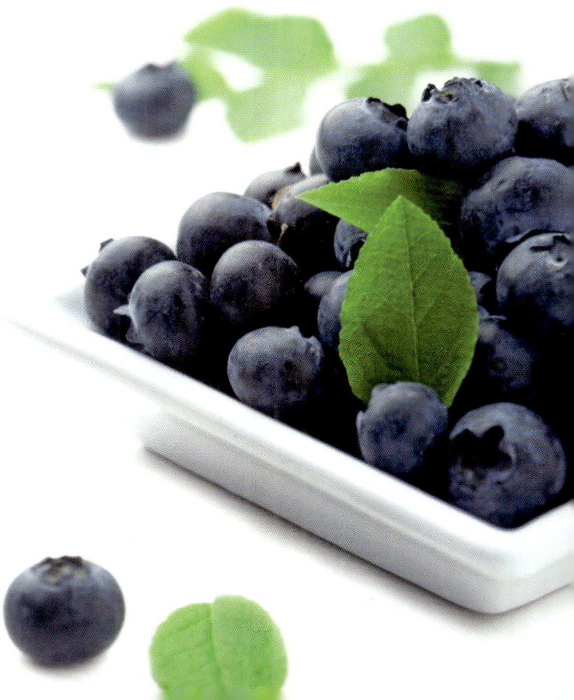

Wirksam bei Blasenentzündung

Heidelbeeren haben eine signifikante antiseptische und antibiotische Wirkung auf Keime, die Harnwegsinfektionen auslösen, besonders auf *Escherichia Coli*. Ein wichtiger Vorteil dieser Früchte im Vergleich mit Antibiotika (die häufig zur Behandlung dieser Infektion eingesetzt werden) ist ihre Fähigkeit, die Adhäsion verschiedener Bakterien an die Epithel der Harnwege zu hemmen, was ihre Wirksamkeit bei Blasenentzündung erklärt.

Quelle der Anthocyanidine

Himbeeren und Heidelbeeren sind besonders reich an Vitamin C, enthalten aber auch Provitamin A und Vitamin E, B_1, B_2, B_6 und B_3. Ebenso liefern sie Mineralstoffe wie Kalium, Eisen und Kalzium und sind eine gute Quelle für Ballaststoffe. Außerdem enthalten diese kleinen Früchte eine außerordentliche Fülle an sekundären Pflanzenstoffen. So enthalten sie beispielsweise Flavonoide wie Quercetin und zahlreiche organische Säuren, wie China-, Zitronen-, Oxal- oder Apfelsäure. Auch Gerbsäuren, die adstringierend wirken, sind reichlich vorhanden.

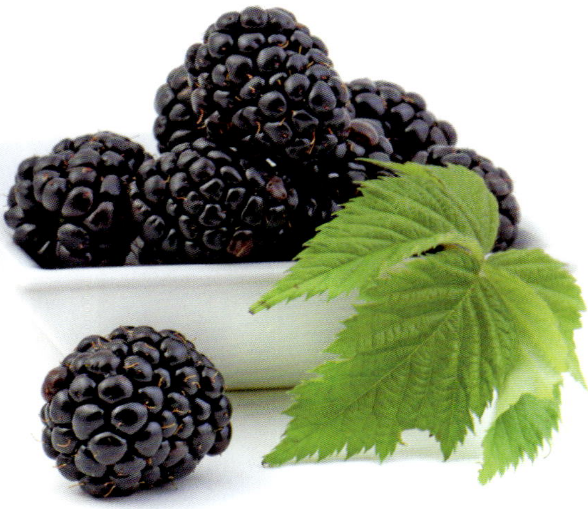

Doch was diese Früchte wirklich auszeichnet, ist ihr hoher Gehalt an Anthocyanidinen (Anthocyanen), die den Beeren ihre charakteristische Farbe geben und eine antioxidative Wirkung haben. Neben dieser Art von Verbindung enthalten Heidelbeeren auch andere sehr wichtige Polyphenole: Proanthocyanidine. Jedoch nehmen diese außerordentlich antioxidativ wirkenden Moleküle beim Herstellen von Saft stark ab. Deshalb ist es weitaus besser, diese Beeren frisch und im Ganzen zu verzehren.

Positive Eigenschaften

Heidelbeeren haben eine stark antioxidative Wirkung, sie senken das Risiko für Herz-Kreislauf-Erkrankungen signifikant und stärken die Funktion des Immunsystems. Ebenso verbessert ihr regelmäßiger Verzehr die periphere Durchblutung, denn sie schützen und stärken die Wände der Kapillargefäße und der venösen Blutgefäße. Somit ist die Heidelbeere ein sehr nützliches Lebensmittel zur Vorbeugung von Krampfadern und Hämorrhoiden. Aus dem gleichen Grund

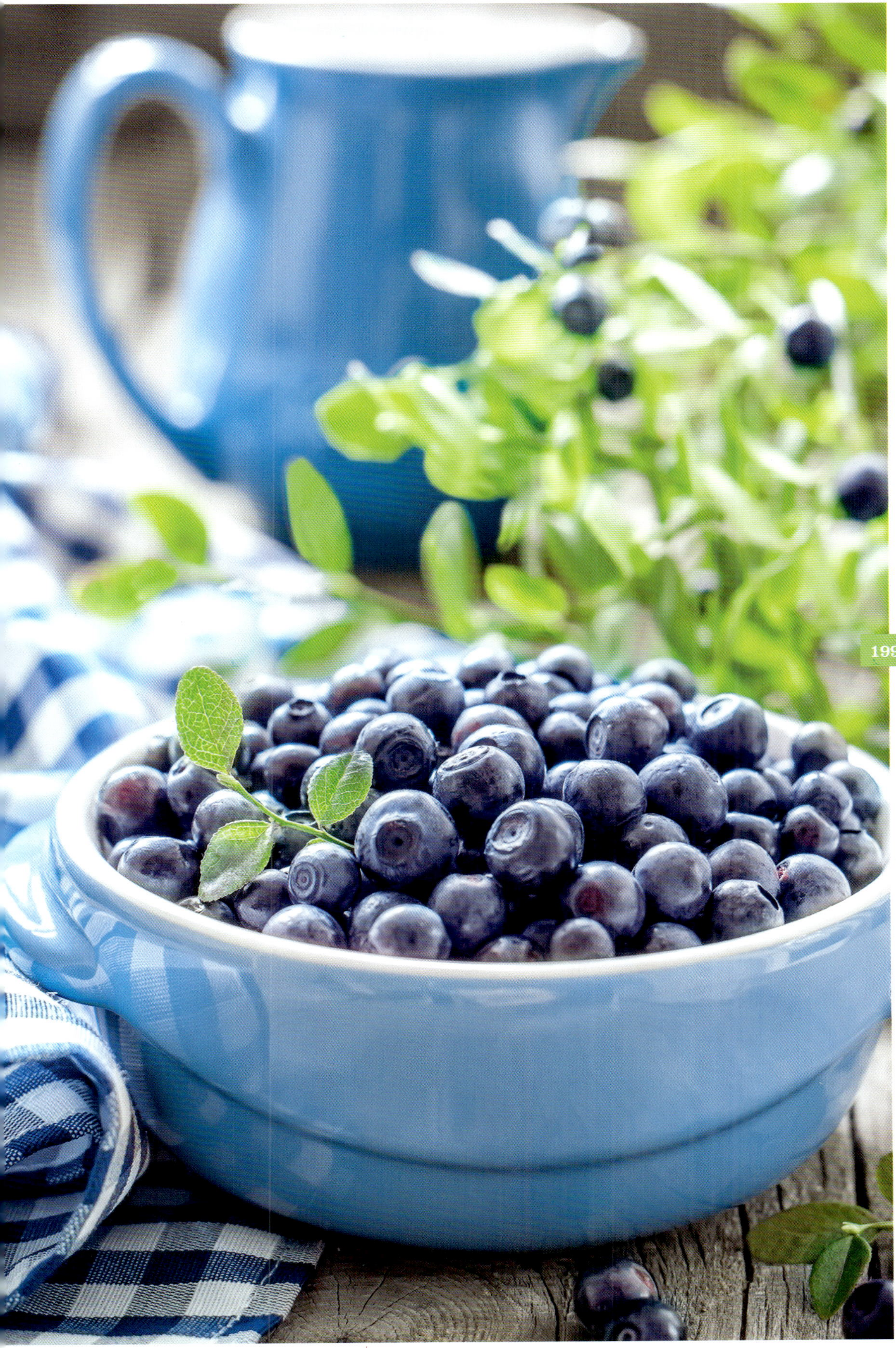

spielt sie eine Rolle beim Schutz gegen Sehprobleme, die durch den Bruch kleiner Blutgefäße in den Augen verursacht werden. Schließlich schützt und stärkt die Heidelbeere die Magenschleimhaut und wirkt dank ihres hohen Gehalts an Tanninen adstringierend, weshalb sie gut bei Durchfall eingesetzt werden kann.

Stark krebshemmend

Die chemopräventive und antioxidative Wirkung der Heidelbeere ist unumstritten. Ihre sekundären Pflanzeninhaltsstoffe bieten jedoch noch weitere

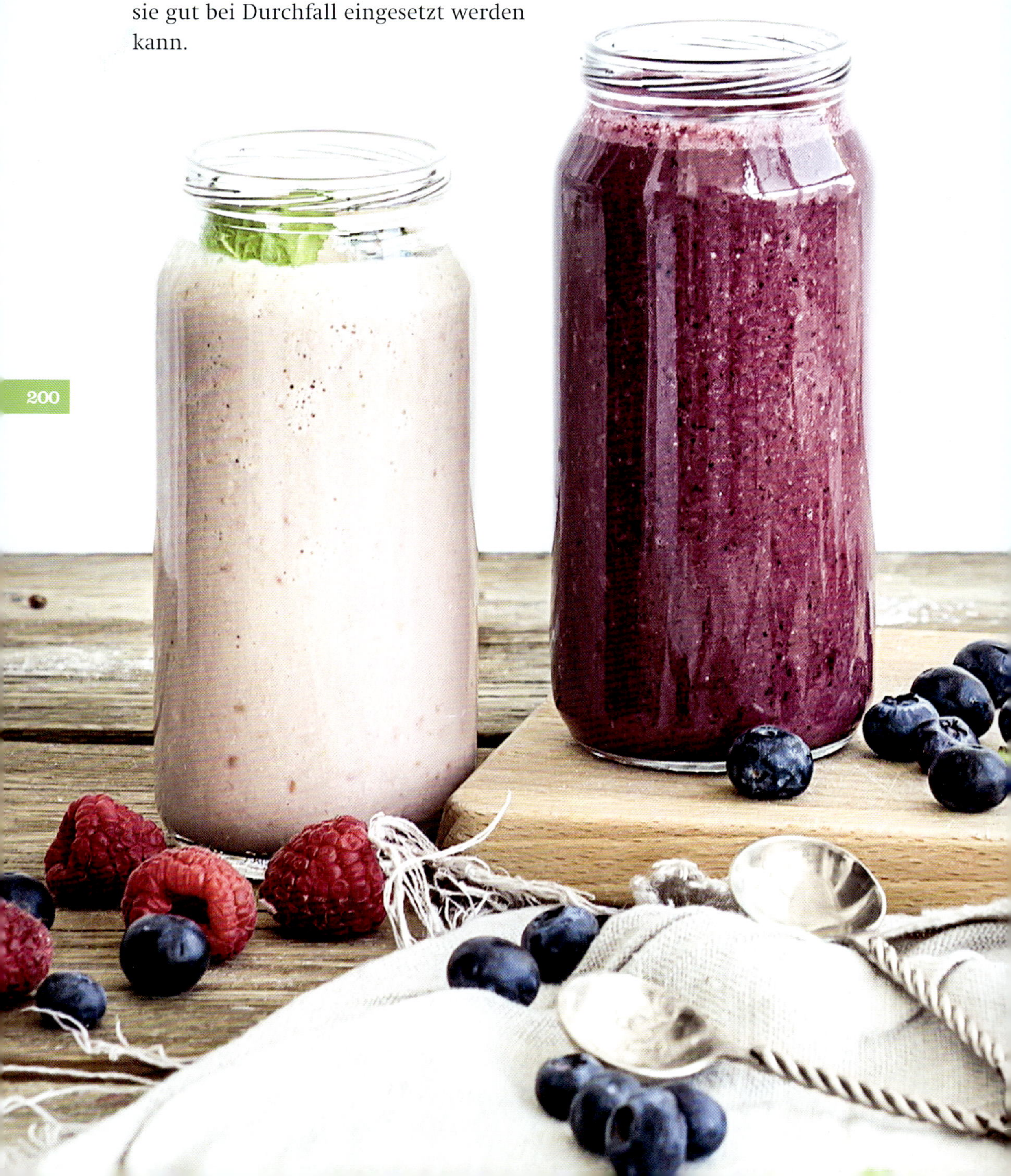

Vorteile für die Gesundheit, die wissenschaftlich nachgewiesen wurden – weshalb die Heidelbeere täglich auf unserem Speiseplan stehen sollte.

Obwohl die genauen Wirkungsmechanismen der Anthocyanidine und der Proanthocyanidine noch nicht hinreichend geklärt sind, lassen die durchgeführten Untersuchungen auf eine Verminderung des Wachstums der Krebszellen durch diese sekundären Pflanzenstoffe schließen, die die Zellen zum Vorgang der Apoptose veranlassen (die beschädigten Zellen zerstören sich selbst). Gleichermaßen haben sie eine hemmende Wirkung auf die Angiogenese (die Bildung neuer Blutgefäße).

Andererseits gibt es stimmige Hinweise darauf, dass Proanthocyanidine die Östrogensynthese senken, womit sie die negative Wirkung der zu hohen Konzentrationen dieser Hormone ausgleichen könnten.

Himbeeren – weitere mustergültige Beeren

Himbeeren haben eine hübsche samtige Haut, die normalerweise rot ist. Es gibt auch gelbe, weiße oder schwarze Sorten. Das Aroma dieser Beere ist süßsauer, sie ist sehr saftig und aromatisch. Bereits seit Hunderten von Jahren bereichert sie die traditionelle Gastronomie der Länder in Mittel- und Nordeuropa. Sie schmeckt vorzüglich und hat, wie auch die Heidelbeere, stark heilsame Eigenschaften.

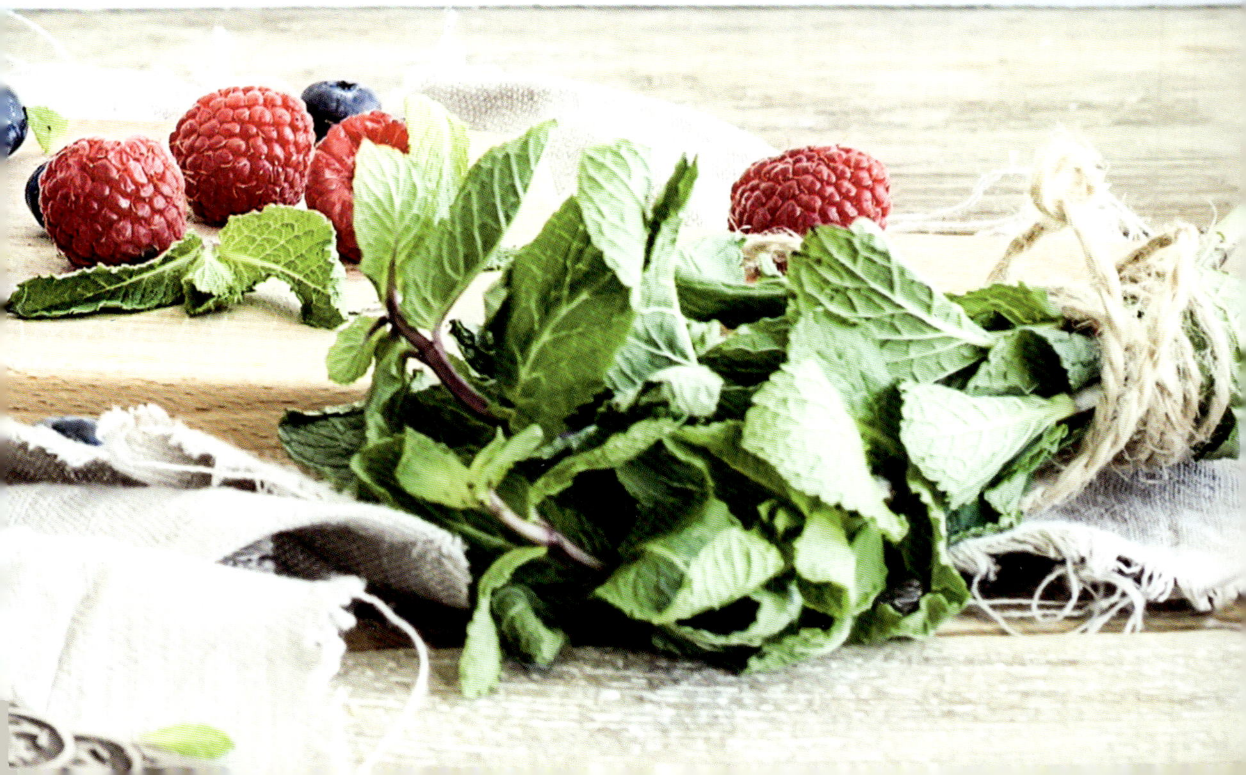

Eine gute Quelle für Mineralstoffe und antioxidativ wirkende Vitamine

Wie auch bei den Heidelbeeren ist der hohe Gehalt antioxidativer Substanzen der Himbeeren hervorzuheben. Ebenso sind sie eine außerordentliche Quelle an Vitamin C und in geringerem Ausmaß auch an Vitamin E, Provitamin A und an einigen Vitaminen der B-Gruppe wie B_1, Niacin und B_6. Sie liefern auch viele Ballaststoffe und Mineralstoffe wie Kalium, Eisen, Kalzium, Magnesium und Zink. Wie auch bei der Heidelbeere ist die chemische Zusammensetzung dieser Beeren durch ihre Fülle an sekundären Pflanzenstoffen wie Anthocyanidinen und organischen Säuren (Zitronen-, Chlorogen-, Ursol- und Äpfelsäure) gekennzeichnet. Doch im Unterschied zu den Heidelbeeren sind Himbeeren auch eine Quelle für Ellagsäure (ein in Erdbeeren und Nüssen reichlich vorhandenes Polyphenol) mit einer nachgewiesenen chemopräventiven Wirkung. Solange die Beeren noch nicht reif sind, enthalten sie Tannine im Überfluss, worauf der herbe Geschmack zurückzuführen ist, wenn man sie grün isst.

Heilende Wirkungen

Da sie eine sehr ähnliche chemische Zusammensetzung aufweisen, haben Himbeeren fast die gleichen Heilwirkungen wie Heidelbeeren. In Anbetracht ihres hohen Gehalts an Ballaststoffen und Antioxidantien sind sie ein wirksames Nahrungsmittel zur Vorbeugung von Herz-Kreislauf-Erkrankungen. Ihr Verzehr verbessert auch die Verdauung, hat leicht abführende Wirkung und wenn sie nicht überreif sind, wirken sie adstringierend, was bei Kolitis hilfreich ist.

Himbeeren gegen Krebs

Zur Wirkung der Antioxidantien, die in Himbeeren enthalten sind, und der chemopräventiven Wirkung der Anthocyanidine kommt die Schutzeigenschaft der Ellagsäure hinzu. Von allen Phytonährstoffen, die in wilden Beeren enthalten sind, hat diese Verbindung die stärksten chemopräventiven Eigenschaften. Bei verschiedenen Tests konnte nachgewiesen werden, dass sich diese Substanz auf das Wachstum der Tumorzellen hemmend auswirkt.

Obwohl der dafür verantwortliche Wirkungsablauf noch nicht vollständig geklärt werden konnte, wird dennoch davon ausgegangen, dass dieses Polyphenol die Zell-DNA vor der Beschädigung durch Giftstoffe schützt, während gleichzeitig die körpereigene Beseitigung dieser Substanzen angeregt wird. Die Ellagsäure ist auch an der Hemmung der Angiogenese (Bildung neuer Blutgefäße) beteiligt.

Die antioxidative Wirkung von Heidelbeeren und Himbeeren ist Grund genug, sie in den Speiseplan aufzunehmen.

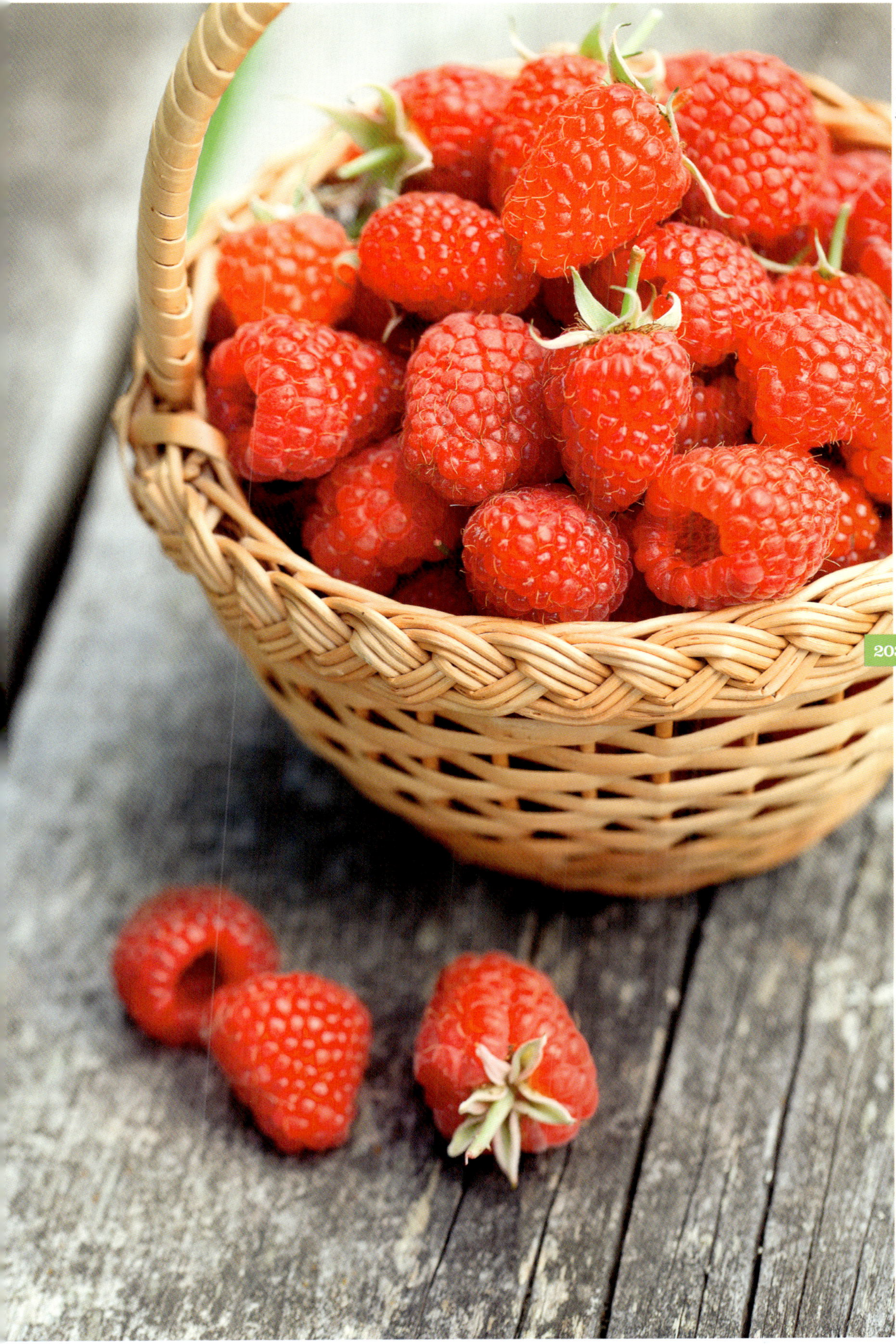

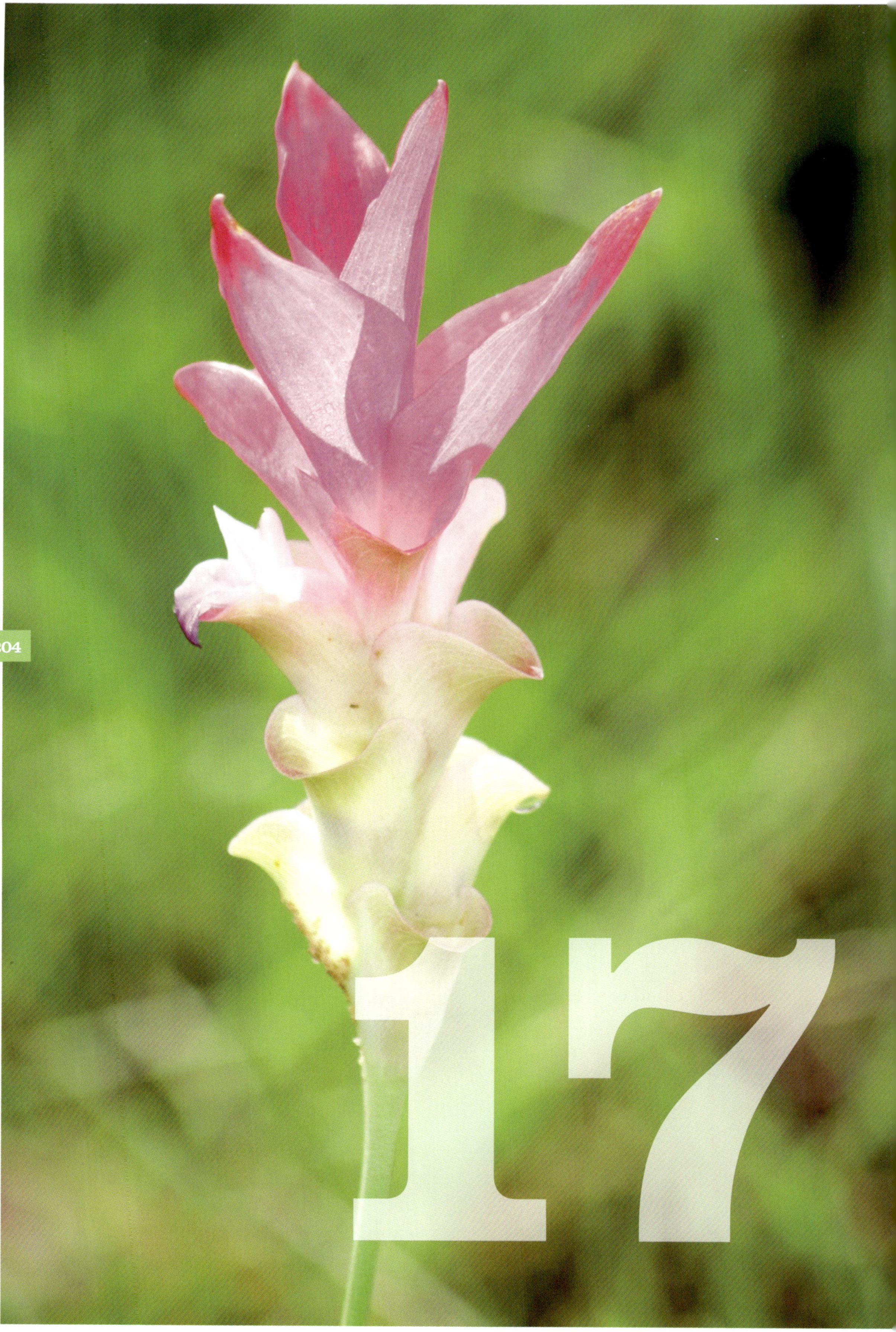
17

Kurkuma: ein Gewürz für alle Tage

Abschließend werden wir uns mit einem ganz besonderen orientalischen Gewürz beschäftigen: Kurkuma.

Bereits seit grauer Vorzeit werden Kräuter und Gewürze als Arznei zur Behandlung von Krankheiten, bei religiösen Zauberritualen und zur Herstellung von Parfum verwendet. Immer schon wurden ihre kulinarischen Einsatzmöglichkeiten genutzt, um den monotonen Geschmack der täglichen Mahlzeiten zu verändern und zu verbessern oder sogar um den schlechten Geschmack von Nahrungsmittel zu überdecken, die nicht mehr ganz frisch waren. Man darf auch nicht vergessen, dass Kräuter und Gewürze als Währung zwischen den unterschiedlichen Völkern dienten. Dieselben Gewürze sind auch heute noch üblich, jedoch ist lediglich die Verwendung zum Würzen übrig geblieben. Tatsächlich sind sie eine äußerst beliebte Zutat in den meisten Küchen. Ein Gewürz allein ist nicht besonders überzeugend, doch in der richtigen Kombination und Dosierung sind Kräuter und Gewürze in der Lage, ein fades oder geschmackloses Gericht in etwas wirklich Leckeres zu verwandeln, das auf alle Gaumen ansprechend wirkt.

Kurkuma, ein ganz besonderes Gewürz aus Indien

Kurkuma *(Curcuma longa)* ist ein Gewürz, das schon vor sehr langer Zeit in der Küche und als Heilmittel verwendet wurde. Vom Aroma her ist Kurkuma scharf und frisch und sein Geschmack erinnert an Orange und Ingwer. Es ist sowohl als ganze Wurzel als auch in Form von Pulver erhältlich. Seine Qualität hängt von seiner Herkunft ab, wobei die am meisten geschätzten Sorten aus der historischen Region Bengalen und aus Kerala stammen.

Dieses Gewürz ist ein wesentlicher Bestandteil von Currygewürzmischungen. In Spanien wurde es als „Safran von den Westindischen Inseln" populär, denn aufgrund seiner orangegelben Farbe wurde es häufig anstelle von Safran verwendet.

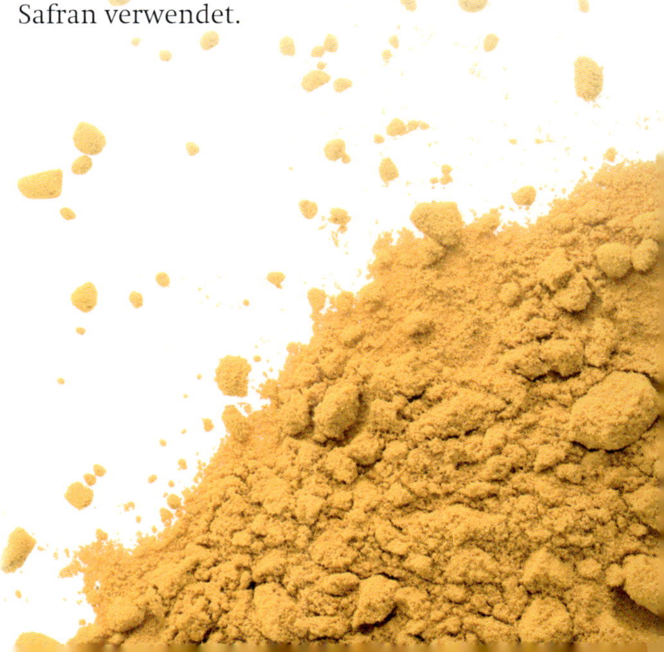

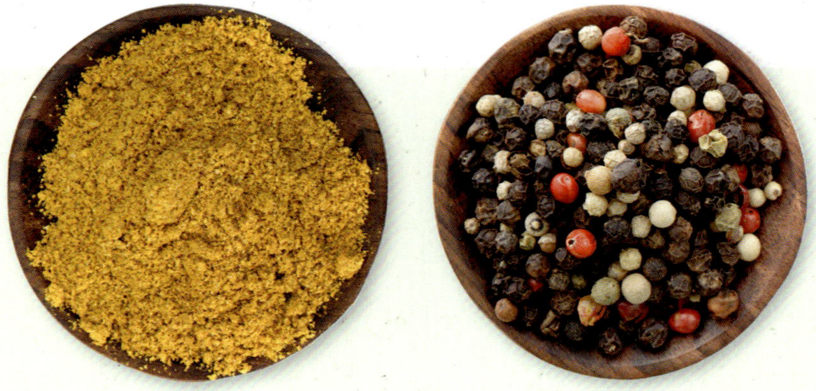

Kombinieren Sie Kurkuma immer mit Pfeffer

Die im Kurkuma enthaltenen Curcuminoide werden leichter aufgenommen, wenn das Gewürz mit einer Prise Pfeffer vermischt wird. Nicht zufällig sind Kurkuma und Pfeffer Bestandteile der Curry-Gewürzmischung.

Wirksamer Entzündungshemmer

Wie alle Gewürze liefert Kurkuma keine bedeutenden Nährstoffe. Außerdem wird es in geringen Mengen verwendet. Es sorgt dank seiner anregenden Eigenschaften jedoch für eine gute Verdauung der Mahlzeiten. Allerdings sollte es stets sparsam verwendet werden, denn ein Übermaß kann die positiven Eigenschaften ins Gegenteil kehren und Verdauungsbeschwerden und Entzündungen hervorrufen.

Dank der Curcuminoide wird die Selbstzerstörung der beschädigten Zellen erreicht.

Doch im Gegensatz zu anderen Gewürzen wirkt Kurkuma stark entzündungshemmend, antithrombotisch (blutverdünnend, verhindert die Bildung von Blutgerinnseln) sowie antioxidativ. Zusätzlich fungiert es als Cholagogum (erleichtert die Entleerung der Gallenblase), weshalb seine Verwendung als Gewürz bei Verdauungsbeschwerden, die mit der Leber in Zusammenhang stehen, besonders empfehlenswert ist.

Seine chemopräventive Wirkung

Curcuminoide sind nicht nur für die gelbe Farbe des Kurkuma verantwortlich, sondern auch für seine wohltuende Wirkung. Curcumin ist einer der herausragendsten Vertreter unter den sekundären Pflanzenstoffen. Bei Tierversuchen hat sich gezeigt, dass dieser Stoff gegen bestimmte Krebsarten (Magen, Dickdarm, Haut und Leber) vorbeugend wirken kann. Obwohl der zugrundeliegende Mechanismus noch nicht klar ist, wird vermutet, dass Curcumin in der Lage ist, die Wirkung des Enzyms Cyclooxygenase-2 zu hemmen, das bei Entzündungsprozessen (die den Krebs fördern) eine wichtige Rolle spielt. Weiterhin wird angenommen, dass Curcumin an der Induktion der Apoptose beteiligt sein könnte (die Krebszellen eliminieren sich selbst).

Farbe für alle Gerichte

Lange Zeit wurde Kurkuma als Farbstoff für Soßen und Reisgerichte verwendet und diente als Ersatz für Safran. Dennoch ist die Anzahl der Gerichte, die damit zubereitet werden können, praktisch unbegrenzt. Man braucht nur etwas Fantasie und ein Gefühl für die richtige Dosierung. Fügen Sie beim Würzen mit Kurkuma zunächst stets nur kleine Mengen hinzu. Danach prüfen Sie den Geschmack und würzen nach, bis Sie das gewünschte Ergebnis erzielt haben.

Kurkuma passt sehr gut zu Fisch und Reisgerichten. Eine schnelle Soße, die wunderbar zu gedämpftem Gemüse passt, lässt sich aus nativem Olivenöl, ein wenig Kurkuma, Pfeffer, etwas Salz und Zitronensaft zubereiten. Damit können auch Nudeln schnell und köstlich zubereitet werden.

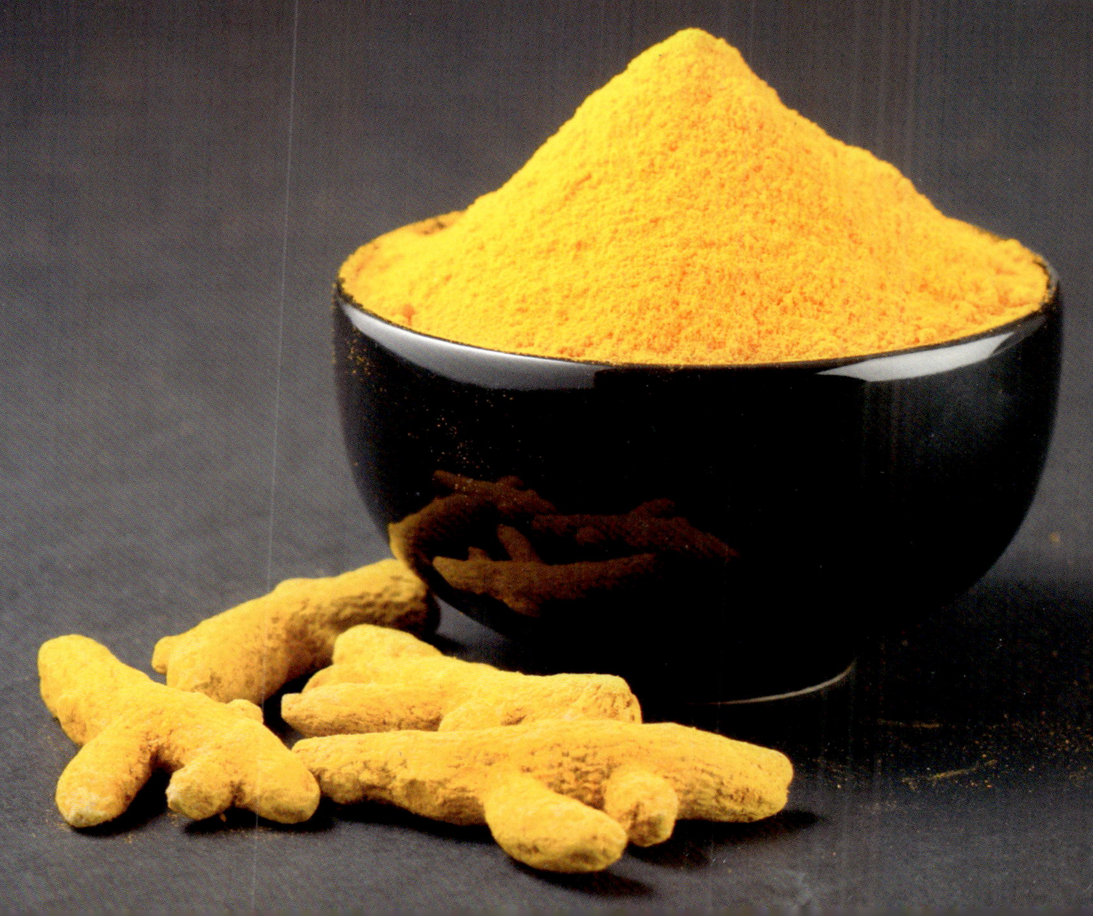

Erstveröffentlichung unter dem Titel:
„La dieta anticáncer“

Grupo Océano
Milanesat 21-23 — 08017 Barcelona
Tel: 93 280 20 20 — Fax: 93 203 17 91
www.oceano.com

Genehmigte Lizenzausgabe
tosa GmbH
Industriestraße 19
64407 Fränkisch-Crumbach 2015
www.tosa-verlag.de

ISBN 978-3-86313-500-3

Projektleitung: Esther Sanz
Deutsche Übersetzung: Margit Unser
Fachlektorat: Brigitte Neumann
Satz und Umschlaggestaltung: design cat GmbH

Bildnachweis
Shutterstock: 135pixels 168/A and N photography 31/adriaticfoto 30/Africa Studio 130/Aleshyn_Andrei 194/Alexander Raths 90/Andrew Hagen 180/Anna Omelchenko 46/arosoft 184/arosoft 185/ Avatar_023 41/Bildnachweis/Binh Thanh Bui 114/Dani Vincek 76/Daniel Rajszczak 51/Dasha Petrenko 127/Deyan Georgiev 153/Diana Taliun 203/Dudarev Mikhail 105/Edyta Pawlowska 59/ElenaGaak 134/ Enlightened Media 54/everything possible 16/Evgeny Karandaev 111/Foodio 118/Foxy's Forest Manufacture 200/Geza Molnar 135/ grafvision 142/Gts 78/HamsterMan 187/ Image Point Fr 29/Jill Chen 128/Jiri Hera 97/Joshua Resnick 92/JPC-PROD 86/Juan Gaertner 33/Keith Wilson 123/Kotomiti Okuma 109/kubais 98/Kzenon 52/Lars Zahner 175/Madlen 107/Madlen 91/ MaraZe 96/Mark Hayes 56/Maya Morenko 88/Monkey Business Images 53/My Good Images 9/Natalia Klenova 136/nexus 7 109/Nomad_Soul 57/Oksana Kuzmina 139/ Oleg Ivanov IL 28/olgaman 87/Oranzy 159/Peredniankina 147/PIMIENTA 206/ Pressmaster 27/ProStockStudio 151/ ProStockStudio 37/Robyn Mackenzie 158/Roman Tsubin 116/saurabhpbhoyar 207/science photo 23/Sea Wave 199/ Sedlacek 179/Sergey Nivens 19/Shaiith 82/stockcreations 110/stockcreations 133/ stockcreations 164/Subbotina Anna 155/T photography 190/Tyler Olson 47/victoriaKh 103/Vitaly Korovin 100/wavebreakmedia 63/wiedzma 141/xrender 21/YanLev 99/ yellowrail 176/Yulia Davidovich 124/ yuris 143
Alle weiteren Bilder von Dreamstime.